DRG/DIP 实操百例百问

主　　编　杜昱蕾　丁滨　郑筠　李飞　陈晓红
组织策划　北京中卫云医疗数据分析与应用技术研究院
学术支持　中国卫生监督协会医疗卫生监管专业委员会

东南大学出版社
·南京·

内 容 简 介

《DRG/DIP实操百例百问》是国内DRG/DIP类专业书籍中，第一本集问答、真实案例、习题和掌上题库为一体的图书。本书基于医院实施DRG/DIP医保支付方式改革全流程和国际疾病诊断分类(ICD-10)编撰，内容较完整地覆盖了DRG/DIP知识体系及医院实施过程中常见问题，深入浅出，呈现方式直观，实用性强，为医院医保支付改革落地实施提供帮助。本书分为基本知识问答篇、临床案例解析篇和DRG/DIP入组错误案例解析篇，搭载掌上题库可自行练习和测试。本书适宜各级医院各类人员、高等医学院校医院管理专业学生阅读。

图书在版编目(CIP)数据

DRG/DIP实操百例百问 / 杜昱蕾等主编. — 南京 ：东南大学出版社，2023.8

ISBN 978-7-5766-0805-2

Ⅰ.①D… Ⅱ.①杜… Ⅲ.①医院—运营管理—中国—问题解答 Ⅳ.①R197.32-44

中国国家版本馆CIP数据核字(2023)第125473号

责任编辑：张慧 **责任校对**：张万莹 **封面设计**：王玥 **责任印制**：周荣虎

DRG/DIP实操百例百问
DRG/DIP Shicao Baili Baiwen

主　　编：杜昱蕾 丁 滨 郑 筠 李 飞 陈晓红
出版发行：东南大学出版社
社　　址：南京四牌楼2号 **邮编**：210096 **电话**：025-83793330
出 版 人：白云飞
网　　址：http://www.seupress.com
电子邮件：press@seupress.com
经　　销：全国各地新华书店
印　　刷：南京迅驰彩色印刷有限公司
开　　本：787 mm×1 092 mm 1/16
印　　张：19.75
字　　数：510千字
版　　次：2023年8月第1版
印　　次：2023年8月第1次印刷
书　　号：ISBN 978-7-5766-0805-2
定　　价：128.00元

《DRG/DIP 实操百例百问》编委会

主　编　杜昱蕾　北京中卫云医疗数据分析与应用技术研究院

丁　滨　北京中卫云医疗数据分析与应用技术研究院

郑　筠　汕头大学医学院附属第一医院

李　飞　武汉大学中南医院

陈晓红　北京中卫云医疗数据分析与应用技术研究院

副主编　（按姓氏拼音排序）

李巍巍　北京中卫云医疗数据分析与应用技术研究院

刘雅娟　上海申康医院发展中心/上海交通大学医学院附属新华医院

王忠安　贵州省兴义市人民医院

吴韫宏　广西医科大学第二附属医院

张　萍　陆军军医大学第二附属医院

赵慧智　河北省人民医院

左　煌　西安交通大学第一附属医院

编　委　编　委（按姓氏拼音排序）

陈格斯　汕头大学医学院第一附属医院

陈煜生　汕头潮南民生医院

戴志强　北京中卫云医疗数据分析与应用技术研究院

付　萍　湖北省十堰市太和医院

何　娟　陆军军医大学第二附属医院

何美娜　广西医科大学第二附属医院

贺文杰　简阳市中医医院

贺西京　西安国际医学中心医院

黄　芳　海南医学院第二附属医院

黄　颖　广西医科大学第二附属医院

黄靖玥　清华大学医院管理研究院

贾　佳　河北省人民医院

贾惊雷　北京中卫云医疗数据分析与应用技术研究院

金献花　邦尔骨科医疗集团衢州骨伤病医院
拉巴次仁　西藏自治区人民医院
李　静　济南市中心医院
李　敏　陆军军医大学第二附属医院
李金晓　广西医科大学第二附属医院
李聚超　北京中卫云医疗数据分析与应用技术研究院
梁红梅　上海交通大学医学院附属新华医院
刘默晓　清华大学医院管理研究院
刘泽琪　清华大学医院管理研究院
路　阳　河北省人民医院
马师雷　北京中医药大学
倪书华　南京明基医院
宁传英　河南省焦作市人民医院
彭　希　广西医科大学第二附属医院
宋　刚　北京中卫云医疗数据分析与应用技术研究院
宋　平　河北省人民医院
宋　维　上海交通大学医学院附属新华医院
宋　瑛　西安高新医院
苏　彤　河北医科大学第二医院
苏青贤　北京中卫云医疗数据分析与应用技术研究院
谭嘉文　清华大学医院管理研究院
唐　燊　贵州省兴义市人民医院
滕春霞　北京中卫云医疗数据分析与应用技术研究院
滕燕飞　广西医科大学第二附属医院
王　斌　乐山老年病专科医院
王晶晶　河北省人民医院
王卫卫　河北省人民医院
王小乐　梅州市人民医院
王学军　青海红十字医院
夏红萍　上海交通大学医学院附属新华医院
肖　玲　河北省人民医院
谢全鸿　陆军军医大学第二附属医院
邢丽倩　河北省人民医院
徐　婷　陆军军医大学第二附属医院
薛　峰　北京中卫云医疗数据分析与应用技术研究院
杨　燕　甘肃省人民医院

杨少春　上海交通大学医学院附属新华医院
叶　欢　汕头潮南民生医院
张　斌　西安国际医学中心医院
张红敏　河北省人民医院
张伟莎　北京中卫云医疗数据分析与应用技术研究院
张欣欣　西安交通大学第一附属医院
赵　阳　淮南朝阳医院
赵正慧　荆州市中心医院
郑　彬　眉山市中医医院
郑东阳　汕头大学医学院第一附属医院
郑慧玲　宜昌市中心人民医院
周　露　陆军军医大学附属第二医院
周建丽　乐山老年病专科医院
邹文通　梅州市人民医院

作者贡献表

章节	本章作者(按姓氏拼音排序)
第一章　DRG 基本知识问答	贺文杰　贾惊雷　李　飞　李聚超　马师雷　宋　瑛　滕春霞　郑　彬　周建丽
第二章　DIP 基本知识问答	贺文杰　黄　芳　李　飞　滕春霞　张伟莎　赵正慧　郑　筠　郑慧玲
第三章　病案首页填写规范	贺文杰　李　飞　李巍巍　苏　彤　苏青贤　滕春霞　赵正慧　郑　彬　郑　筠
第四章　DRG/DIP 医院应用管理	李　飞　梁红梅　刘雅娟　宋　维　王　斌　杨少春　赵正慧　郑　彬　郑　筠　郑慧玲
第五章　DRG/DIP 医保结算问题	戴志强　金献花　李　飞　梁红梅　刘雅娟　宋　维　杨少春　叶　欢　郑　筠
第六章　A00—B99 某些传染病和寄生虫病	付　萍　李　飞　李　敏　张　萍
第七章　C00—D48 肿瘤/D50－D89 血液及造血器官疾病和涉及免疫机制的某些疾患	黄靖玥　李　飞　彭　希　王晶晶　吴韫宏　杨　燕　张红敏　张欣欣　赵慧智　郑慧玲
第八章　E00—E90 内分泌、营养和代谢疾病	陈格斯　陈煜生　何　娟　李　静　叶　欢　张　萍　郑东阳　郑　筠
第九章　G00—G99 神经系统疾病	拉巴次仁　路　阳　宁传英　王忠安　张红敏　赵慧智
第十章　H00—H59 眼和附器疾病	刘默晓　张欣欣　左　煌
第十一章　H60—H95 耳和乳突疾病	李金晓　刘泽琪　倪书华　滕燕飞　吴韫宏　张欣欣　左　煌
第十二章　I00—I99 循环系统疾病	贾　佳　李　飞　王卫卫　谢全鸿　张　萍　张红敏　赵慧智　赵正慧
第十三章　J00—J99 呼吸系统疾病	陈格斯　陈煜生　彭　希　吴韫宏　叶　欢　张　萍　郑东阳　郑　筠　周　露
第十四章　K00—K93 消化系统疾病	李金晓　滕燕飞　王晶晶　王小乐　吴韫宏　肖　玲　赵慧智　郑　筠　邹文通
第十五章　M00—M99 肌肉骨骼系统和结缔组织疾病	贺西京　李　飞　唐　燊　王学军　郑　彬
第十六章　N00—N99 泌尿生殖系统疾病	宋　平　王卫卫　张红敏　赵慧智

续表

章节	本章作者(按姓氏拼音排序)
第十七章　O00—O99 妊娠、分娩和产褥期	何美娜　黄　颖　王卫卫　吴韫宏　邢丽倩　赵慧智
第十八章　P00—P96 起源于围生期的某些情况	夏红萍
第十九章　Q00—Q99 先天性畸形、变形和染色体异常	夏红萍　谢全鸿　张　萍
第二十章　S00—T98 损伤、中毒和外因的某些其他后果	陈煜生　贺文杰　李　飞　唐　燊　徐　婷　叶　欢　张　斌　张　萍　郑　筠
第二十一章　Z00—Z99 影响健康状态和与保健机构接触的因素	谭嘉文　王小乐　张欣欣　郑　筠　邹文通　左　煌
第二十二章　DRG 错误入组案例解析	何美娜　黄　颖　李金晓　彭　希　滕燕飞　吴韫宏
第二十三章　DIP 错误入组案例解析	陈格斯　陈煜生　叶　欢　郑　筠　郑东阳

前　言

2019年，国家医疗保障局启动DRG支付改革国家试点城市工作。医保支付改革的压力传递给医院后，医院该怎么办？为解决这一系列问题，2020年，我们组织全国病案专家编写了《DRG入组错误百例详解》，帮助医院理解DRG分组的逻辑关系，掌握DRG应用基本原理，减少入组错误。

2022年，国家医疗保障局启动《DRG/DIP支付方式改革三年行动计划》，通过抓扩面、建机制、打基础、推协同，要在2024年底基本实现全国各统筹地区和定点医院DRG/DIP付费。医院院长提问：我们都明白医保支付方式改革的重要性，但实施过程中要从哪里切入呢？2022年，我们组织DRG/DIP先行试点地区标杆医院的专家编写了《DRG/DIP医院实施指南》，为医院执行医保支付方式改革提供全流程管理指导，帮助医院把握工作重点，厘清工作流程，给医院管理者提供了可借鉴的工作路径和方法。

2023年是DRG/DIP医保支付改革扩量与扩面的关键年，更多的医院已经或即将进入实际付费阶段。同时，新医改的不断推进，新版等级医院评审标准的重大改变，公立医院绩效考核的常态化，公立医院高质量发展评价体系的出台都对病案首页数据质量提出了更高的要求。我们再次组织全国医院管理专家和病案专家编写了《DRG/DIP实操百例百问》。

国家推行DRG/DIP支付方式改革已经4年了，各级医院管理者和医务人员组织或参与了大量的培训，也购买了很多书籍学习。理论上讲，医院应该已经掌握了相关的知识并能运用到工作中，许多专家、学者也不断提出新的观点与认知。这个时候我们为什么又编撰这样一本《DRG/DIP实操百例百问》呢？这是因为，近年来我们在会议培训和数据服务过程中与医院对话时，发现很多医院管理者和医务人员对DRG/DIP的认知还很浅显，他们经常会遇到一些基础问题。问专家？很不好意思在理论研究和实务研究已经走在前沿的专家面前咨询很浅显的问题。去翻书？各种DRG/DIP书籍读起来还是深奥，不适合利用碎片化时间学习积累。所以，我们汇总了参编专家们在多年培训中积累的热点问题，采用问答题、练习题和案例的方式呈现给读者。

《DRG/DIP 实操百例百问》基于医院实施 DRG/DIP 医保支付方式改革全流程和国际疾病诊断分类（ICD-10）编撰，本书内容较完整地覆盖了 DRG/DIP 知识体系及医院实施过程中的常见问题，深入浅出，呈现方式直观，实用性强。本书分为 3 篇：基本知识问答篇 5 章，涉及 DRG/DIP 基本知识、病案首页填写规范、DRG/DIP 医院应用管理及 DRG/DIP 医保结算问题等；临床案例解析篇按照 ICD-10 章节划分，共 16 章，选取 276 个真实病案解析了各专科疾病病案首页填写的常见难点和易错点；DRG/DIP 入组错误案例解析篇选择了 30 个 DRG/DIP 错误入组的经典案例进行详解。同时，为激发读者学习兴趣，提高学习效能，本书配有掌上题库，读者可随时随地自行练习和测试，巩固学习效果。

这是一本对医院各级医务人员都很实用的工具书，不管是现在对 DRG/DIP 认识比较深刻的读者，还是刚刚开始了解 DRG/DIP 的读者均适用，从最开始的基本知识到深奥的逻辑分析，在书中都可以找到想要的答案。

本书的组稿出版得到了二十多家机构的七十余位医院管理专家、病案专家、临床专家和数据专家的支持，得到了中国医院协会医保专业委员会副主任委员李伟光教授的指导，得到了东南大学出版社的支持，在此一并表示感谢！

编者

2023 年 3 月

说　明

1. 题库情况：本书分为三篇，共407道习题。其中基本知识问答篇5章，共103道习题，涉及DRG/DIP基本知识、病案首页填写规范、DRG/DIP医院应用管理及DRG/DIP医保结算问题等方面；临床案例解析篇按照ICD-10章节划分，共16章276个案例；DRG/DIP入组错误案例解析篇包含20个DRG错误入组案例解析、10个DIP错误入组案例解析。

2. 分组方案：本书DRG分组方案、权重与支付标准参考相关地区《疾病诊断相关分组(DRG)分组方案》，DIP病种目录、分值参照相关地区《按病种分值付费目录库》，均在文内加以说明。

3. 疾病与手术操作编码：本书疾病编码使用《国家医疗保障疾病诊断分类编码ICD-10(医保2.0版)》(正文内简称《ICD-10国家医保版2.0》)与《疾病诊断分类编码ICD-10(国家临床版2.0版)》(正文内简称《ICD-10国家临床版2.0》)。手术操作编码使用《国家医疗保障手术操作分类代码ICD-9-CM-3(医保2.0版)》(正文内简称《ICD-9-CM-3国家医保版2.0》)与《手术操作分类与代码ICD-9-CM-3国家临床版3.0》正文内简称《ICD-9-CM-3国家临床版3.0》。当两套系统出现编码不一致的情况时，分别给出了两套系统的名称与编码，以便于读者理解和使用。

医保版编码“灰码”是指用于统计用途的分类编码，因不被DRG分组器识别而不入组，多为尾数为“00”的编码，医院可在信息系统中给予提示“灰码指不被DRG分组器识别的编码，一般为00类的统计编码”。

4. 医学名词术语：本书临床医学术语使用国家卫生健康委编撰的《常用临床医学术语(2019版)》。对《国家医疗保障疾病诊断分类编码ICD-10(医保2.0版)》与《疾病诊断分类编码ICD-10(国家临床版2.0版)》中存在的少数疾病名称描述不统一的现象，如肺大疱和肺大泡、慢性阻塞性肺疾病和慢性阻塞性肺病等，本书均按《常用临床医学术语(2019版)》做了统一。

5. 掌上题库：微信扫描封面背面二维码进入掌上题库，即可进行练习、自我测试。一书一码，扫码即自动捆绑学习卡号，绑定后无法解除。题库应用帮助或阅读本书时有疑问，可详询编务老师(微信19930763434或19930763343)。

目　录

第一篇　基本知识问答

第二篇 临床案例解析

第三篇 DRG/DIP 入组错误案例解析

第一篇　基本知识问答

第一章　DRG 基本知识问答

1　什么是 DRG？其完整定义是什么？

答： DRG 的全称是疾病诊断相关分组(diagnosis related groups)，是用于衡量医疗服务质量效率以及进行医保支付的一个重要工具。DRG 是一种病例组合分类方案，即根据患者年龄、疾病诊断、合并症、并发症、治疗方式、病症严重程度及转归和资源消耗等因素，将患者分入若干诊断组进行管理的体系。

疾病诊断相关分组预付费制度(DRG - PPS)是对各疾病诊断相关分组制定支付标准，预付医疗费用的付费方式。在 DRG 付费背景下，依诊断、治疗手段和患者特征的不同，每个病例会对应进入不同的诊断相关组。在此基础上，医保经办机构不再按照患者在院的实际费用(即按服务项目)将款项支付给医疗机构，而是按照病例所进入的诊断相关组的付费标准进行支付。

习题　关于 DRG，以下哪项表述是错误的？　(　　)

A. DRG 可用于衡量医疗服务质量与服务效率

B. DRG 只是用于医保支付的一个工具

C. DRG 是根据患者诊断、治疗方式与疾病严重程度等因素进行分组的

D. 每个出院病例会对应进入不同的诊断相关组

2　DRG 付费适用于哪些住院患者结算？

答：《国家医疗保障疾病诊断相关分组(CHS-DRG)分组与付费技术规范》中明确了国家医疗保障 DRG(CHS-DRG)结算应用的疾病范围：DRG 付费更适用于急性期住院患者，而对住院时间过长，或住院资源消耗与医疗效果关系不密切，或有特殊结算政策的病种不适用。如精神病患者、住院时间超过 60 天的长期住院患者、定额补助的住院分娩患者、日间手术患者等一般不采用 DRG 结算方式，而采用床日或单病种付费。但是各地在制定 DRG 付费政策时可能会略有调整，精神病患者、住院时间超过 60 天的长期住院患者、定额补助的住院分娩患者、日间手术患者等是否被排除，最终要看本地医保政策。

习题　按照《国家医疗保障疾病诊断相关分组(CHS-DRG)分组与付费技术规范》的要求，下列情况属于不参与 DRG 分组病例的是　(　　)

A. 主要诊断选择错误

B. 主要诊断与主要手术操作不匹配

C. 住院时间超过60天

D. 医疗机构ICD编码与区域内DRG分组器使用的ICD编码不一致

3 DRG是按照哪些因素将患者分入若干诊断相关组的?

答: DRG实际上是一种病例组合分类方案,即根据住院患者年龄、疾病诊断、治疗方式、合并症与并发症情况及资源消耗等因素,按照ICD-10的疾病诊断编码和ICD-9-CM-3手术操作编码等信息,使用逐层细化的分类方法将临床特征相似和医疗资源消耗相近的病例分入同一DRG病组进行管理的体系。

习题 DRG是按照下列哪些因素将病例分入若干病组进行管理的体系? ( )

A. 疾病诊断　　B. 治疗方式(含手术和操作)

C. 合并症与并发症　　D. 以上都包括

4 何谓DRG相对权重?

答: DRG相对权重 (related weight, RW),是基于特定时间及区域内的原始数据,对每一个DRG依据其资源消耗程度所给予的权值,反映该DRG的资源消耗相对于其他疾病的程度。RW根据各DRG病组内例均住院费用与所有病例的例均住院费之比计算得出。国家医疗保障DRG(CHS-DRG)基础权重的计算公式:某DRG病组相对权重(RW)=该DRG病组中病例的例均费用/所有病例的例均费用。权重值是各区域通过大数据调查统计得出的数据。权重数值越大,反映该病组的资源消耗越多,疾病诊治难度越大;反之则该病组资源消耗越少,疾病诊治难度越小。一般RW<2的疾病为常见疾病,RW>2的疾病为疑难危重疾病。

习题 以下哪项关于DRG相对权重的说法是正确的? ( )

A. 相对权重反映DRG病组内疾病严重程度和资源消耗情况

B. 相对权重越高表示疾病治疗难度越大

C. 相对权重是根据统筹地区所有定点医院医保结算清单数据或病案首页数据统计分析得出的

D. 以上都正确

5 DRG主要指标中哪些直接与医保支付标准相关?

答: DRG主要指标有DRG相对权重(RW)、病例组合指数(CMI)、时间消耗指数、费用消耗指数等。RW是依据每一个DRG病组的资源消耗程度所给予其的权重值,反映该病组DRG的资源消耗程度,某DRG病组的医保支付标准是根据各DRG病组的权重和本地区当年费率计算出来的。CMI指医院的出院患者例均权重,CMI越高,代表该医院收治疾病的疑难危重程度越高,依据CMI还可以对不同地域、医院、科室、医师之间的绩效做出可比性评价。时间消耗指数、费用消耗指数可反映治疗同类疾病时间的长短和医疗费用的高低，通常利用这两个指数来评价医院的运行效率。因此，DRG 主要指标中直接与医保支付标准相关的指标是权重。

习题　与 DRG 相关的指标中，直接与医保支付标准相关的是哪一项？　（　　）

A. 相对权重(RW)　　B. 病例组合指数(CMI)

C. 费用消耗指数　　D. 时间消耗指数

6　关于 DRG 分组效能评价的主要指标有哪些？

答：DRG 分组过程中需要不断对分组结果进行分组效能评价，衡量分组方案是否满足 DRG 分组和付费的需要，评价结果是指导分组方案修改和完善的主要依据。分组效能评价的主要指标包括：① ADRG 组数；② DRG 组数；③ 总体病例入组率；④ 规范病例入组率；⑤ CV＜1.0 的组数占比；⑥ CV＜0.8 的组数占比；⑦ 合理入组病例数占比；⑧ 总体方差减少系数(RIV)。RIV 是子集离均差平方和与总体离均差平方和的比值。系统化、结构化的过程使数据的变异度下降。数据内在规律把握得越好，系统化的程度就越高，变异度下降的幅度就越大，即 RIV 就越大。

习题　下列关于 DRG 分组效能评价的主要指标有　（　　）

A. ADRG 组数和 DRG 组数　　B. 总体病例入组率和规范病例入组率

C. RIV　　D. 以上都对

7　国家医疗保障 DRG(CHS-DRG)分组方案中先期分组包括哪些？

答：国家医疗保障 DRG(CHS-DRG)先期分组过程中，首先依据《医疗保障基金住院结算清单》，将器官移植、呼吸机使用超过 96 小时或 ECMO 的病例分入 MDCA(先期分组疾病及相关操作)，将年龄小于 29 天的病例分入 MDCP(新生儿及其他围产期新生儿疾病)，将主要诊断或其他诊断为 HIV 的病例分入 MDCY(HIV 感染疾病及相关操作)，将发生两处及以上严重创伤的病例分入 MDCZ(多发严重创伤)。入组优先顺序为 MDCA、MDCP、MDCY、MDCZ。

习题　国家医疗保障疾病诊断相关分组(CHS-DRG)分组方案中先期分组目录不包括　（　　）

A. MDCA　　B. MDCO　　C. MDCP　　D. MDCZ

8　DRG 核心疾病诊断组(ADRG)的分组是由什么决定的？

答：在国家医疗保障 DRG(CHS-DRG)中，除先期分组外，每份出院病例病案首页的主要手术操作是分入 ADRG 组的关键依据。凡接受手术室手术治疗或治疗性操作的病例分入相关手术组或操作组，未进行手术或治疗性操作的病例按主要诊断分入相关内科病例组。最后，结合影响临床过程的其他因素、有无并发症和合并症及其严重程度，生成最终的 DRG 组。所以，决定 ADRG 分组的要素是病案首页的主要诊断＋主要治疗方式。

习题 DRG核心疾病诊断组(ADRG)是由以下哪一项决定的? ( )

A. 主要诊断　　B. 其他诊断

C. 主要手术和操作　　D. 主要手术+主要治疗方式

9 国家医疗保障DRG(CHS-DRG)病组四位编码分别代表什么意义?

答: 国家医疗保障DRG(CHS-DRG)病组编码第一位码代表主要诊断大类(MDC),由26个英文大写字母表示26个疾病诊断大类,如MDCB表示神经系统疾病及功能障碍。第二位码表示ADRG组的类型,其中A—J表示外科部分,K—Q表示非手术室操作部分,R—Z表示内科部分。第三位码为DRG组的计算机排位顺序码。第四位码表示是否有合并症和并发症或年龄、转归等特殊情况,用阿拉伯数字表示。其中"1"表示伴有严重并发症与合并症,"3"表示表示伴有一般并发症与合并症,"5"表示不伴有并发症与合并症,"9"表示未做区分的情况,其他数字表示另需单独分组的情况。

习题 关于"BS15 非创伤性意识障碍,不伴并发症或合并症"这个DRG病组编码,说法错误的是 ( )

A. 第一位编码"B"表示该组属于神经系统疾病诊断大类MDC

B. 第二位编码"S"表示该组属于内科ADRG

C. 第三位编码"1"表示排列顺序未做区分的情况

D. 第四位编码"5"表示不伴有并发症或合并症

10 国家医疗保障DRG(CHS-DRG)病组四位编码的第二位码代表什么意义?

答: 国家医疗保障DRG(CHS-DRG)病组的编码由4位码组成。其中第二位码为英文字母,表示ADRG组的类型:A、B、C、D、E、F、G、H、J 9个字母表示外科部分,K、L、M、N、P、Q 6个字母表示非手术室操作部分,R、S、T、U、V、W、X、Y、Z 9个字母表示内科部分。

习题 下列哪个字母不表示国家医疗保障DRG(CHS-DRG)第二位码非手术室操作部分? ( )

A. N　　B. P　　C. Q　　D. R

11 DRG病组编码第四位码表示什么?

答: DRG病组编码第四位码表示是否有并发症或合并症及其严重程度,其中"1"表示伴有严重并发症或合并症,"3"表示伴有一般并发症或合并症,"5"表示不伴并发症或合并症,"7"表示死亡或转院,"9"表示未做区分的情况。

习题 DRG病组编码的第四位码为3时,代表以下哪一种情况? ( )

A. 伴有一般并发症与合并症　　B. 伴有严重并发症与合并症

C. 不伴有并发症与合并症　　D. 顺序代码

12 DRG是否合并严重并发症或合并症(MCC)是由哪一项决定的?

答:主要诊断指经医疗机构诊治确定的导致患者本次住院就医主要原因的疾病(或健康状况)。其他诊断指患者住院时并存的、后来发生的,或影响所接受的治疗和(或)住院时间的疾病。并发症指与主要诊断存在因果关系,主要诊断直接引起的病症;合并症指与主要诊断和并发症非直接相关,但对本次医疗过程有一定影响的病症(不包括对当前住院没有影响的早期住院诊断)。其中,影响较大的称为"严重并发症或合并症(MCC)"。由以上可知,DRG是否合并严重并发症或合并症由病案首页的其他诊断决定。

习题 DRG的严重并发症或合并症(MCC)是由哪一项决定的? ( )

A. 病案首页的主要诊断　　B. 病案首页的其他诊断

C. 病案首页的主要手术和操作　　D. 病案首页的其他手术和操作

13 病案首页数据是如何影响DRG分组的?

答:根据《国家医疗保障疾病诊断相关分组(CHS-DRG)分组与付费技术规范》,CHS-DRG分组流程为:① 在进行主要诊断大类(MDC)分类之前,首先根据病案首页数据,将几类特殊疾病行先期分组,分为4个MDC。如器官移植、呼吸机使用超过96小时或使用ECMO的患者归入MDCA(先期分组疾病及相关操作),年龄小于29天的新生儿患者归入MDCP(新生儿及其他围产期新生儿疾病),主要诊断或其他诊断为HIV的患者归入MDCY(HIV感染疾病及相关操作),严重多发性创伤归入MDCZ。② 其余病例依据病案首页的主要诊断、病例个体特征因素按照解剖学和病因分类分入不同的MDC;生殖系统诊断则要按性别差异分入MDCN(女性生殖系统疾病及障碍)或MDCM(男性生殖系统疾病及功能障碍)。每个MDC都有一个主要诊断表。③ 病案首页的主要诊断和手术操作是分入ADRG组的关键依据。即凡接受相关手术或操作的病例分入相关手术或操作组,其他的病例按主要诊断分入相关内科组。④ 结合影响临床过程的其他因素,如病例的个体因素(如年龄、新生儿出生体重)、有无并发症与合并症及其严重程度等,最终分为DRG病组。

简单可归纳为MDC—ADRG—DRG三层分组逻辑,即:首先对符合入组条件的病例进行先期分组,根据病案首页数据将符合4个条件的病例归入4个先期分组MDC,其余病例进入其他22个MDC;第二层分组再根据治疗方式将病例分入相应ADRG组,具体分为外科组、操作组、内科组;最后根据年龄、新生儿出生体重、疾病严重程度等个体因素分入DRG病组。

习题 关于病案首页对DRG分组的影响,说法正确的是 ( )

A. 影响DRG分组的主要因素是主要诊断选择

B. 影响DRG分组的第二位因素是手术及治疗性操作的填写

C. 影响DRG分组的其他因素是并发症或合并症(CC)和严重并发症或合并症(MCC)

D. 以上都正确

14 DRG 分组过程中因病案首页的填写质量问题导致病例无法入组的具体原因有哪些？

答： DRG 分组所用的实时数据来自医疗保障基金结算清单。医疗保障基金结算清单中的数据信息则从医院系统中病案首页、结算单据等数据源中获取。因此高质量的病案首页数据是 DRG 准确分组的前提和保障。主要诊断填报是否准确将直接影响 DRG 分组：主要诊断编码不规范即使用非标准编码时，目前的 DRG 分组器都无法分组；即便主要诊断填写准确，但所选编码不当，使用不应作为主要诊断的编码，或使用与分组器版本不一致的编码而不能被分组器识别，也无法入组；主要诊断与主要手术不匹配，可能会进入“QY”组（在部分地区，医保经办机构分组器将此类情形纳入内科组，即分组器不识别手术和操作）。

习题　DRG 分组过程中，因病案首页的填写质量问题导致的病例无法正常入组，其具体原因可能有　（　　）

A. 主要诊断填写不规范　　B. 主要诊断与主要手术不匹配

C. 主要诊断编码未被分组器识别　　D. 以上都有可能

15 DRG 付费背景下，如何实现 DRG 分组最优化、最合理的原则？

答： DRG 分组的基本理念是：疾病类型不同，应该区分开；同类病例但治疗方式不同，亦应区分开；同类病例同类治疗方式，但病例个体特征不同，也应区分开。为了实现上述分组理念，疾病类型通过疾病的“诊断”来辨别；治疗方式通过“手术和操作”来区分；病例个体特征则利用病例的年龄、性别、出生体重（新生儿病例）、其他诊断尤其是合并症、并发症等变量来反映。DRG 分组最优化、最合理是指分组方案的合理性，而不是指临床医师填写首页的合理性。DRG 分组方案最优化更应该是指分组器分组的标准应参考诊断的相似、费用的相近，CV 值小于 0.8 等相关因素。在日常工作中，临床医师需要正确选择主要诊断、主要手术或操作，不漏填合并症、并发症以及重要个体特征，防止高编高套、分解住院、分解门诊收费、低标准入院、住院服务提供不足等一系列违规违纪行为，才能保障 DRG 分组实现最优化，同时又不违背医保基金相关监管制度。

习题　DRG 付费后，以下哪项会受到医保经办机构重点监管？　（　　）

A. 主要诊断选择正确　　B. 合并症、并发症填写完整

C. 主要手术/操作填写正确　　D. 编码高编高套

16 DRG 低倍率病例是什么？

答： 低倍率病例即住院总费用低于 DRG 支付标准规定倍数的参保病例。《国家医疗保障疾病诊断相关分组（CHS-DRG）分组与付费技术规范》中规定低倍率病例一般为入组后住院费用低于该 DRG 病组支付标准 30％的参保病例。但不同地区标准有所不同，如哈尔滨市规定单个病例住院过程完整且能入组，但其住院总费用低于该病组支付标准的

40%为低倍率病例。对于低倍率病例的结算，各地医保政策不同。点数法付费的地区一般按实际总费用折算为点数后按比例支付，费率法付费的地区比较常见的做法是据实结算。

习题　有关 DRG 低倍率病例，以下说法正确的是哪项？　（　　）

A. 低倍率病例是指住院总费用低于 DRG 支付标准 30%或 40%的参保病例

B. 低倍率病例产生的原因包括治疗过程不完整、低码高编等

C. 为减少低倍率病例，需加强病案首页规范填报、规范诊疗行为

D. 以上都正确

17　DRG 高倍率病例是什么？

答：高倍率病例是指住院总费用高于 DRG 支付标准规定倍数的参保病例。关于倍数，《国家医疗保障疾病诊断相关分组（CHS-DRG）分组与付费技术规范》中规定三级医院住院费用超过 DRG 支付标准 3 倍，二级医院住院费用超过 DRG 支付标准 2 倍，且仅取排序在前 5%的人次结算。不同地区高倍率病例的标准有所不同，如天津市规定住院费用在 DRG 病组平均费用 3 倍以上的病例为高倍率病例，浙江省和新疆维吾尔自治区则将高倍率病例按照权重或基准点数划分为数个档次进行设置，实行不同的高倍率标准。对高倍率病例的结算，各地区也有所不同，有的地区在原有 DRG 组支付点数的基础上给予一定的点数补偿，有的地区按高倍率病例结算人次占比据实支付。

习题　有关 DRG 高倍率病例，以下说法错误的是哪项？　（　　）

A. 高倍率病例是指住院总费用高于 DRG 支付标准规定倍数的病例

B. DRG 付费地区医保对高倍率病例全部都按项目付费结算

C. 不同医保统筹地区对高倍率病例的设定标准与结算原则有所不同

D. 部分统筹地区对高倍率病例在原有 DRG 组支付点数的基础上给予一定的点数补偿

18　实施 DRG 付费后，哪些病例可能造成医院医保结算亏损？

答：DRG 付费背景下，医保经办机构反馈的数据中，以下这几种情形的病例会造成医院亏损，需要重点关注。① 未正常入组病例。常见的不能正常入组的原因有两种：一种是由于病案首页填写不规范、不完整，或主要诊断编码选择了不能作为主要诊断的编码，编码未能被分组器识别；另一种是主要诊断与主要手术操作不匹配，导致分组器不能识别病案。病例不能正常入组，无对应的支付标准，进而影响医院效益。② 高倍率病例。指的是入组后，实际住院费用高于该 DRG 病组支付标准规定倍数的特殊病例。常见原因：病案首页或医疗保障基金结算清单填写错误导致入错组；过度医疗；出现了操作并发症，因处理并发症导致较高的医疗消耗等；病情特别复杂的疑难病例，医疗费用消耗过高。③ 大于支付标准的正常倍率病例。指入组后，住院费用高于该 DRG 病组支付标准但低于高倍率病例支付标准的病例。由于这类病例属于正常倍率病例，且例均超支费用

不多，容易被忽视。为例均超支费用少、病例数多的 DRG 病组建立相关临床路径是合理控费的切入点。④ 低倍率病例。实际住院费用低于标杆费用 30%～40%的病例，各地规定略有差异。常见原因主要是病案首页或医疗保障基金结算清单主要诊断填写错误导致高码低编入错组，治疗不充分，患者提前离院放弃治疗等。实际付费过程中是否亏损还取决于本地医保付费结算政策。

习题　DRG 付费背景下，医院管理者需要重点关注以下哪些 DRG 病例？（　　）

A. 未入组病例　　B. 高倍率病例与低倍率病例

C. 大于支付标准的正常倍率病例　　D. 以上均是

【第一章习题答案】

习题序号	正确答案选项	习题序号	正确答案选项	习题序号	正确答案选项
1	B	7	B	13	D
2	C	8	D	14	D
3	D	9	C	15	D
4	D	10	D	16	D
5	A	11	A	17	B
6	D	12	B	18	D

第二章　DIP 基本知识问答

19　何谓 DIP?

答: DIP(diagnosis-intervention packet)的全称为按病种分值付费,是利用大数据优势所建立的完整管理体系,发掘"疾病诊断+治疗方式"的共性特征对病案数据进行客观分类,在一定区域范围的全样本病例数据中形成每一个疾病与治疗方式组合的标化定位,客观反映疾病严重程度、治疗复杂状态、资源消耗水平与临床行为规范,可应用于医保支付、基金监管等领域。

习题　DIP 是利用大数据优势所建立的完整管理体系,准确称谓是　(　　)

A. 按病种分值付费　　B. 按病组分值付费

C. 按病种权重付费　　D. 以上都不对

20　医院实施 DIP 的质量要求有哪些?

答: DIP 在医院的成功实施需要组织保障和技术支撑,主要包括质量要求、组织管理两个方面。质量要求包括基础代码统一、结算清单质量控制、诊疗流程规范,组织管理包括国家 DIP 技术指导委员会和地区 DIP 管理委员会。

习题　医院实施 DIP 的质量要求有　(　　)

A. 基础代码统一　　B. 医疗保障基金结算清单质量控制

C. 诊疗流程规范　　D. 以上都是

21　DIP 应用体系是指什么?

答:《国家医疗保障按病种分值付费(DIP)技术规范》中规定,DIP 应用体系是基于"随机"与"均值"的经济学原理和大数据理论,通过真实世界的海量病案数据,发现疾病与治疗之间的内在规律与关联关系,提取数据特征进行组合,并将区域内每一病种疾病与治疗资源消耗的均值与全样本资源消耗均值进行比对,形成 DIP 分值,集聚为 DIP 目录库。

习题　DIP 应用体系是　(　　)

A. 基于"随机"与"均值"的经济学原理和大数据理论

B. 通过真实的海量病案数据,发现疾病与治疗之间的内在规律与关联关系,提取数据特征进行组合

C. 将区域内每一病种疾病与治疗资源消耗的均值与全样本资源消耗均值进行比对，形成 DIP 分值，集聚为 DIP 目录库

D. 以上都对

22 哪些住院患者不宜纳入 DIP 付费？

答： 根据《国家医疗保障按病种分值付费(DIP)技术规范》，DIP 主要适用于住院医疗费用结算(包括日间手术、医保门诊慢特病医疗费用结算)，精神类、康复类及护理类等住院时间较长的病例不宜纳入 DIP 范围。

习题　DIP 分值付费不宜纳入的情况是　(　　)

A. 精神类、康复类及护理类等住院时间较长的病例

B. 恶性肿瘤晚期临终关怀

C. 严重多发伤病例

D. 先天性疾病病例

23 DIP 是怎么分组的？

答： DIP 发掘"疾病诊断＋治疗方式"的共性特征对病案数据进行客观分类。其分组由下而上，强调对临床客观真实数据的统计分析，通过对历史数据中病例的疾病诊断和手术操作进行穷举聚类，再逐层汇总为三级、二级、一级目录和主索引，生成主目录库，以客观反映疾病和治疗的分布规律。

习题　关于 DIP，以下说法错误的是　(　　)

A. 按照"疾病诊断＋治疗方式"的共性特征对病案数据进行客观分类

B. 属于打包支付的范畴

C. DIP 分组和 DRG 分组一样都是自上而下的聚类

D. DIP 主目录由一、二、三级目录和主索引组成

24 DIP 病例入组需要哪些基础数据？

答： DIP 病例入组需要的基础数据要体现疾病的主要诊断、资源消耗、治疗方式、病情严重程度及医疗状态等多个维度，具体包括疾病诊断、手术操作(治疗方式)、年龄、疾病转归等数据。考虑到数据的准确性和可获得性，各个维度的数据均来自参保人出院时的《医疗保障基金结算清单》。

习题　DIP 分组的数据源是医疗保障基金结算清单，病例入组所需要的基础数据包括　(　　)

A. 疾病的主要诊断　　B. 资源消耗程度

C. 疾病转归　　D. 以上都是

25 DIP 分组基础是"疾病诊断＋治疗方式"的诊断和手术操作编码，都需要使用扩展码吗？

答： DIP 分组基础是"疾病诊断＋治疗方式"。制定分组方案时主要诊断使用的是《医疗保障疾病诊断分类及代码(ICD-10)》(简称医保版 ICD-10)亚目，治疗方式使用的是《医疗保障手术操作分类与编码(ICD-9-CM-3)》(简称医保版 ICD-9-CM-3)扩展码。但是医院上报分组数据需要全量使用条目即扩展码。

习题　关于 DIP 分组"疾病诊断＋治疗方式"，说法正确的是哪一项？（　　）

A. 诊断和手术操作使用的编码版本是国家临床版

B. 制定病种分组方案时诊断和手术操作编码都采用亚目

C. 诊断采用医保版 ICD-10 亚目，手术操作采用医保版 ICD-9-CM-3 扩展码

D. 制定病种分组方案时诊断和手术操作编码都采用扩展码

26 DIP 付费背景下主要诊断一定要与主要手术操作或其他手术操作匹配吗？

答： 没有原则性要求，但根据相关规则，匹配为宜。DIP 病种的确定方法是直接组合法，按照患者出院主要诊断(ICD-10)亚目与手术操作编码(ICD-9-CM-3)扩展码随机组合，这种组合结果是一个 ICD-10 亚目对应一个或若干个手术操作编码(ICD-9-CM-3)扩展码，形成一个或若干个病种，被赋予不同的病种分值，用于医保结算。

《医疗保障基金结算清单填写规范》说明一"主要诊断选择要求"第四条规定：一般情况下，有手术治疗的患者主要诊断要与主要手术治疗的疾病相一致。有手术操作时，病例大概率会进入主要诊断(ICD-10)亚目手术组或操作组；当主要诊断与主要手术操作不匹配时，大概率会进入主要诊断(ICD-10)亚目保守治疗组，导致病种分值降低，医保支付金额减少。医保经办机构也会通过智能监控来监管医院的低套行为。

此外，这个规则与国家卫生健康委考核二、三级公立医院绩效使用的 CN-DRG 分组器(CN-DRG-2019_20200106 修订)的分组规则相似，即主要诊断与手术操作不匹配(QY)时，按主要诊断分组，进入相应内科组，影响医院 CMI。因此，DIP 付费时，临床医师和病案编码员都要根据主要诊断、主要手术选择原则来选择主要诊断和主要手术操作。

习题　某患者出院诊断为：冠状动脉粥样硬化性心脏病 I25.103，股骨粗隆间骨折 S72.101，高血压 3 级 I10.x05，2 型糖尿病 E11.900。手术操作为：股骨骨折闭合复位髓内针内固定术 79.1500x006。主要诊断应选择哪一项？（　　）

A. 冠状动脉粥样硬化性心脏病 I25.103

B. 股骨粗隆间骨折 S72.101

C. 高血压 3 级 I10.x05

D. 2 型糖尿病 E11.900

27 是否可直接使用 DIP 分组目录中的诊断名称填写病案首页?

答: DIP 分组目录中的诊断名称不可直接填写在病案首页出院诊断中。因为 DIP 目录库中的诊断编码是 ICD-10 亚目,诊断名称使用的是 ICD-10 亚目的疾病分类名称,不是疾病临床诊断名称,无法具体、完整表达出诊断包含的病因、病理、解剖、临床分型与分期。ICD-10 编码的层次结构如表 2-1 所示:

表 2-1 ICD-10 编码的层次结构示例

术语	概念	疾病分类编码	疾病分类名称
类目	三位数编码,包括 1 个字母和 2 个数字	A01	伤寒和副伤寒
亚目	四位数编码,包括 1 个字母、3 位数字和 1 个小数点	A01.0	伤寒
扩展码	六位数编码,包括 1 个字母、5 位数字和 1 个小数点	A01.000 A01.003	伤寒 伤寒杆菌性脓毒症

DIP 分组目录中核心病种的诊断编码是 ICD-10 亚目。在 DIP 试点过程中,有的医院直接把 DIP 目录库中的核心病种诊断编码和诊断名称提供给医生填写于病案首页中,出现临床医生在 DIP 目录库中找不到想要的临床诊断名称的情况。这是因为 DIP 目录库中核心病种的诊断名称是亚目分类名称,与临床诊断名称不同。如果医院想直接提供医保版 ICD-10 给临床医生使用,必须使用扩展码及其对应的诊断名称,但不建议这样使用,因为分类名称与临床诊断名称存在实质性的区别。

习题 下列关于 DIP 相关诊断说法,正确的是哪一项? ( )

A. DIP 目录库中核心病种的诊断为 ICD-10 分类中的类目

B. DIP 目录库中核心病种的诊断为 ICD-10 分类中的亚目

C. DIP 目录库中核心病种的诊断为 ICD-10 分类中的细目

D. 医师在填写病案首页时可直接使用 DIP 目录库中核心病种的诊断名称

28 DIP 综合病种组具体怎么分类?

答: DIP 以设置病例数临界值的方式来区分核心病种和综合病种。病例数处于临界值之上的病种作为核心病种直接纳入 DIP 目录库,而处于临界值之下的作为综合病种再次收敛。在具体实施过程中,临界值不是固定的,需结合当地的病案数量进行测算。比如可以为 15 例、30 例、50 例等。目前综合病种通过大数据确定的治疗方式属性包括保守治疗、诊断性操作、治疗性操作、相关手术四个分类。

习题 DIP 综合病种中的"诊断性操作组"是指什么情况? ( )

A. 未包含手术操作的保守治疗组合

B. ICD-9-CM-3 医保版操作属性为"诊断性操作"组合

C. ICD-9-CM-3 医保版操作属性为"治疗性操作"组合

D. ICD-9-CM-3 医保版操作属性为"手术"组合

29 DIP 付费时，病案首页中填写的其他诊断是否影响病例入组分值？

答案：DIP 付费时，其他诊断会影响病种分值。DIP 在主目录（核心病种目录、综合病种目录和基层病种目录）之外还设立了辅助目录，包括疾病严重程度辅助目录和违规行为监督辅助目录，对相应分级的主目录进行校正。其中疾病严重程度辅助目录在主目录的基础上，基于年龄、合并症和并发症等因素，对当年度 CV 高于临界值的病种进行细化分型。通常疾病严重程度辅助目录不叠加计算，取其辅助目录项目中病例分值权重最大值。举例说明：一出院病例入组 DIP 核心目录中某病种，该病种分值为 1 525，该病例通过辅助目录获得的校正系数为 1.2，在排除违规行为监督辅助目录影响的情况下，该病例可获得分值为 1 525×1.2＝1 830，通过该辅助目录校正，病种分值增加。需要说明的是，对于已经形成的三级目录而言，并不需要使用全部的疾病严重程度辅助目录（详见国家医疗保障局 DIP 技术规范 P33）。基于疾病严重程度辅助目录对病种分值的影响，临床医师在正确选择主要诊断的同时，还应合理规范填写其他诊断。

习题　下列关于 DIP 辅助目录的说法，错误的是哪一项？（　　）

A. 辅助目录对相应分级的主目录进行校正

B. 辅助目录主要包括疾病的严重程度辅助目录和违规行为监督辅助目录

C. 病案首页中其他诊断填写不影响 DIP 病例入组病种分值

D. 正确选择主要诊断的同时，应合理规范填写其他诊断

30 DIP 病种分值是如何确定的？

答案：DIP 病种分值的确定主要参考医保统筹地区域内（通常为市级）近三年出院病例数据，医疗保障部门通常将既往三年出院患者的平均费用按照 1∶2∶7加权，作为各病种平均费用，按其与本地所有出院病例的平均费用之间的比例关系计算各病种分值。各病种分值＝各病种平均费用÷全市出院病例平均费用×1 000。

习题　下列关于 DIP 病种分值的说法，正确的是哪一项？（　　）

A. DIP 病种分值的确定主要参考区域内近两年出院病例数据

B. DIP 病种分值的确定主要参考区域内上年出院病例数据

C. DIP 病种分值的确定主要参考医保统筹地区域内近三年出院病例数据

D. DIP 病种分值确定仅参考该病种的平均费用

31 DIP 相同类目的病种，核心病种和综合病种，哪一个分值高？

答案：相同类目综合病种分值不能高于核心病种。病种分值库中，ICD-10 编码为亚目的是核心病种，ICD-10 编码类目使用首字母和类目的是综合病种（DIP 分组的地域化差异很大）。可见，核心病种比综合病种编码精细度更高，组内费用差异度更小。所以病种分值库要往核心病种聚类。实际计算病种分值时，可能会因为综合病种数量太少，或组内差异大，导致计算出来的综合病种分值比同类目的核心病种分值高。这种情况下，

部分地区(如广东省某市)医保经办机构一般会调整为类目分值不高于亚目分值,以保障同类目综合病种分值不能高于核心病种。

习题　表 2－2 是某市病种分值库胃溃疡 K25 的病种节选,按照当地医疗保障局制定的“综合病种分值不能高于核心病种”原则,下列哪一个病种分值不正确,可能会被调整?（　　）

表 2－2　某地病种分值库胃溃疡 K25 病种节选

诊断编码	诊断名称	操作编码	操作名称	病种分值
K25	胃溃疡	43.6x00	胃部分切除术伴胃十二指肠吻合术	6 813
K25	胃溃疡	43.6x00	胃部分切除术伴胃十二指肠吻合术	6 661
K25.0	胃溃疡:急性,伴有出血	43.6x00	胃部分切除术伴胃十二指肠吻合术	6 661
K25.4	胃溃疡:慢性或未特指的,伴有出血	43.6x00	胃部分切除术伴胃十二指肠吻合术	6 661

A. 胃溃疡 K25,手术治疗;病种分值 6 813
B. 胃溃疡 K25,手术治疗;病种分值 6 661
C. 胃溃疡:急性,伴有出血 K25.0,手术治疗;病种分值 6 661
D. 胃溃疡:慢性或未特指的,伴有出血 K25.4,手术治疗;病种分值 6 661

32　DIP 病种分值库中手术操作“＋”与“/ ”的含义是什么?

答案: DIP 病种分值库中手术操作有“＋”的表示编码要全覆盖。病种分值库中同一病种(含亚目、类目、首字母)有多个手术操作的,手术操作编码使用“＋”表示。病种手术操作编码使用“＋”或多个“＋”的,表示一次住院实际手术操作的编码要完全覆盖才可匹配。DIP 病种分值库中手术操作使用“/”表示的,表示一次住院的手术操作编码仅需匹配到其中一个“/”前后的手术操作即可。

习题　表 2－3 中是某地病种分值库动脉硬化性心脏病 I25.1 的病种节选,以下哪种手术操作编码组合不可能匹配表中分值为 4 047 的病种?（　　）

表 2－3　某地病种分值库动脉硬化性心脏病 I25.1 病种节选

诊断编码	诊断名称	操作编码	操作名称	病种分值
I25.1	动脉硬化性心脏病	00.4500 ＋36.0700 ＋00.6600/00.6601/00.6600x004	置入一根血管支架 ＋药物洗脱冠状动脉支架置入 ＋经皮冠状动脉腔内血管成形术[PTCA]/经皮冠状动脉药物球囊血管内成形术/经皮冠状动脉球囊扩张成形术	4 047

A. 置入一根血管支架 00.4500＋药物洗脱冠状动脉支架置入 36.0700
B. 置入一根血管支架 00.4500＋药物洗脱冠状动脉支架置入 36.0700＋经皮冠状动脉腔内血管成形术[PTCA] 00.6600

C. 置入一根血管支架00.4500＋药物洗脱冠状动脉支架置入36.0700＋经皮冠状动脉药物球囊血管内成形术00.6601

D. 置入一根血管支架00.4500＋药物洗脱冠状动脉支架置入36.0700＋经皮冠状动脉球囊扩张成形术00.6600x004

33 实施DIP付费后，编码于残余类目中的.8与.9会影响分值吗？

答：实施DIP付费后，编码于残余类目中的.8与.9会影响分值。残余类目分值不能高于同类目其他亚目。残余类目是指含有亚目标题“其他”和“未特指”字样的亚目，如：K81.8其他胆囊炎；K81.9胆囊炎，未特指。残余类目用于分类那些不能归类于该类目其他特指亚目的疾病，这些疾病绝大多数编码于亚目中的.8与.9；但也有少数例外，如K86.1其他慢性胰腺炎。开始实施DIP付费的地区，病种分值受历史病案首页数据质量特别是编码质量的影响，如编码于.8与.9的病例过多，会导致部分编码于特指亚目病种的分值低于编码于残余类目.8与.9的病种分值，形成误导。为了避免这类问题，部分地区医保经办机构通过调整病种分值库分值，规定残余类目分值不高于同类目其他亚目，以引导临床医师和编码人员从病因、解剖、临床表现、病理等更准确精细的方面进行诊断和编码。

习题　表2-4为某地病种分值库中白内障H26病种节选，病种分值需要调整的是哪一项？　（　　）

表2-4　某地病种分值库白内障H26病种节选

诊断编码	诊断名称	操作编码	操作名称	病种分值
H26.2	并发性白内障	13.4100x001＋13.7100x001	白内障超声乳化抽吸术＋白内障摘除伴人工晶体一期置入术	785
H26.8	其他特指的白内障	13.4100x001＋13.7100x001	白内障超声乳化抽吸术＋白内障摘除伴人工晶体一期置入术	785
H26.9	未特指的白内障	13.4100x001＋13.7100x001	白内障超声乳化抽吸术＋白内障摘除伴人工晶体一期置入术	819
H26.9	未特指的白内障	13.4100x001＋13.7100x001	白内障超声乳化抽吸术＋白内障摘除伴人工晶体一期置入术	785

A. 并发性白内障H26.2，手术治疗；病种分值785

B. 其他特指的白内障H26.8，手术治疗；病种分值785

C. 未特指的白内障H26.9，手术治疗；病种分值819

D. 未特指的白内障H26.9，手术治疗；病种分值785

34 DIP 辅助目录中反映疾病严重程度的有哪些?

答: DIP 在主目录病种分组共性特征的基础上,建立了反映疾病严重程度的辅助目录,包括 CCI 指数、疾病严重程度分型、肿瘤严重程度分型、次要诊断病种、年龄特征病种 5 类辅助目录。对于已经形成的三级目录而言,并不需要使用全部的疾病严重程度辅助目录,具体启用哪些辅助目录,各地的情况不同。

习题　反映疾病严重程度的辅助目录包括　(　　)

A. CCI 指数　　B. 疾病严重程度分型

C. 次要诊断病种　　D. 以上都是

35 DIP 违规行为监管辅助目录包括哪些?

答: DIP 违规行为监管辅助目录侧重于利用大数据所发现的医疗机构行为特征,建立针对违规行为的洞察发现与客观评价机制,以病案质量指数、二次入院、低标入院、超长住院以及死亡风险等指标引导医疗机构规范医疗行为,降低医疗机构组别高套、诱导住院、风险选择、分解住院的可能性,提高医疗质量。

习题　下列哪项不属于 DIP 违规行为监管辅助目录?　(　　)

A. 病案质量指数　　B. 超长住院以及死亡风险

C. 二次入院　　D. CCI 指数

36 DIP 的基线调查制度具体包括什么?

答: 基线调查制度是实行 DIP 的工作基础,收集应用地区 DIP 实施前的医保基金使用、医疗机构医疗行为及患者就医负担的情况,掌握基础资料,进行实施前后的比较,动态分析并客观反映医保资金、支付标准、病种费用的差异及其原因,减少实施风险。

基线调查制度具体包括:① 针对医疗服务总费用、医疗服务成本的评估及影响分析;② 针对医保资金收支平衡状况、结余留用水平的评估及影响分析;③ 针对医院发展定位、机构运营、医疗行为、医疗质量等的评估及影响分析;④ 针对患者医疗需求及费用负担的评估及影响分析。依托 DIP 的基线调查与推进过程中实际指标的对比,分析费用变化及费用结构变化的合理性,研究费用变化的内在原因,探索费用变化的规律,把握医疗成本与医保支付费用之间的拟合程度,客观评价医保支付与监管工作的推进状况。

习题　下列关于 DIP 基线调查具体内容的说法,不正确的是哪一项?　(　　)

A. 针对医疗服务总费用、医疗服务成本的评估及影响分析

B. 针对医保资金收支平衡状况、结余留用水平的评估及影响分析

C. 针对医保违规行为的检查

D. 针对患者医疗需求及费用负担的评估及影响分析

37　实施 DIP 付费后，医保经办机构会根据哪些因素动态调整医疗机构等级系数？

答：国家医疗保障局发布的《关于印发按病种分值付费(DIP)医疗保障经办管理规程(试行)的通知》第二十三条规定：建立定点医疗机构等级系数动态调整机制。综合考虑定点医疗机构的级别、功能定位、医疗水平、专科特色、病种结构、医保管理水平、协议履行情况等相关因素，设定定点医疗机构等级系数，区分不同级别、不同管理服务水平的定点医疗机构分值并动态调整。

习题　下列关于 DIP 医保经办管理规程的内容，正确的是哪一项？　(　　)

A. DIP 付费中发生的诊断与操作不符，不算违约行为

B. DIP 实行同病同价，没有医疗机构等级系数

C. DIP 付费医疗机构等级系数可动态调整

D. DIP 付费医疗机构等级系数只根据医疗机构不同级别设定

38　DIP 付费背景下，若开展了核心病种之外的手术操作，这个病例就一定不入组么？

答：不是。DIP 主目录是基于历史数据对同一诊断下不同治疗方式共性特征聚类组合而形成的病种，按例数维度收敛，国家目录库将包含 15 例及以上病例数的病种按照“疾病＋治疗方式”的组合作为核心病种，若病例数在 15 例以下则不再区分具体治疗方式，而是按照治疗方式的属性聚类形成保守治疗、诊断性操作、治疗性操作、相关手术 4 个综合病种。若当年实际发生超过 15 例的新技术、新项目等病种，经评审等程序纳入病种分组，按规定计算分值并纳入核心病组。

DIP 入组过程中，若出院病例的手术操作未纳入核心病种，则按照治疗属性纳入综合病种，按照这个分组原理，DIP 通常能保障病例均入组。

在参考 DIP 目录库时，要注意核心病种外的综合病种。临床医师一定要打破误区，并非开展了核心病种外的手术操作的病例就不入组。DIP 核心病种只是聚类了常见治疗方式组合，核心病种外还有综合病种补充，若经过时间积累，历史病例数增多且大于 15 例，经过评审可能将该病种纳入 DIP 核心病种。

习题　下列关于 DIP 目录的说法，不正确的是哪一项？　(　　)

A. 15 例及以上病例数的病种按照“疾病＋治疗方式”的组合作为综合病种

B. 若病例数在 15 例以下则不再区分具体治疗方式，而是按照治疗方式的属性，聚类形成保守治疗、诊断性操作、治疗性操作、相关手术 4 个核心病种

C. 开展了 DIP 核心病种之外的手术操作的病例会不入组

D. DIP 主目录是基于历史数据对同一诊断下不同治疗方式共性特征聚类组合而形成的病种

【第二章习题答案】

习题序号	正确答案选项	习题序号	正确答案选项	习题序号	正确答案选项
19	A	26	B	33	C
20	D	27	B	34	D
21	D	28	B	35	D
22	A	29	C	36	C
23	C	30	C	37	C
24	D	31	A	38	C
25	C	32	A		

第三章　病案首页填写规范

39　病案首页的主要诊断能有两个吗?

答: 主要诊断是指经综合考虑确定的导致患者本次住院就医的主要原因。该原因可以是疾病、损伤、中毒、体征、症状、异常发现,也可以是其他影响健康状态的因素。患者一次住院只能有一个主要诊断。主要诊断选择正确与否影响疾病病种统计,且因主要诊断为 DRG 入组主要因素,直接影响病例是否入组,以及是否准确入组。

习题　关于病案首页的主要诊断,以下说法表述错误的是哪项?　(　　)

A. 患者一次住院只能有一个主要诊断

B. 复杂患者可以有两个以上主要诊断

C. 主要诊断选择影响疾病病种统计

D. 主要诊断选择直接影响该病案权重

40　选择主要诊断的基本原则和一般原则是什么?

答:《住院病案首页数据质量填写规范(暂行)》指出:主要诊断一般是患者住院的理由,原则上应选择本次住院对患者健康危害最大、消耗医疗资源最多、住院时间最长的疾病诊断。第十一条主要诊断选择的一般原则主要有:病因诊断能包括疾病的临床表现,则选择病因诊断作为主要诊断;因某种症状、体征或检查结果异常入院,出院时诊断仍不明确,则以该症状、体征或异常的检查结果作为主要诊断;本次住院仅针对某种疾病的并发症进行治疗时,则该并发症作为主要诊断。

习题　下列哪项可以作为病案首页主要诊断?　(　　)

A. 病因诊断能包括疾病的临床表现,则选择病因诊断作为主要诊断

B. 本次住院仅针对某种疾病的并发症进行治疗时,则该并发症作为主要诊断

C. 因某种症状、体征或检查结果异常入院,出院时诊断仍不明确,则以该症状、体征或异常的检查结果作为主要诊断

D. 以上都对

41　以手术治疗为住院目的的患者,病案首页主要诊断怎么选择?

答:《住院病案首页数据质量填写规范(暂行)》第十一条主要诊断选择的一般原则规定,以手术治疗为住院目的的,选择与手术治疗相一致的疾病作为主要诊断。第十

二条规定:住院过程中出现比入院诊断更为严重的并发症或疾病时,如果是手术导致的并发症,选择原发病作为主要诊断。《医疗保障基金结算清单填写规范》第八条对因手术并发症住院有明确说明:“当住院是为了治疗手术和其他治疗的并发症时,该并发症作为主要诊断。”

习题　手术治疗患者的主要诊断选择,以下说法正确的是哪一项?　(　　)

A. 本次住院择期手术导致的并发症,选择并发症作为主要诊断

B. 因手术并发症再次住院,选择原发病作为主要诊断

C. 以手术治疗为住院目的的,选择与手术治疗相一致的疾病作为主要诊断

D. 无论是择期手术还是急诊手术导致的并发症,都应选择并发症为主要诊断

42　入院后出现的并发症能否作为主要诊断?

答:《住院病案首页数据质量填写规范(暂行)》第十条规定,主要诊断一般是患者住院的理由,原则上应选择本次住院对患者健康危害最大、消耗医疗资源最多、住院时间最长的疾病诊断。择期手术,应在评估患者病情允许的情况下,做好充分的术前准备并开展手术治疗,即使出现术后并发症,也应作为其他诊断填写,而不应作为主要诊断。但其他特殊情况,例如急诊手术术后出现的并发症、择期手术前出现的并发症,《医疗保障基金结算清单填写规范(修订版)》的规定是:“应视具体情况根据一般原则正确选择主要诊断。”

习题　以下哪种情况不能作为主要诊断?　(　　)

A. 急诊手术术后出现的并发症　　B. 择期手术前出现的并发症

C. 择期手术后出现的并发症　　D. 以上均不能

43　脑疝和心源性猝死等疾病临终状态可以作为主要诊断吗?

答:《住院病案首页数据质量填写规范(暂行)》指出主要诊断一般是患者住院的理由,原则上应选择本次住院对患者健康危害最大、消耗医疗资源最多、住院时间最长的疾病诊断。主要诊断选择的一般原则规定“疾病在发生发展过程中出现不同危害程度的临床表现,且本次住院以某种临床表现为诊治目的,则选择该临床表现作为主要诊断”,且明确指出疾病的临终状态原则上不能作为主要诊断。

习题　对于主要诊断的选择原则,以下说法不正确的是　(　　)

A. 主要诊断一般是患者住院的理由

B. 本次住院对患者健康危害最大、消耗医疗资源最多、住院时间最长的疾病诊断作为主要诊断

C. 疾病在发生发展过程中出现不同危害程度的临床表现,且本次住院以某种临床表现为诊治目的,则选择该临床表现作为主要诊断

D. 疾病的临终状态原则上可以作为主要诊断

44 肿瘤类疾病主要诊断选择应遵循哪些原则?

答:《住院病案首页数据质量填写规范(暂行)》第十三条对肿瘤类疾病的主要诊断选择原则做了详尽要求:本次住院针对肿瘤进行手术治疗或进行确诊的,选择肿瘤为主要诊断;本次住院针对继发肿瘤进行手术治疗或进行确诊的,选择继发肿瘤为主要诊断;本次住院仅对恶性肿瘤进行放疗或化疗的,选择恶性肿瘤放疗或化疗为主要诊断;本次住院针对肿瘤并发症或肿瘤以外的疾病进行治疗的,选择并发症或该疾病为主要诊断。

习题　关于肿瘤的主要诊断选择原则,以下说法不正确的是哪一项?　(　　)

A. 本次住院针对肿瘤进行手术治疗或进行确诊的,选择肿瘤为主要诊断

B. 本次住院针对继发肿瘤进行手术治疗或进行确诊的,不能选择原发肿瘤为主要诊断

C. 本次住院仅对恶性肿瘤进行放疗或化疗的,选择恶性肿瘤为主要诊断

D. 本次住院针对肿瘤并发症或肿瘤以外的疾病进行治疗的,选择并发症或该疾病为主要诊断

45 手术患者住院期间出现了比入院时更为严重的并发症或疾病时,主要诊断怎么选?

答:《住院病案首页数据质量填写规范(暂行)》第十二条规定,住院过程中出现比入院诊断更为严重的并发症或疾病时,按以下原则选择主要诊断:① 手术导致的并发症,选择原发病作为主要诊断。② 非手术治疗或出现与手术无直接相关性的疾病,按第十条选择主要诊断。

习题　在下列各类情况下选择主要诊断,哪一项是正确的?　(　　)

A. 择期手术导致的并发症,可选择并发症作为主要诊断

B. 以治疗中毒为主要目的的,选择临床表现为主要诊断,中毒为其他诊断

C. 择期手术导致的并发症,选择原发病作为主要诊断

D. 产科的主要诊断应当选择分娩

46 外伤术后因康复治疗住院,主要诊断选择应遵循什么原则?

答: 如今许多二级医院以康复性治疗为主,许多外伤术后康复患者转入这类医院。对于此类康复患者,主要诊断一般应选择"Z"开头的编码,也可以选择患者入院康复的主要临床表现。根据《住院病案首页数据填写质量规范(暂行)》中第十条和第十一条第五款规则:外伤术后来院康复的主要诊断可选关节活动受限、植物状态、膝关节僵硬、膝关节痛、肺功能不全、肢体麻木、脑外伤后综合征、疼痛、中度认知障碍、持续性术后窦道、肺部感染、手术后恢复期、康复医疗(Z50)等。

另外,根据《医院管理学之病案管理分册(第2版)》的编码原则,此类患者不建议选择晚期效应T9或I69或B91这类编码作主要诊断,这类编码主要反映的是医师诊断为后遗症或陈旧性的疾患或疾病发病一年以后仍残留的表现。如果康复住院患者错误选

择晚期效应编码，可能会因为无效主要诊断而不能进入DRG组。但具体编码实践中，可以附加该编码为其他诊断。需注意：选择主要诊断与手术操作编码时，一般不要和上一次因外伤住院的诊断和手术类似，避免同一个病例两次医疗过程进入同一DRG病组或进入同一个DIP病种，否则可能因14天内再住院问题而被扣除DRG点数或DIP分值，导致亏损。

习题　住院康复治疗患者的主要诊断选择，以下错误的是哪一项？　（　　）

A. 康复患者主要诊断一般应选择"Z"开头的编码

B. 建议选择晚期效应T9或I69或B91这类编码作为主要诊断

C. 康复患者主要诊断可以选择患者入院康复的主要临床表现

D. 晚期效应T9或I69或B91这类编码可以作为其他诊断附加编码

47　病案首页其他诊断填写应遵循什么原则？

答：《住院病案首页数据质量填写规范(暂行)》第二十条规定下列情况应当写入其他诊断：入院前及住院期间与主要疾病相关的并发症，现病史中涉及的疾病和临床表现，住院期间新发生或新发现的疾病和异常所见，对本次住院诊治及预后有影响的既往疾病。

习题　下列哪项不应当写入病案首页的其他诊断？　（　　）

A. 入院前及住院期间与主要疾病相关的并发症

B. 现病史中涉及的疾病和临床表现

C. 住院期间新发生或新发现的疾病和异常所见

D. 对本次住院诊治及预后没有影响的既往疾病

48　病案首页中其他诊断的填写不必按顺序填写吗？

答：《住院病案首页数据填写质量规范(暂行)》第十九条明确规定：填写其他诊断时，先填写主要疾病并发症，后填写合并症；先填写病情较重的疾病，后填写病情较轻的疾病；先填写已治疗的疾病，后填写未治疗的疾病。

习题　病案首页中其他诊断的填写顺序应该为　（　　）

A. 先填写未治疗的疾病，后填写已治疗的疾病

B. 先填写病情较轻的疾病，后填写病情较重的疾病

C. 先填写主要疾病并发症，后填写合并症

D. 以上都正确

49　DRG付费背景下，为什么有些病例完整填写了其他诊断，仍然进入的是"不伴并发症或合并症"组？

答：其他诊断直接影响DRG是否进入伴随并发症或合并症病组。并发症指与主要诊断存在因果关系，由主要诊断直接引起的病症；合并症指与主要诊断和并发症非直接相关，但对本次医疗过程有一定影响的病症(不包括对当前住院没有影响的早期住院诊

断)。其中,影响较大的称为“严重并发症或合并症”。

在《国家医疗保障疾病诊断相关分组(CHS-DRG)细分组方案》中,针对回归观测病例的并发症或合并症对医疗费用的影响,选择导致医疗费用增长超过20%的并发症或合并症。通过大数据测算和专家组讨论,最终形成严重并发症或合并症(MCC)和一般并发症或合并症(CC)目录表。另外,由于一些其他诊断与主要诊断关系密切(按ICD-10的类目判断),所以这些其他诊断不能作为MCC/CC。

因此,不是所有的其他诊断都能作为并发症或合并症影响入组,只有该诊断在“并发症或合并症列表”中且不在“并发症或合并症排除表”中时,才能进入MCC或CC组。

习题　当主要诊断为1型糖尿病性肾病时,以下哪个诊断可作为MCC? (　　)

A. 1型糖尿病酮症　　B. 高血压病

C. 冠心病　　D. 脓毒症

50　何谓主要手术?病案首页主要手术选择应遵循什么原则?

答:《住院病案首页数据质量填写规范(暂行)》第二十二条规定:多个术式时,主要手术首先选择与主要诊断相对应的手术。一般是技术难度最大、过程最复杂、风险最高的手术,应当填写在首页手术操作名称栏中第一行。既有手术又有操作时,按手术优先原则,依手术、操作时间顺序逐行填写。

习题　关于主要手术的填报原则,以下说法不正确的是 (　　)

A. 多个术式时,主要手术首先选择与主要诊断相对应的手术

B. 一般是技术难度最大、过程最复杂、风险最高的手术

C. 应当填写在首页手术操作名称栏中第一行

D. 应该按照手术发生的时间顺序填写

51　选择主要手术和操作的正确原则是什么?

答:《住院病案首页数据填写质量规范(暂行)》第二十二条规定:手术及操作名称一般由部位、术式、入路、疾病性质等要素构成。多个术式时,主要手术首先选择与主要诊断相对应的手术。一般是技术难度最大、过程最复杂、风险最高的手术,应当填写在首页手术操作名称栏中第一行。既有手术又有操作时,按手术优先原则,依手术、操作时间顺序逐行填写。仅有操作时,首先填写与主要诊断相对应的、主要的治疗性操作(特别是有创的治疗性操作),后依时间顺序逐行填写其他操作。

习题　正确选择主要手术和操作的原则是 (　　)

A. 入院后按照时间排序所施行的第一个手术和操作就是主要手术和操作

B. 针对主要诊断实施的若干手术任一个都可以作为主要手术和操作

C. 既有手术又有操作时,应先填写操作,后填写手术

D. 主要手术和操作是针对主要诊断实施的风险最大、难度最高、花费最多的手术和操作

52 主要手术选择错误对 DIP 入组有影响吗?

答:主要手术选择错误对 DIP 入组没有影响。DIP 分组是疾病诊断与治疗方式的随机组合,穷举形成 DIP 的病种组合。对每个疾病诊断组合按使用的《医疗保障手术操作分类与编码(ICD-9-CM-3)》(ICD-9-CM-3 医保版 2.0)编码进行分类,同一病案中有多个手术操作时还可将各编码叠加作为新的分类。DIP 分组对疾病编码只要求精准到亚目,手术操作编码要求精准到细目/条目,但是现阶段对于手术操作的顺序却没有过多要求,只要是固定诊断编码,组合多个手术操作分类代码,无论哪一个手术操作代码作为主要手术,都会进入相同的 DIP 组。尽管如此,医院在病案首页或医疗保障基金结算清单的管理中,还是要遵循主要手术选择原则来正确选择。因为病案数据不仅要满足医保支付需求,还要兼顾医院等级评审、卫健管理部门的绩效考核等工作的要求。而且,DIP 分组来源于历史病案首页数据,现阶段各级医疗机构上报的结算数据是未来 DIP 分组参考的历史数据,提高当下结算数据的准确性,才能保证未来 DIP 分组更符合临床实际情况。

习题　关于 DIP 付费背景下病案首页主要手术选择说法,哪一项正确?　(　　)

A. DIP 分组中,主要手术的选择不影响 DIP 入组,所以我们可以随意选择主要手术

B. 尽管现阶段手术操作的填写顺序不影响 DIP 分组,也要按照《医疗保障基金结算清单填写规范》的要求选择主要诊断和主要手术操作

C. 主要手术的选择既不影响 DRG 入组结果也不影响 DIP 入组结果

D. 多个手术操作分类叠加在一起,并不能形成新的 DIP 组

53 病案首页的填写手术操作名称应遵循的四要素是什么?

答:《住院病案首页数据质量填写规范(暂行)》第二十二条规定:手术及操作名称一般由部位、术式、入路、疾病性质等要素构成。因此医师填写病案首页手术操作名称一定要完整、规范,满足四要素。

习题　阑尾恶性肿瘤患者在腹腔镜下行阑尾切除术,医师将病案首页手术名称填写为阑尾切除术,请问本例手术名称填写忽略了什么要素?　(　　)

A. 手术部位　　B. 手术术式

C. 手术入路　　D. 疾病性质

54 患者一次住院接受多个手术和操作时,主要手术怎么选?

答:《住院病案首页数据质量填写规范(暂行)》第二十二条规定:多个术式时,主要手术首先选择与主要诊断相对应的手术。一般是技术难度最大、过程最复杂、风险最高的手术,应当填写在首页手术操作名称栏中第一行。既有手术又有操作时,按手术优先原则,依手术、操作时间顺序逐行填写。仅有操作时,首先填写与主要诊断相对应的、主要的治疗性操作(特别是有创的治疗性操作),后依时间顺序逐行填写其他操作。

习题　下列关于主要手术或操作的选择原则，正确的是哪一项？　（　　）

A. 仅有操作时，首先填写与主要诊断相对应的、主要的治疗性操作

B. 既有手术又有操作时，按操作优先原则

C. 完全按手术、操作时间顺序逐行填写即可

D. 患者入院后最早实施的手术和操作即为主要手术

55　病案首页中入院病情的填写有哪些要求？

答：原国家卫生部《关于修订住院病案首页的通知》（卫医政发〔2011〕84号）对病案首页中入院病情的填写做了具体说明：入院病情指对患者入院时病情评估情况。将出院诊断与入院病情进行比较，按照出院诊断在患者入院时是否已具有，分为以下几种情况："1."有；"2."临床未确定；"3."情况不明；"4."无。医师应根据患者具体情况，在病案首页每一项出院诊断后填写相应的阿拉伯数字以反映入院病情。

入院病情的四项赋值具体含义为：

"1."有：对应本出院诊断在入院时就已明确。例如患者因"乳腺癌"入院治疗，入院前已经钼靶、针吸细胞学检查明确诊断为"乳腺癌"，术后经病理亦诊断为乳腺癌。

"2."临床未确定：对应本出院诊断在入院时临床未确定，或入院时该诊断为可疑诊断。例如患者因"乳腺恶性肿瘤不除外""乳腺癌？"或"乳腺肿物"入院治疗，因缺少病理结果，肿物性质未确定，出院时有病理诊断明确为乳腺癌或乳腺纤维瘤。

"3."情况不明：对应本出院诊断在入院时情况不明。例如乙型病毒性肝炎的窗口期、社区获得性肺炎的潜伏期，因患者入院时处于窗口期或潜伏期，故入院时未能考虑此诊断或主观上未能明确此诊断。

"4."无：在住院期间新发生的，入院时明确无对应本出院诊断的诊断条目。例如患者本次住院期间出现围术期心肌梗死。

习题　病案首页中入院病情为4，表示该疾病入院时　（　　）

A. 有　　B. 临床未确定

C. 情况不明　　D. 无

56　医院哪些环节的工作人员与病案首页填写相关？哪个环节最重要？

答：原国家卫计委颁发的《住院病案首页数据填写质量规范（暂行）》第三章"填报人员要求"对临床医师、编码员、各信息采集录入人员、财务人员等均有明确规定。第二十三条规定：临床医师、编码员及各类信息采集录入人员，在填写病案首页时应当按照规定的格式和内容及时、完整和准确填报。第二十四条规定：临床医师应当按照本规范要求填写诊断及手术操作等诊疗信息，并对填写内容负责。第二十五条规定：编码员应当按照本规范要求准确编写疾病分类与手术操作代码。临床医师已做出明确诊断，但书写格式不符合疾病分类规则的，编码员可按分类规则实施编码。第二十六条规定：医疗机构

应当做好住院病案首页费用归类，确保每笔费用类别清晰、准确。第二十七条规定：信息管理人员应当按照数据传输接口标准及时上传数据，确保住院病案首页数据完整、准确。

由上述可知，病案首页数据从生成到上报是一条完整的数据链，链中任何一个环节出问题都将导致数据偏差，医师、编码员、财务人员、信息采集录入人员均为链中一环，而医师准确填写病案是第一关。无论在DRG付费还是DIP付费背景下，最核心、最直接影响支付的就是主要诊断和手术操作选择与编码，而这两项必须由临床医师填写。因此临床医师是病案首页数据链中的起始环节，也是最重要的环节。

习题　《住院病案首页数据填写质量规范（暂行）》规定与病案首页填写有关的人员是（　　）

A. 临床医师　　B. 编码员　　C. 财务人员　　D. 以上都是

57　编码员可以直接修改临床医师已填写的病案首页诊断吗？

答：原国家卫计委颁发的《住院病案首页数据填写质量规范（暂行）》第三章“填报人员要求”第二十五条规定：编码员应当按照本规范要求准确编写疾病分类与手术操作代码。临床医师已做出明确诊断，但书写格式不符合疾病分类规则的，编码员可按分类规则实施编码，但最好与临床医师充分沟通交流，选择最符合临床实际情况与编码规则的疾病诊断与手术操作编码。

习题　临床医师已做出明确诊断，但书写格式不符合疾病分类规则，编码员应该怎么做？（　　）

A. 尊重临床，按医师诊断编码　　B. 不可按分类规则实施编码

C. 可按分类规则实施编码　　D. 不必告知临床医师

【第三章习题答案】

习题序号	正确答案选项	习题序号	正确答案选项	习题序号	正确答案选项
39	B	46	B	53	C
40	D	47	D	54	A
41	C	48	C	55	D
42	C	49	D	56	D
43	D	50	D	57	C
44	C	51	D		
45	C	52	B		

第四章　DRG/DIP 医院应用管理

58　DRG 与 DIP 主要的差异有哪些?

答: DRG 与 DIP 的主要差异在于聚类方式不同、分组逻辑不同、付费方法不同。具体体现在以下三方面。① 分组方案形成:DRG 是由临床经验+数据分析聚类形成分组方案,从疾病诊断大类出发,按诊断和治疗方式分类为不同病例组合,最后实现“多病一组”或“多操作一组”,组间差异较大,组内变异系数小于 0.7(国际惯例取值为 1)。DIP 则是基于大数据的自然聚类形成分组方案,对临床客观真实数据的统计分析,按疾病与治疗方式的共性特征分组,“一个病种一组操作”,病种间差异较小,全样本平均组内变异系数约为 0.6。② 分组逻辑:DRG 侧重于体现逐层细化、大类概括、总体相似性。DIP 侧重于体现数据一致匹配性、个体差异性,其病种形成建立于“存在即合理”的理论基础上。③ 付费方法:DRG 目前有固定费率法、浮动费率法、点数法。DIP 本质上就是按病种分值付费。DRG、DIP 均基于历史费用,按照病组或病种为单位计算权重/点数/分值,最后结合医保基金情况及非医保基金支付情况确定费率/分值。

习题　下列关于 DRG 与 DIP 的说法,哪项是正确的?　(　　)

A. DRG 与 DIP 均是通过大数据分析聚类形成

B. DRG、DIP 均基于历史费用,按照病组或病种为单位计算权重/点数/分值

C. DIP 分组过程体现逐层细化、大类概括

D. DRG 侧重于体现个体差异性

59　DRG 也是医院管理的重要工具,应用于医院绩效评价的常用指标有哪些?

答: DRG 不仅是用于医保支付方式的管理工具,也用于评价医院医疗质量、医疗服务能力、医疗服务效率等。DRG 常用于医院绩效评价的指标可分为三个维度:

一是服务能力指标,包括 DRG 组数、DRG 总权重、病例组合指数(CMI)。DRG 组数代表收治病例所覆盖疾病类型的范围,体现医疗服务的广度。DRG 总权重是医院收治所有 DRG 入组病例的权重总和,反映医院服务总量。CMI 值代表医院治疗病例的疑难程度和实施诊疗技术的难度,CMI 值越高表明收治危重疑难疾病越多、技术难度越高。

二是服务效率指标,包括费用消耗指数和时间消耗指数。费用消耗指数反映治疗同类疾病花费的费用,医院治疗某类疾病所需费用越高,说明费用消耗指数的值越大。时间消耗指数反映治疗同类疾病花费的时间,住院时间越长,说明时间消耗指数的值越大。

三是质量安全指标，包括低风险组死亡率和中低风险组死亡率等。低风险组死亡率代表疾病本身导致死亡概率极低的病例的死亡率。

医院可以结合自身发展的实际情况对 DRG 绩效评价指标进行优化和调整，从而构建科学的绩效考核体系。

习题　下列选项中，属于不常用于医疗绩效评价的 DRG 指标是哪一项？　（　　）

A. 病例组合指数（CMI）　　B. 费用消耗指数

C. 高风险组死亡率　　D. 时间消耗指数

60 患者出院时医师需要同时填写病案首页和医疗保障基金结算清单两个主要诊断吗？

答：不需要。病案首页是整个住院病案最重要内容的浓缩，首页数据是医院管理的基础，通过分析首页数据能够体现医院的诊疗技术水平，病案首页的数据不仅是 DRG/DIP 的重要数据源，还关系到医院病种分析、医院等级评审、临床路径管理、单病种管理、医院服务质量评价、医院绩效考核等。医疗保障基金结算清单是指医保定点医疗机构在开展住院、门诊慢特病等医疗服务后，向医保经办机构申请费用结算时提交的数据清单。医疗保障基金结算清单采用“最大程度减少人工填写”的采集原则，直接从医院信息系统中采集病案首页数据、住院费用结算信息等生成，其中患者基本信息、住院诊疗信息直接从病案首页中采集。因此，临床医师只需填写病案首页的主要诊断和主要手术和操作。

但鉴于原国家卫计委印发的《住院病案首页数据质量填写规范（暂行）》与国家医疗保障局印发的《医疗保障基金结算清单填写规范》在主要诊断选择基本原则上的细微差别，某些情况下，会出现病案首页和医疗保障基金结算清单的主要诊断不同的情况。针对这个问题，不同医院采取了不同的措施和做法，力求解决病案首页和医疗保障基金结算清单主要诊断选择的矛盾。例如：有的医院在医保办设置编码人员审核医疗保障基金结算清单的主要诊断；有的医院则将病案首页和医疗保障基金结算清单统归医疗信息管理办公室管理；有的医院则由医保办审定主要诊断，并由病案科再次编码；有的医院医保系统映射医保版诊断和编码后，反馈临床审核其合理性。总之，无论医院采取怎样的措施，都要按照《医疗保障基金结算清单填写规范》的要求执行。

习题　下列关于病案首页和医疗保障基金结算清单的说法，正确的是　（　　）

A. 一份出院病历可以有两个病案首页存在

B. 医疗保障基金结算清单可以称为另外一个“病案首页”

C. 患者出院后，医师必须直接在电子病历里填写医疗保障基金结算清单

D. 医师要按照《住院病案首页数据填写质量规范（暂行）》填写首页内容

61 在 DRG 付费实施过程中，医保经办机构会对医院制定针对性监管措施吗？

答：《国家医疗保障疾病诊断相关分组（CHS-DRG）分组与付费技术规范》明确了监

管考核的目的与意义，其中提出："在实施DRG付费的过程中，为了保障DRG付费能够可持续地运行，避免并遏制可能存在的医疗机构选择轻患者住院、推诿重患者、升级诊断和服务不足等现象，保证参保居民受益水平，医保经办机构应该建立相应的DRG付费监管考核制度。"也就是说，为了实现医保基金不超支、医院诊疗行为更加规范、患者享受高质量的医疗服务、减轻疾病经济负担，达到医、保、患三方共赢，医保经办机构必然会对医院可能出现的减少服务、高套分组、分解住院等现象实施监管。

习题　在DRG实施过程中，医保经办机构要对以下哪些行为制定监管措施？（　　）

A. 减少服务　　B. 高套分组　　C. 分解住院　　D. 以上都是

62　实施DRG付费后，对不能入组的病例，医院应如何应对？

答：DRG付费下，0000组和QY组病例为不能入组病例。由于无法正常入组，就没有病组支付标准，部分地区医保经办机构直接根据实际发生的医疗费用按照一定的比例进行支付，这必然导致医疗机构亏损。因此对于0000组和QY组病例，医疗机构需要查找原因。病例进入0000组和QY组的主要原因是：

（1）0000组：指疾病诊断/手术或操作编码不规范等原因导致的不能正常入组的病例，包括不能进入任意MDC和进入了某MDC但是不能进入该MDC内任意内科ADRG等情况。重点核查反馈五个方面：主要诊断选择是否正确，主要诊断编码是否正确，主要手术编码是否正确，主要操作编码是否正确，医院编码版本是否正确/是否与分组器编码版本做好映射。

（2）QY组：指与主要诊断无关的手术病例，可在每个MDC中出现，分别以BQY、CQY、DQY等编码表示。这类病例不能入组主要是由于分组器逻辑错误，也可能是由于病案首页数据主要诊断与主要手术不符。医院在查找自身数据原因后，如系本地分组器逻辑错误所致，可按具体情况反馈给医保经办机构。

习题　患者因为端坐呼吸入院，诊断：心功能不全、肝囊肿、胆囊结石。X线片提示两侧胸腔积液，行胸腔闭式引流术。主要诊断：心功能不全。主要手术和操作：胸腔闭式引流术。医保结算清单主要诊断调整为（　　）

A. 胸腔积液　　B. 肝囊肿　　C. 胆囊结石　　D. 不用调整

63　DRG付费背景下，病例不能入组的常见原因有哪些？

答：0000组是指疾病诊断/手术或操作编码不规范等原因导致的不能正常入组的病例，包括不能进入任意MDC和进入了某MDC但是不能进入该MDC内任意内科ADRG等情况。造成出院病例进入0000组的常见原因有：① 主要诊断编码无对应MDC、ADRG。其中一部分属于分组方案缺陷，如头位顺产O80.000进入MDCO，但不进入任意内科ADRG；一部分属于疾病本身特殊性，如古典生物型霍乱A00.000x001进入MDCG，但不进入任意内科ADRG；还有一部分属于病案编码质量缺陷导致的，将不能作为主要诊断的编码及部分 00 码(灰码)作为主要诊断编码,如主要诊断填报人工髋关节 Z96.601。② DRG 分组方案设定机制时未考虑极少数的个案。如出生 25 天的新生儿发生急性阑尾炎 K35.800x001,同时未行手术治疗则会入组 0000 组。③ CHS-DRG 分组方案纳入,但本地分组方案未覆盖。如器官移植手术在大多数地区都无历史数据,伴随本地区医疗技术水平的提高,开展的第一例器官移植的病例则会入组本地分组方案的 0000 组。

习题　DRG 付费背景下,下列哪项关于病例分入 0000 组的说法错误?　(　　)

A. 病例进入 0000 组一定是由于医疗保障基金结算清单的数据质量缺陷

B. 0000 组指由于疾病诊断/手术或操作编码不规范等原因导致的不能正常入组的病例

C. 病例不能进入任意 MDC 时分入 0000 组

D. 病例进入了某 MDC,但是不能进入该 MDC 内任意内科 ADRG 时分入 0000 组

64 DRG 付费背景下,能否完全避免病例进入 QY 组?

答: QY 组是指与主要诊断无关的手术病例,可在多个 MDC 中出现,分别以 BQY、CQY、DQY 等编码表示。各地的分组器确定 QY 组的逻辑有所不同,主要包含以下两种方式:① 规则 QY(通过校验规则确定):通过将病案知识与临床知识结合的方式,形成绝对性规则,确定与主要诊断无关的手术病例。② 分组 QY(通过分组逻辑确定):主要诊断与主要手术操作不在同一 MDC,则分入内科组。

造成病例进入 QY 组的原因主要有以下两种情形:① 填报者因素:医疗保障基金结算清单填报错误导致病例进入 QY 组。② 非填报者因素:临床主要诊疗疾病与主要手术操作不对应或分组方案缺陷造成病例进入 QY 组,这类情况多属于个案。

通过以上分析可知,QY 组本质上无法完全避免。针对医疗保障基金结算清单填报错误导致的 QY 病案,最好的办法就是准确填报主要诊断和主要手术;而针对非填报者因素导致的 QY 病案,建议医院积极与本地医保经办机构沟通,后期优化本地分组方案,以获取合理的医保基金支付。

习题　下列关于 DRG 分组的 QY 组的说法,哪一项是正确的?　(　　)

A. QY 组指与主要诊断无关的手术病例

B. QY 组可在多个 MDC 中出现

C. QY 组本质上无法完全避免

D. 以上都正确

65 DRG/DIP 付费背景下,为什么会产生费用极低病例?

答: 费用极低病例亦称低倍率病例,指能入组,但住院总费用低于 DRG 支付标准规定倍数的出院病例,具体倍数各地区存在差异,多为 0.35~0.50。

造成低倍率病例的原因有:① 患者属于低标准入院,即本可门诊治疗的患者收入院

治疗。② 患者未完成诊疗流程，离院方式为非医嘱离院、死亡或转院。③ 片面追求高权重，医疗机构在病案首页诊疗信息填报和编码过程中存在高编高套的行为。④ 由病案首页与医疗保障基金结算清单主要诊断选择原则不同导致。病案首页主要诊断选择原则，首要的“最”是对患者健康危害最大；但医疗保障基金结算清单强调的主要诊断首先是“消耗医疗资源最多”。如果按病案首页的主要诊断选择原则，医疗保障基金结算清单主要诊断未做质控调整，可能会造成一部分低倍率病例。

在一些医保统筹地区，低倍率病例按项目付费方式结算，即实报实销。但各地区医保经办机构结算方法不同，与医院实际结算时，部分地区费用极低病例也会出现小亏小盈，虽然对医院整体盈亏影响不大，但给医院带来的风险重点在于医保基金监管。要分析这部分病例是否有低标准收治入院、高编高套等医疗违规行为，主要诊断选择是否不当。对于诊疗过程不完整造成的低倍率病例，应该关注相应病组的诊疗水平等。

习题　以下关于 DRG/DIP 费用极低病例的说法，哪一项正确？　（　　）

A. 费用极低病例按项目付费方式结算，医疗机构可以不关注

B. 低标准入院的病例可能会成为费用极低病例

C. 为获得更多的结余，医疗机构可以通过编码技巧使正常倍率病例成为费用极低病例

D. 住院患者诊疗过程不完整一定会造成费用极低病例

66　实施 DRG/DIP 付费后，医保经办机构要从哪几个维度对医院数据进行审核？

答： 医保经办机构对 DRG/DIP 数据进行审核是在数据采集端的质量控制，主要考核四个维度。① 及时性：定点医疗机构应在规定时间内完成数据上传，以满足医保结算的需要。② 完整性：出院患者病案首页应按病案管理规范要求填写完整，核心指标无漏项。③ 合理性：包括性别与诊断、年龄与诊断的相符判断，出、入院时间的逻辑判断，诊断与手术的逻辑判断，总费用与明细费用的逻辑判断，诊断与费用的逻辑判断等。④ 规范性：包括病例诊断是否为规范诊断，以及诊断编码与诊断是否相匹配；手术操作编码是否为规范编码等。医保经办机构一旦在数据审核中发现问题，多会及时反馈给医疗机构，在条件允许的情况下，医院需重新采集数据上报。

习题　医保经办机构对医院数据审核主要考核四个维度，以下哪项正确？　（　　）

A. 正确性、完整性、合理性和规范性

B. 及时性、完整性、合理性和规范性

C. 及时性、标准性、合理性和规范性

D. 及时性、完整性、合理性和正确性

67　实施 DRG/DIP 付费后，编码员为何要进一步加强编码基本功的训练？

答： 医疗保障基金结算清单诊断与手术操作填写决定了病例入哪个 DRG 病组或 DIP 病种，也决定了医保经办机构为医院支付费用的多少。《医疗保障基金结算清单填报规范》

是医疗保障基金结算清单上报时主要诊断选择与手术操作选择的金标准。要实现规范填报医疗保障基金结算清单，病案编码员必须有扎实的基本功和较高的业务水平。

临床医师的主要任务是对疾病进行诊断与治疗，并完整、准确地填写患者的诊断与手术操作，编码员的工作则是如何对这些诊断与手术操作进行分类。疾病分类的思想理念与临床诊断学是存在差异的，例如：医师诊断"肺炎"，编码员应敏锐地意识到其诊断过于笼统，应从病案中查找实验室结果，以了解导致肺炎的病原体，并及时与医师沟通，调整更为细化的肺炎诊断，才能准确地将其分类。又如医师填写手术操作多习惯仅写"××根治术"，编码员应阅读手术记录，了解手术操作的部位、术式、入路、疾病性质、手术目的、伴随情况、手术材料等相关因素，给予准确的编码分类。一名合格的病案编码员需要还原疾病的整个诊疗过程并进行准确编码，需要具备一定的诊断学、病理学、解剖学、编码学等医学知识。因此，填写准确、规范的病案首页，可以高度体现编码人员的基本功。

习题　DIP 付费背景下，病案编码工作应包含以下哪些内容？（　　）

A. 辅导医师通过疾病库选择疾病诊断

B. 通过病案分析结合疾病分类进行准确编码

C. DIP 分值是编码的重要考虑因素之一

D. 编码员只能根据医师填写的诊断与手术名称编码

68　按照编码规则进行编码，出现病种与分值倒挂的情况，该如何处理？

答：DIP 应用体系基于"随机"与"均值"的经济学原理和大数据理论，通过真实世界的海量病案数据，发现疾病与治疗之间的内在规律与关联关系，提取数据特征进行组合，并将区域内每一病种资源消耗的均值与全样本资源消耗均值进行比对，形成 DIP 分值，集聚为 DIP 目录库。简而言之，在遵从历史既有数据的基础上，自然组合成为 DIP 病种，历史数据的质量决定了病种组合的合理性。如果出现规范填写病案首页，病种分值却低于违背编码规则的情况，说明当地的历史数据质量存在缺陷，以前的病案首页填写不够规范。在实施 DIP 付费的最初 2～3 年里这种现象会比较突出，当病案首页填写规范化后，数据质量的提升将会影响病种分组质量，分值倒挂将成为个别现象。

习题　下列关于 DIP 病种目录库说法，错误的是（　　）

A. DIP 病种目录库病种里的病种组合来源于病案首页历史数据，所以一定是符合临床实际的

B. DIP 病种目录库中病种组合与临床存在一定差异

C. DIP 病种目录库中病种组合会随着诊断正确率的提高趋于合理

D. DIP 病种目录库在遵从历史既有数据基础上自然组合形成

69 DRG 和 DIP 对医疗机构开展新技术、新项目有什么影响?

答: 要辩证看待 DRG 和 DIP 对医疗机构开展新技术、新项目的影响。DRG 和 DIP 付费模式下,每个病组/病种有一个支付标准,当医疗机构开展新技术、新项目时,一般情况下医疗费用高于常规医疗技术项目,医疗费用超过支付标准的可能性增加,不利于医疗机构新技术、新项目的开展。但是从支付改革的实际情况来看,各地都采用了一些方式来支持医疗机构开展新技术、新项目,例如:① 将新技术、新项目纳入按项目付费范围;② 对无相应历史数据的新技术、新项目的特殊病组可进行整组单议;③ 支持试点医疗机构开展新技术、新项目,可向医保经办机构申请调整病组点数等。对于医疗机构来说,DRG/DIP 支付改革对于新技术、新项目的发展是机遇也是挑战。医保支付改革对新技术、新项目的政策加持是有准入门槛的,只有真正提高医疗质量、保证患者利益、提高医疗效率的新技术、新项目才能被广泛接受和应用。

习题　下列关于 DRG/DIP 支付方式改革对医疗机构新技术、新项目开展的影响说法,正确的是　(　　)

A. DRG/DIP 支付方式改革不利于医疗机构开展新技术、新项目

B. DRG/DIP 支付方式改革无条件地用政策支持新技术、新项目的开展

C. 在一些地市,开展新技术、新项目的病例可以通过按项目付费的方式进行结算

D. 在支付改革模式下,医疗机构为了降低成本,可以不开展新技术、新项目

70 DIP 针对医疗机构编码高套问题设立了什么监管措施?

答: DIP 利用大数据对全样本数据中疾病诊断与治疗方式的共性特征进行挖掘,聚类形成基于大数据的客观分组,可以实现对同一诊断不同治疗方法、不同诊断相近治疗措施的客观比对,尽量贴近复杂多样的临床真实情况,并客观呈现各病种组合的疾病与资源消耗特征,最大化地追求组内病例差异度最小、病例入组率最高。

编码高套问题指医疗机构通过调整主要诊断、虚增诊断、虚增手术等方式使病例进入费用更高分组的行为。DIP 针对医疗机构的高套问题,利用同一诊断对治疗方法选择的合理性评价结果[即均衡指数(balancing index,BI)]评估高套病组病例数占总病例数的比例,确定医疗机构高套问题占比,对医疗机构的病案质量以及所反映的医疗行为规范进行量化评价。

习题　下列关于 DIP 的说法正确的是　(　　)

A. 适应复杂多样的临床真实情况

B. 病例入组率高,疾病组内差异度小

C. 设计发现高套编码的方法并建立监管机制

D. 以上都对

71 为什么临床诊断较严重的疾病如重症肺炎在 DIP 目录中反而进入基层组?

答: 部分城市在运行 DIP 的过程中,根据主目录内的核心病种组合,按照二级及以下定点医疗机构近三年的住院病例数从高到低进行排序,选取排序靠前的病种作为 DIP 基层病种,未特指的肺炎 J18.9 就是其中一种。基层病种在不同等级的医疗机构等级系数保持一致,即所有医疗机构同病同价。

在临床上,医师经常结合患者病情危重程度下达诊断如重症肺炎,患者常伴有严重低氧血症、低血压、休克等循环衰竭和其他器官功能障碍,临床医师选择的重症肺炎诊断,在 ICD-10 中编码为:J18.903 重症肺炎,分类于残余类目 J18.9 未特指的肺炎进入基层病种。我们在编码肺炎相关疾病时,应注意其以病因为分类轴心,尽量结合病历中血培养、痰培养等检查结果明确病原体。临床医师诊断重症肺炎有严格的诊断标准,从疾病诊断上虽可与普通肺炎相区分,体现患者病情严重,但该诊断在病案首页中对应 J18.9 未特指的肺炎,该处的"未特指"为病原体未特指,编码员应注意临床诊断和编码诊断含义的区别,结合相关检查结果进一步明确诊断。

习题　下列关于肺炎的说法,不正确的是　(　　)

A. ICD-10 中肺炎以病因为分类轴心

B. ICD-10 中肺炎以解剖部位为核心分类轴心

C. ICD-10 中重症肺炎分类于 J18.9 未特指的肺炎

D. J18.9 未特指的肺炎,该处的"未特指"为病原体未特指

72 医保经办机构审核医疗保障基金结算清单时,如何认定分解住院?分解住院如何结算?

答: 分解住院是指医疗机构为未达到出院标准的参保人办理出院,在短时间内因同一种疾病或相同症状再次办理入院,将参保人应当一次住院完成的诊疗过程分解为两次及以上住院诊疗过程的行为。各地区医保经办机构为防止医疗机构分解住院或降低服务质量,规定参保人出院后两周内因同一疾病再次入院的,按一次住院分值/点数结算,主要通过监控重复住院来控制分解住院,以保障医保基金的合理使用。

习题　患者因前列腺增生、急性尿潴留于某年 5 月 5 日入住某院泌尿外科,经治疗于 5 月 12 日出院,出院情况描述"拔除尿管时有排血尿"。该院又在 5 月 14 日因该患者"反复排血尿"为其办理入院手续,入住同一科室泌尿外科。患者第一次住院未达到出院标准(拔除尿管时有排血尿)办理出院,第二次住院因相同症状(排血尿)入院。请问这种行为是否属于分解住院?如何结算?　(　　)

A. 属于分解住院,按一次住院分值/点数结算

B. 不属于分解住院,按二次住院分值/点数结算

C. 属于分解住院,扣除第二次住院部分分值/点数

D. 不确定

73 DRG/DIP 支付方式改革对医疗行为影响深远，医院在内部管理中应该如何规范非预期行为？

答：DRG/DIP 支付方式改革促使医院规范医疗服务行为，减少诱导性医疗费用支出，合理控制费用和耗材，提高效率和降低服务成本等。但它也可能引发一些非预期行为，如分解住院、服务向门诊/社区转移、服务不足、以次充好、编码升级及选择轻症患者。医院管理者应对非预期行为采取相应的策略。

（1）对不同类型非预期行为采取不同的预防策略。对于降低成本、医疗服务不足的行为，应加强医疗质量监管，结合实际情况制定重点病组/病种的临床路径，并根据临床路径制定重点病组/病种必做诊疗项目清单；对于以次充好、降低使用药品和耗材质量的行为，可制定惩罚措施避免出现质量问题，并规定特殊药品、耗材的最低功能和质量，检查相关病组定价是否合理；对于分解住院、提早转诊/转院的行为，加强病案质量和编码合理性的审核。

（2）通过建立配套措施规范医疗行为。首先，应加强医院信息化建设，构建业务、数据双闭环系统控制模式，通过大数据可以实时捕捉异常的医疗行为并对其进行处理，如 DRG/DIP 实施后收治重症患者有显著下降，将对其进行跟踪和处理。其次，依托 DRG/DIP 数据系统推行临床路径标准化，优化服务流程，从而有效规范医疗服务行为，提高医疗质量。再次，加强规范医师行为的相关培训，将临床规范、DRG/DIP 要求与医师行为绑定，并以考核评价手段对其行为进行监督。

习题　DRG/DIP 付费实施后，在医院可能会产生哪些非预期行为？　（　　）

A. 减少诱导性医疗费用支出　　B. 分解住院

C. 合理用药用耗　　D. 缩短平均住院天数

74 DRG/DIP 支付方式改革倒逼医院降本增效，医院该如何控制好药品、耗材的使用，实现质量与成本的平衡？

答：随着医保支付方式、药耗零加成及集中带量采购等医保改革的不断推进，成本控制成为医疗机构发展的必由之路，药品、耗材成为成本中心。医院应结合自身实际情况制定药品、耗材的成本管控策略，积极寻求质量与成本之间的平衡点。可采取以下策略：

（1）加强药品、耗材的准入、质量、使用及集中带量采购（简称“集采”）管理，按 DRG/DIP 病种分析药耗占比。医院可结合 DRG/DIP 病种或病组分析药占比/耗占比，分析病种结构构成情况，精准细化到单病种药占比/耗占比分析，精准到高值耗材占比、可收费低值耗材占比及不可收费低值耗材占比分析，并有针对性地制定病种药占比/耗占比管控目标。

（2）借助信息化工具降低成本，加强全环节监管。医院可通过应用 RFID 标签技术节约药耗库房人力成本；使用 RFID 智能耗材柜，实现借用信息精确到人，提高监控准确性，降低监管成本；分类分层监控高值耗材使用的各个环节。

(3) 加强涉及药耗的病种成本监测,引导合理用药用耗行为。一方面加强涉及药品、耗材集采产品的病种成本的监测,督促科室加强病种临床路径管理,降低物耗成本和病种成本。另一方面要鼓励医师使用国家医疗保障局谈判目录药品(简称“国谈药品”)和集采的药品、耗材,控制患者出院带药(最小包装量、严禁带针剂)、国家重点监控药品、自费药品及辅助用药,合理控制耗材和药品的用量,并重点考虑耗材可替代性。

习题　关于医院实施控制药耗成本策略,下列哪一项不正确?　(　　)

A. 加强药品、耗材的准入、质量、使用及集采管理

B. 使用 RFID 标签技术、RFID 智能耗材柜等信息化工具

C. 加强涉及药品、耗材集采产品的病种成本的监测

D. 鼓励医师使用国谈药品和集采的药品、耗材,不控制出院带药

75 临床科室如何实现 DRG 病组精益化管理?

答: DRG 付费实施后,医院各临床科室可结合前期数据积累,根据 DRG 例均收益与工作量之间的变化关系,建立 DRG 战略分布象限图,将病组分为优势病组、潜力病组、重点病组和劣势病组四类,并对不同病组实施不同策略:

优势病组既是医院实现结余的主力病组,也是医院学科发展的核心病组。医院应根据政策要求,结合 DRG 成本核算,甄选确定各临床专科的核心 DRG 病组,纳入学科绩效工作量核算与考核,给予重点扶持与激励倾斜。对于潜力病组,医院需持续做好成本管控工作,鼓励各科室持续培育、扩展病源,增加诊疗数量,争取做到盈亏平衡。

对于重点病组和劣势病组,医院要做好成本效益评价,精准分析亏损的主要原因,精确定位到重点环节,并采取针对性管控措施。对严重亏损病例,根据具体情况采取管理措施。因成本管控不佳导致亏损的,重点优化流程,实行精细化管理,通过控制药品、耗材、住院日等措施加以改进;因疑难重症或者应用临床新型诊疗技术导致亏损的,进行“开包验证”(将“打包付费”的病组数据中的明细费用项目进行拆解分析以查找导致亏损的主要原因),或向医保经办机构申请特病单议。

同时,医院管理者应梳理评估所收治的病种与医院功能定位是否相符,将常见病、简单病症向基层医院分诊。对病组 CMI 较高的病例,医院需要区别对待。其中因价格不合理引起政策性亏损的,医院要鼓励科室收治,特殊病例区别对待。

习题　实施 DRG 付费后,下列实现临床专科 DRG 病组精益化管理策略,错误的是哪一项?　(　　)

A. 对于优势病组,可将各临床专科的核心 DRG 病组纳入学科绩效工作量核算与考核

B. 对于潜力病组,需持续做好成本管控工作,扩展病源,增加诊疗数量

C. 对于重点病组和劣势病组,要做好成本效益评价,并精准分析亏损的主要原因

D. 对于严重亏损病例,只能通过和医保经办机构协商谈判来获取合理补偿

76 越来越多的医院设立了临床运营助理岗位，其工作内容是什么？对 DRG 绩效管理有何作用？

答：临床运营助理是职能部门和临床科室沟通的桥梁，其主要工作内容包括：① 协助科主任做好预算编报与执行、病种结构分析、单元运营绩效评估等，为科室运营决策提供建议；② 参与对科室资源配置申请的论证和评估工作，并发表专业评估意见；③ 分析科室运营成本结构与效益情况，提出成本管控策略；④ 沟通及反馈信息；⑤ 深入探索适用于临床运营助理工作的临床数据管理需求，助力临床数据管理平台建设；⑥ 推动医疗服务流程优化与再造；⑦ 优化与调整科室绩效考核方案；⑧ 普及与推广经济运行效益理念，总结临床运营助理实践经验。

临床运营助理是科室 DRG 绩效管理的助推者，其通过不断进行评价方式方法创新，完善绩效评价体系，提升各级各类人员能动性，确保医疗质量安全，促进医院高质量可持续发展。如利用波士顿矩阵工具，以技术难度（CMI 值）为横坐标、诊疗能力（DRG 组数）为纵坐标，将全院科室划分为明星科室、金牛科室、瘦狗科室和问题科室，深入分析瘦狗科室和问题科室 DRG 指标表现不佳的原因，并提出改善建议，为医院和科室精细化管理提供方向；以国家绩效考核和医院政策为导向，坚持多劳多得、优劳优酬、绩效与公平并重的分配原则，结合各科室实际情况，辅助科室制订个性化绩效二次分配方案，进一步有效激发科室医务人员的工作积极性。

习题　下列关于临床专科运营助理的说法，不正确的是　（　　）

A. 需协助科主任做好预算编报与执行、病种结构分析、单元运营绩效评估等，为科室运营决策提供建议

B. 需分析科室运营成本结构与效益情况，并提出成本管控策略

C. 对科室 DRG 绩效管理的发展与完善起不到什么作用

D. 可参与对科室资源配置申请的论证和评估工作

77 DRG 付费背景下，医院绩效管理如何变革升级？

答：DRG 支付方式改革从按照项目后付费向按照病组预付费转型，采取的是“病组包干付费、超支不补、结余留用”的办法，现行的绩效激励增加收入，未来就可能变成成本，目前的绩效管理方式是与 DRG 支付改革不相适应的。绩效是多维度的，调结构、提效率、谋发展是医院绩效管理不变的目标。因此，为促进 DRG 支付与绩效管理相适应，医院可从以下几个方面入手：

首先，医院绩效管理必须要从战略着手，明确战略定位、专科规划与专科建设策略，制定重点病种和重点手术目录，优化病种结构，提高附加值高的疑难危重疾病的诊疗水平，打造核心竞争力。

其次，医院应结合实际情况，针对不同科室设计不同的绩效考核方案，将 DRG 质评和付费与院内绩效考核相挂钩，将 DRG 重点指标（CMI、RW、四级手术、时间消耗指数

等)纳入绩效管理,并增加一定比例的 DRG 结算额和成本管控的考核指标,既加强了医院科室主任的运营理念及运营能力,又促使临床科室关注科室病种的合理性。

再次,医院可实施 DRG 付费绩效政策倾斜。比如,对重点发展专业、科室给予绩效倾斜;对弱势专业和低权重专业给予政策性倾斜;对耗占比较高的专业或病组给予绩效抵扣;对药占比较高的病组给予绩效扣减;对新技术、新项目给予重点扶持。

习题　关于 DRG 付费背景下与绩效管理策略,下列描述不正确的是　　（　　）

A. 从战略着手,明确战略定位、专科规划与专科建设策略

B. 制定重点病种和重点手术目录,优化病种结构

C. 对药耗占比较高的病组不重视,或不给予绩效抵扣

D. 将 CMI、RW、时间消耗指数等 DRG 重点指标纳入绩效管理

78　DRG 付费与临床路径如何结合才能迸发出“1＋1＞2”的能量?

答: 临床路径标准化在规范诊疗行为、控制医疗费用、提高医疗效率及保障医疗质量中发挥着重要作用。DRG 付费可以有效降低成本,实现医疗管理提质增效,但可能存在一味追求控制成本和忽视医疗质量的隐患。DRG 付费侧重于医疗成本控制,临床路径则更侧重于医疗质量管理,两者相辅相成,互相促进,具有协同促进的效应。

临床路径管理需与 DRG 付费有效结合并不断优化、持续改进,才能起到既控制费用、保证效率又提高医疗质量的作用。可重点关注以下几点:① 加强 DRG 临床路径信息化建设,将临床路径嵌入 HIS 系统进行 DRG 管理,对费用发生全过程进行实时管理,并做到事前费用有测算、事中费用有对比提醒、事后费用有统计分析的闭环管理;② 通过设立临床专科运营助理岗位,负责基于 DRG 的临床路径的推动、监控、反馈、分析与改善,形成 PDCA 进阶循环;③ 重视拓展 DRG 与临床路径的应用广度和深度,如利用 DRG 与临床路径对各专科疾病 CMI 变化动态进行追踪,调整医院学科发展与战略布局,还可依据 DRG 盈亏测算结果,将全院病组划分为盈利类、平衡类、亏损类三类,对其进行成本结构分析,并制定有针对性的策略。

习题　下列有关 DRG 付费与临床路径的说法中,不正确的是　　（　　）

A. 加强 DRG 临床路径信息化建设,将临床路径嵌入 HIS 系统进行 DRG 管理,对费用发生全过程进行实时管理

B. DRG 付费侧重于医疗质量管理,临床路径更侧重于医疗成本控制

C. 利用 DRG 与临床路径对各专科疾病 CMI 变化动态进行追踪,调整医院学科发展与战略布局

D. 临床专科运营助理负责基于 DRG 的临床路径的推动、监控、反馈、分析与改善,形成 PDCA 进阶循环

79 医院在开展病种成本管理体系的建设过程中应当重点关注哪些要素?

答: 成本管理是医院 DRG 管理的重要抓手,合理的病种成本管理体系至少重点关注核算方法库、实施路径、可复制性及实施保障四大要素。核算方法库是指需针对不同病种组、不同医院的成本核算基础,决定采用哪一种或几种方法开展 DRG 病种成本核算。实施路径是指在选定成本核算方法的基础上,设计该核算方法的具体流程和步骤,从而形成规范化的实施路径。可复制性是指该方法的具体实施路径,必须保证该方法在一定区域内(如:同一医院内部)具有一致性及较强的可操作性。实施保障是指基于核算结果开展管理实践的具体保障手段,包括建立核算结果的反馈渠道,制定相应考核方案和考核手段,开展相应管理的具体维度等。

习题　基于 DRG 开展病种成本管理体系的建设过程应当重点关注要素包括　(　　)

A. 核算方法库、实施路径、可复制性及实施保障

B. 临床路径、重点病组、医疗安全、医疗质量

C. 可复制、可操作、可迭代、可优化

D. 实施保障、反馈渠道、考核方案、考核手段

80 基于 DRG 的病种成本核算结果开展优化实践的管理视角有哪些?

答: 基于 DRG 的病种成本核算结果,可以从资源配置、收益费用、运营效率及优化结构四个维度对医院内部管理提供相应支撑。具体如下:

(1) 基于资源配置的视角:重点观察各科室某服务单元(如医护单元、检查单元、药品供给单元)成本收入比相较于全院平均水平是否存在过高或过低的情况,并通过相应量化指标计算该科室资源产出效率(如每万元固定资产医疗收入产出、每医护人均医疗收入产出),锁定产出效率明显较低的指标,支撑相应管理决策。

(2) 基于收益费用的视角:重点观察某科室内部病种结构中均次费用相仿、病种数量相近但均次利润率偏离度较明显的 DRG 病种,通过实施管理策略(如制度干预、绩效调整)对该科室内部病种结构进行优化调整,提升科室运营效率。

(3) 基于运营效率的视角:重点观察不同科室的同一病种组的内部结构(如收入结构、各服务单元成本率、均次成本额、均次利润率)存在的差异,并分析造成差异的主要原因,为优化临床路径、合理配置资源、实现学科及业务结构调整提供决策支撑。

(4) 基于优化结构的视角:重点观察不同年度同一科室的同一病种组收入结构(如药耗占比、检查检验占比、操作类占比)之间的差异,深入分析病种组收支情况,结合医院发展战略和病种院内管理定位,探索 DRG 下病组的临床路径,调整病种成本收入结构。

习题　基于 DRG 的病种成本核算结果应用的管理视角不包括哪一项?　(　　)

A. 资源配置视角　　B. 绩效评价视角

C. 运营效率视角　　D. 优化结构视角

81 **内科病组 DRG 权重低于外科组、操作组。实施 DRG 付费后,收治内科病组为主的临床专科如何做到收支平衡,实现合理盈余?**

答:以 DRG 为核心的支付方式改革带来的是激励机制的巨大变化,原来习惯于通过多提供医疗服务来获得额外收入的传统思维方式已经行不通。在这种规则下,临床专科如果想要维持收支平衡甚至略有结余,就需要改变运营管理的行为,其核心必然要从追求粗放收入增长模式转向精细化的内涵质量提升发展模式。

具体措施:① 调整病种结构,规范和优化临床路径。例如,通过促进药物合理使用,缩短平均住院日,加强科间 MDT 协作等,进一步激励科室主动进行病种结构调整,促进临床路径标准化,提高科室核心竞争力。② 加强成本精细化管理,优化病种组内部结构。通过强化合理使用检验、合理用药及合理用耗来管控成本,在控费的同时达到优化病种组内部收入结构、提高病种组利润率的效果。梳理评估收治病种与分级诊疗政策是否相符,将常见病、简单病症向下级医院分流。③ 重视病案首页填写,提高基础数据质量,为以后提高 DRG 权重做准备。④ 酌情增加操作性诊疗、特色诊疗。⑤ 积极与医院医保办交流沟通,为其提供与医保经办机构谈判的依据和理由。

习题　以收治内科 DRG 病组为主的临床专科实现收支平衡,说法正确的是　(　　)

A. 调整病种结构,加强临床路径标准化

B. 加强成本精细化管理,优化病种组内部结构

C. 加强合理用药用耗管理,合理检查

D. 以上都对

【第四章习题答案】

习题序号	正确答案选项	习题序号	正确答案选项	习题序号	正确答案选项
58	B	66	B	74	D
59	C	67	B	75	D
60	D	68	A	76	C
61	D	69	C	77	C
62	A	70	D	78	B
63	A	71	B	79	A
64	D	72	A	80	B
65	B	73	B	81	D

第五章　DRG/DIP 医保结算问题

82　医疗保障基金结算清单的数据是从哪里来的？

答：医疗保障基金结算清单是指医保定点医疗机构在开展住院、门诊慢特病等医疗服务后，向医保经办机构申请费用结算时提交的数据清单，是医疗机构与医保经办机构间的唯一结算凭证。医疗保障基金结算清单由 193 个数据指标组成，应用 18 项信息业务编码标准，实现了“结算信息一单集成”。主要包括基本信息、门诊慢特病诊疗信息、住院诊疗信息、医疗收费信息 4 个部分。所有数据指标均能从医疗机构现有的信息系统中生成，其中住院诊疗信息部分数据主要采集自住院病案首页，医疗收费信息数据指标填报口径与财政部、国家卫生健康委员会、国家医疗保障局统一的“医疗住院收费票据”和“医疗门诊收费票据”信息一致。

医疗保障基金结算清单“集百家之所长”，在国家 2011 版住院病案首页、2019 版医疗收费票据、国家异地就医结算单等其他结算凭证的基础上增加了用于医保费用结算的部分。这种设计思路既保留了医院原有填写习惯，也形成了医疗保障基金结算清单适用于各级各类医保定点医疗机构，门急诊手术、日间手术、门诊慢特病等各种医疗服务类型，现行各类医保支付方式等的普适性特征。

习题　医疗保障基金结算清单集成了以下哪些信息？　　（　　）

A. 病案首页　　B. 医疗收费票据

C. 异地就医结算清单　　D. 以上都是

83　患者一次住院治疗了两个以上疾病时，医疗保障基金结算清单怎么选主要诊断？

答：主要诊断为经医疗机构诊治确定的导致患者本次住院就医主要原因的疾病（或健康状况），患者出院时只生成一份医疗保障基金结算清单，医疗保障基金结算清单仅有一个主要诊断，其他诊断可能通过并发症系数影响病例权重或分值。若患者一次住院治疗两个以上疾病，医保结算仅针对一个主要治疗疾病，建议医院结合医疗保障基金结算清单主要诊断选择原则，在本次住院治疗的两个以上疾病中选择其一作为主要诊断，即消耗医疗资源最多、对患者健康危害最大、影响住院时间最长。一般情况下，进行手术治疗的患者主要诊断与主要手术治疗的疾病相一致。

习题　下面关于医疗保障基金结算清单的说法，正确的是　（　　）

A. 患者一次住院可生成多份结算清单

B. 患者一次住院仅生成一份结算清单

C. 有手术治疗的患者主要诊断与主要手术治疗的疾病可以不同

D. 医疗保障基金结算清单可有多个主要诊断

84　本次住院没有治疗的疾病，需要填写在医疗保障基金结算清单的其他诊断中吗？

答：根据对本次治疗的影响来确定其他诊断的填写。《医疗保障基金结算清单填写规范》说明二对其他诊断的填写明确规定，其他诊断仅包括那些影响患者本次住院医疗过程的附加病症，这些附加病症包括：需要进行临床评估，或治疗，或诊断性操作，或延长住院时间，或增加护理和（或）监测。

《住院病案首页数据填写质量规范（暂行）》第十八条规定：其他诊断是指除主要诊断以外的疾病、症状、体征、病史及其他特殊情况，包括并发症和合并症。一种疾病在发展过程中引起另一种疾病，后者即为前者的并发症。合并症是指一种疾病在发展过程中出现的另外一种或几种疾病，后发生的疾病不是前一种疾病引起的。合并症可以是入院时已存在的，也可以是入院后新发生或新发现的。第十九条规定：填写其他诊断时，先填写主要疾病并发症，后填写合并症；先填写病情较重的疾病，后填写病情较轻的疾病；先填写已治疗的疾病，后填写未治疗的疾病。

也就是说，医疗保障基金结算清单与病案首页对于其他诊断填写要求有所不同，病案首页需要填写本次未治疗的疾病，医疗保障基金结算清单无须填写本次住院未治疗的疾病。

习题　医疗保障基金结算清单与病案首页其他诊断填写原则的区别是　（　　）

A. 已治疗疾病需要填写　　B. 已治疗疾病不需要填写

C. 未治疗疾病需要填写　　D. 未治疗疾病不需要填写

85　采取 DRG 点数法付费的地区，为什么在同一个 DRG 组、实际医疗费用相近的病例，在某些月份结算时亏损，某些月份结算时盈利？

答：在实施 DRG 点数法付费的地区，医保经办机构和定点医疗机构预付和结算采取以下公式：

某 DRG 组某月正常病例预付标准＝对应的 DRG 基准点数×差异系数×该月度点值

月度点值＝(月度住院总费用－月度住院统筹基金费用＋月度预算)÷月度总点数

从以上两个公式可看出，相同 DRG 组的正常病例，由于 DRG 基准点数、差异系数一样，医保预付标准费用与点值密切相关。即使同一统筹地区，每个月的月度住院总费用、月度住院统筹基金费用、月度预算、月度总点数也会导致月度点值上下波动，从而导致同一DRG组在不同月份的医保经办机构预付标准费用不一样。但医保经办机构在年终清算时，会形成最终的统一的年度点值，医保经办机构最终以年终点值与定点医疗机构进行付费结算。

习题　关于DRG点数法付费，正常病例医保预付费用与下列哪项无关？（　　）

A. 病例实际医疗费用　　B. DRG基准点数

C. 差异系数　　D. 点值

86 实施DRG/DIP付费后，医院是否能实现每个病例对比支付标准都不亏损？

答： DRG/DIP付费后，除一部分体量十分小的医院有可能实现每个病例都不亏损的目标，其他医院则几乎不可能。首先，从DRG/DIP确定权重/点数/分值来看，均是利用历史平均费用进行“比例”计算，那么就一定会存在高于或低于平均费用的病例；从医保经办机构管理角度看，若每一个患者都不亏损，那DRG/DIP付费的金额一定会超出按项目付费，医保基金将面临超支风险；从医院收治患者的个体差异性而言，不是每一个患者都像分组器设定的一样标准，医院一定会遇到在某个DRG/DIP组内的“疑难危重”患者。所以，DRG/DIP付费以后，即使医院诊疗行为规范，也会有患者个体的差异性、医学科学与医疗行为的特殊性、临床疾病变化的复杂性等诸多不确定因素导致资源消耗差异的情况存在，因此不可能完全避免高倍率病例、低倍率病例和正常倍率超支病例。

习题　下列关于DRG/DIP付费后医院盈亏状况的说法，错误的是（　　）

A. 只要规范诊疗行为就能实现每个病例不亏损

B. 患者个体的差异性会导致病例亏损

C. 医学科学与医疗行为特殊性的特点会导致病例亏损

D. 即使规范诊疗行为也难以实现每个病例不亏损

87 医保经办机构与医疗机构之间的年终清算是怎么一回事？

答： 医保经办机构的年终清算是在月度结算基础上，将统筹地区基金进行统一调配进行最终结算，包括对预留费用统一处理。以DRG点数法付费地区为例，年终清算点值公式为：

年终清算点值＝年度DRG费用决算总额(含年初预算＋预算调整＋医保基金分担/留用金额)÷年度DRG总点数

统筹地区根据区域内整体基金支付情况进行清算，计算得出清算点值。医疗机构年度清算总点数计算公式为：

某医疗机构年度清算总点数＝医疗机构收治本地和异地患者全部住院病例的总点

数±考核奖罚点数

但各地区在具体执行上稍有调整，如对异地医保结算患者等处置方式不一。以浙江省为例，其年终清算费用和清算点数计算公式为：

某医疗机构年终清算费用＝某医疗机构年度 DRG 费用结算总额－收治直接结算住院患者个人支付部分的费用总额－收治自费结算患者住院的费用总额－收治跨省异地结算患者住院已预拨的费用总额－该医疗机构全年审核扣款总额

某医疗机构年度 DRG 费用结算总额＝某医疗机构年度总点数×统筹地区 DRG 点值

习题　实施 DRG 点数法付费的地区，关于医保年终清算说法正确的是哪一项？（　　）

A. 月度结算基础上，将全市基金进行统一调配进行最终结算，包括对预留费用统一处理

B. 需要计算得出清算点值

C. 需要清算总点数

D. 以上都对

88 实施 DRG/DIP 付费后还有床日付费支付方式，床日付费是怎么一回事？

答： DRG 可覆盖所有危急重短期(60 天以内)住院病例，而康复病例、需要长期住院的病例、慢性病住院的病例等不适用 DRG 的情况下，各实施 DRG 付费的地区都在探索床日 DRG 管理。对住院治疗且日均费用较稳定的疾病可实行床日 DRG 付费。床日也要折合成点数法付费，计算方式同 DRG 计算概念一样，如：

各类床日 DRG 的基准点数＝该床日付费标准÷全部 DRG 住院均次费用×100

在实施 DIP 付费的地区，按床日付费病种分值计算公式如下：

按床日付费病种分值＝各病种床日平均费用÷全市出院病例平均费用×1 000

注：床日付费各地区具体政策有所不同。

习题　床日付费不适用于（　　）

A. 危急重短期(60 天以内)住院病例　　B. 康复病例

C. 需要长期住院的病例　　D. 慢性病住院的病例

89 实施 DRG 付费后，医保怎么和医院结算费用？

答：《国家医疗保障疾病诊断相关分组(CHS-DRG)分组与付费技术规范》规定了普通 DRG 入组患者和特殊病例基金支付费用结算方法，并按照“年度预算、月度预拨、季度考核结算、年终清算”的原则进行医疗费用结算。CHS-DRG 中规定的各类病例的具体结算方法以下：

(1) 对于普通 DRG 入组患者，可使用 DRG 病组支付标准和政策支付比例结算，或使用 DRG 病种支付标准扣除患者已支付给医疗机构费用的方法进行结算。

(2) 对于未入组病例、费用极高病例(仅对费用排序前 5%的人次)及费用极低病例，采用按项目付费结算。

(3) 对于其他特殊病例(如急诊入院的危急症抢救患者、已在医保经办机构备案的新技术项目、住院天数过长或住院费用过高等特殊情况、经医保经办机构核准可按项目付费的其他情况)，经医保经办机构逐例审核通过后，可按项目付费结算，且结算患者数不得超过总出院人次的 3%。

但实际工作中，不同医保统筹地区所制定的 DRG 结算政策不同，需要根据属地要求执行。

习题　在《国家医疗保障疾病诊断相关分组(CHS-DRG)分组与付费技术规范》中，需要医院申请，经医保经办机构逐例审核的病例不包括　　(　　)

A. 普通 DRG 入组患者

B. 使用已在医保经办备案的新技术项目

C. 住院天数过长或住院费用过高等特殊情况

D. 急诊入院的危急症抢救患者

90　为什么会出现 DRG 低倍率病例？医院该如何应对？

答：《国家医疗保障疾病诊断相关分组(CHS-DRG)分组与付费技术规范》中规定低倍率病例入组后住院费用一般低于该 DRG 病组支付标准 30%。低倍率病例产生的主要原因：一是入组错误，即主要诊断选择错误、其他诊断或手术操作错填等，导致错误入组；二是治疗不充分，即患者由于病情过重出现死亡或者自身意愿提前自动出院，整个治疗过程不完整，导致进入低倍率病组；三是故意低码高编，但由于编码人员业务水平欠佳，不能准确理解 DRG 分组规则和病案编码规则，编码套得太高，以致误入低倍率组。另外，无住院指征、分解住院、日间手术/病房的开展等因素也有可能导致低倍率病例出现。

低倍率病例虽不亏不赚，但长此以往，此类病例容易陷入“囚徒困境”，且容易挫伤医务人员的工作积极性。因此，医院需重视此类病例，可酌情采取以下应对策略：① 加强对病案首页规范填报的培训，提高编码员业务水平，提高 DRG 入组率。② 有条件的医院可引进病案质控系统，借助信息化技术的力量，形成事前、事中、事后全流程的病案质控，提高病案首页填写和编码质量。③ 严格把握患者入院指征，规范诊疗行为，遏制医疗费用不合理增长。

习题　医院解决低倍率病例可采取的措施，以下说法正确的是　　(　　)

A. 加强对病案编码的质量控制

B. 借助信息化技术的力量，形成事前、事中、事后全流程的病案质控

C. 严格把握患者入院指征，减少低标准入院

D. 以上都对

91 高倍率病例是什么？为什么会产生高倍率病例？医院该如何应对？

高倍率病例是指参保病例的住院总费用高于DRG支付标准规定倍数。众所周知，一旦出现高倍率病例就意味着该病例会产生亏损。而高倍率病例出现的原因是多方面的，常见原因主要有四种：一是入组错误，主要诊断选择错误、其他诊断或手术操作漏填等，导致病例进入错误的DRG组；二是罕见病患者或患者出现极其严重并发症，导致医疗费用过高；三是高码低编；四是采用新技术、新项目。另外，未合理控制医疗费用、患者住院天数过长、大量使用高值耗材和高值药品等因素也有可能导致此类病例出现。

医院对于高倍率病例可采取以下几点应对策略：一是医院加强对病案首页规范填报、质量监测等相关培训，提高编码员业务水平，并将编码准确率等指标纳入绩效考核体系中；二是引进病案质控系统，借助信息化技术的力量，形成事前、事中、事后全流程的病案质控，提高病案首页填写和编码质量；三是因采用新技术、新项目或患者病情特别严重，导致进入高倍率的情况，医院可向医保经办机构提出特病单议或申请新技术补偿，经审核通过后可获得相应补偿。

习题　下列各项中，不属于高倍率病例产生原因的是　（　　）

A. 主要诊断选择错误、其他诊断或手术操作漏填

B. 患者患罕见病或出现极其严重并发症

C. 大量使用高值耗材和药品

D. 低码高编

92 DRG付费背景下，对医保初次反馈数据中的高倍率病例，医院应该从哪些方面分析原因？

答： 高倍率病例指的是病例入组后，实际住院费用高于本DRG病组支付标准规定倍数的特殊病例。不同省市规定倍数不同，某些省市结合基准点数划分不同的倍数定义高倍率病例。比如某些地区，进入高倍率病例，意味着超出支付标准到定义倍数这部分的费用医保经办机构不支付，由医疗机构负担超出定义倍数的费用；部分地区则通过申请特病单议，剔除不合理费用后可获得相应补偿。

医院在收到医保经办机构初次反馈数据后，对高倍率病例可从以下方面分析其是否因病案首页填写错误而误入高倍率组：分析主要诊断是否选择错误；分析主要手术和操作是否选择错误或漏填，尤其是重要的治疗措施如呼吸机治疗等；分析是否漏填重要的并发症/合并症。经过修正数据错误，使其合理入组。

习题　医保反馈数据中提示的高倍率病例可能由病案首页填写错误导致的是（　　）

A. 主要诊断选择错误

B. 主要手术和操作选择错误或漏填

C. 遗漏重要的并发症/合并症

D. 以上都是

93 住院费用非常高的疑难重症患者符合怎样的条件才能申请特病单议结算?

答: 特病单议主要针对因病施治但费用远离 DRG 病组支付标准,或无法分入已有病组的病例,此类特殊病例的住院费用需单独测算和审核。医疗机构可提出申请,经医保经办机构定期组织专家评审通过后,按规则予以合理费用补偿。

《国家医疗保障疾病诊断相关分组(CHS-DRG)分组与付费技术规范》规定:特病单议的适用范围包括急诊入院的危急症抢救患者,已在医保经办备案的新技术项目,住院天数过长或住院费用过高的患者及经医保经办机构核准的特殊患者这 4 类特殊病例,且按项目付费的患者数不得超过总出院人次的 3%。不同地区特病单议适用范围和条件有所不同,如广东省汕尾市明确规定急诊入院的危急症抢救患者、已在医保经办机构备案的新技术项目、以手术操作为主要治疗手段的转科患者、非稳定病组病例、稳定病组中的高倍率病例、无法入组病例及经医保核准可申请按项目付费的其他情况。

对于疑难重症患者,其住院总费用高于当地 DRG 支付标准规定倍数,并在当地特病单议适用范围内,可申请特病单议结算。如果此类病例是因非必要用药、过度检查与治疗、高值耗材、自费项目等导致超支,或因编码错编导致误入高倍率病组的问题病例,则其不合理医疗费用将得到扣减。如果是"高套诊断""分解住院" "不符合入出院指征""不合理收费"等违规行为病例,相关医疗机构将会受到处罚。

各地区在特病单议的执行上也有所不同。以浙江省 DRG 付费先行试点地区之一衢州市为例,其特病单议流程为申报—初审—评审—反馈。医保经办机构认定为特病单议后,资金的拨付会有 9 种方式:① 按正常拨付;② 按高倍率病例支付;③ 按正常病例拨付+扣除部分费用;④ 按高倍率病例拨付+扣除部分费用;⑤ 调整分组后按正常病例拨付;⑥ 调整分组后按高倍率病例拨付;⑦ 调整分组后按正常病例拨付+扣除部分费用;⑧ 调整分组后按高倍率病例拨付+扣除部分费用;⑨ 扣除全部住院费用。

部分 DRG 付费地区如江苏省南京市、广西壮族自治区南宁市、陕西省西安市等对一定比例的特病单议病例按照项目付费执行,各地细则不同。

习题 下列哪类住院费用疑难重症患者可通过特病单议获得合理补偿? ( )

A. 符合当地特病单议政策,且无不良和违规行为

B. 主要诊断选择错误、其他诊断或手术操作漏填

C. 非必要用药、过度检查与治疗和使用高值耗材

D. 存在分解住院、高套诊断、不合理收费等行为

94 医院与医保经办机构进行 DRG 协商谈判时,如何加强话语权?

答: 医保协商谈判是新时期医保制度完善的关键环节与政策抓手,有利于实现医、保、患三方共赢。在 DRG 付费背景下,医院可与医保谈判确定 DRG 费率、权重测算标准及补偿比等,医院可通过以下几点加强在 DRG 谈判中的话语权:

(1) 重视信息化建设,做好成本核算和临床路径标准化。在医疗数据仍旧"竖井化"

"孤岛化"的背景下，医院只有做好数据治理和成本核算，才能率先在价格谈判中占据优势。因此，医院不仅要加强信息系统建设和基础数据的治理，确保基础数据的完整、一致、规范和合理，还要做好DRG病种成本核算，建立一套标准化的临床路径。

（2）用动态数据说话，增加协商谈判主动权。DRG付费标准根据历史数据测算，涉及数据范围广，且数据是动态变化的。因此，医院需加强自身数据清洗、审核、测算、分析能力，提高与医保经办机构谈判的数据说服力。如可预先分析病例分组情况，找到费用超高病例（如转科病例），并集中对这类病例做数据分析，争取向医保经办机构申请到相应的补偿。

（3）加强医保谈判技巧，全面提升谈判能力。如果医院的谈判人员对医保DRG相关政策和医院医保运行情况缺乏了解，在医保协商谈判时会处于劣势地位。因此，医院的医保经办机构负责人需研究医保支付政策，及时了解医保经办机构动态调整的趋势，同时重视数据积累和收集，在日常工作中积累病例数，汇总临床、病案、服务价格等方面的意见，积极探索一套合理高效的医疗保险谈判机制。

习题　关于医院加强DRG谈判话语权的策略，下列各项中正确的是　（　　）

A. 加强信息系统建设和基础数据的治理以及数据清洗、审核、测算、分析能力

B. 做好成本核算和临床路径标准化

C. 及时了解医保经办机构动态调整的趋势

D. 以上都对

95　DRG付费背景下，亏损病组对绩效有无影响？医院管理者如何判断病组亏损是否属于合理亏损？

答：DRG付费背景下，病组结算超支仅是账目亏损并不是医院实际亏损，经营上的亏损需要和医院DRG病组成本消耗挂钩。医保支付方式与绩效管理相结合是有效的管理策略，但不建议医院直接使用DRG病组的亏损金额作为绩效考核指标。医院可考虑采用DRG下的运营效率指标或医疗质量指标作为绩效引导，以减少病组亏损。

合理亏损是指建立了较好的效率指标之后DRG病组仍出现亏损，这可能与患者的病情疑难程度或开展新技术项目有关。对于单个病例出现大幅度亏损，可以按照当地医保政策申请特病单议；对于病种出现大量亏损，可查询是否开展了新技术、新项目等，向医保经办机构协商时争取到合理补偿。部分地区为鼓励医院开展新技术、新业务，会选定部分诊疗技术纳入新技术目录，年终清算会给予一定的补偿。

习题　关于DRG亏损病组，下列说法正确的是哪一项？　（　　）

A. DRG病组结算超支仅是账目亏损，不是医院实际亏损

B. DRG病组结算超支即医院的实际亏损

C. 可以直接使用病组的亏损金额作为绩效考核指标

D. 病组合理亏损一定与患者的病情疑难程度无关

96 DIP 付费时，医保经办机构如何向医院兑现医保基金？

答： 实施 DIP 付费的地区，各地区根据本地年度医保支付预算总额、医保支付比例及 DIP 病例总分值计算分值点值，再根据每一个病种组合的分值形成支付标准，结合 DIP 辅助目录，对不同级别的医疗机构建立分值点值调节机制，依据医保目录以及不同人群的医保待遇政策，通过月度预付和年度考核清算等步骤兑现医保基金支付。DIP 监管考核是对医疗机构的行为以及 DIP 实施过程和结果进行的监督和管理，不仅监管结果，也监管过程，包括事前、事中、事后的全流程监管以及应用信息化手段进行的智能监管。

习题 下列关于实施 DIP 付费后医保基金兑现的说法，错误的是 （ ）

A. 实施区域总额预算管理，合理制定 DIP 支付标准

B. 强化 DIP 全流程监测，加强考核评价

C. 确定统筹地区病种分值和医疗机构等级系数

D. 开展审核及年度预结算，不按月结算

97 实施 DIP 付费后，日间手术和日间化疗病种如何结算？

答： 日间手术和日间化疗病种视同一次住院结算。地方医保经办机构会选择一些病种作为日间手术和日间化疗病种进行试点。参保人在符合地方规定的日间手术或日间化疗病种的试点医院发生的医疗费用（包括术前必要的检查治疗费用，门诊行术前检查时间到住院实施手术的时间最长不超过 14 天）视同一次住院的费用，按照相应的病种治疗方式的分值结算。如出现手术并发症等情况，需要转入相应专科病房，其日间手术或日间化疗的费用与住院费用合并按一次住院结算。

习题 关于实施 DIP 付费后日间手术和日间化疗的说法，正确的是哪一项？ （ ）

A. 所有手术病种都可以按日间手术结算

B. 所有化疗病种都可以按日间化疗结算

C. 日间手术出现手术并发症等情况转入病房的，其日间手术期间产生的费用不能合并进当次住院进行结算

D. 日间手术和日间化疗病种视同一次住院结算

98 计算 DIP 病种分值的次均费用，是使用哪一类次均费用测算出来的？

答： 计算 DIP 病种分值的次均费用使用的是医保统筹地区住院次均总医疗费用。以某省为例，在 DIP 付费改革探索过程中，计算病种分值的次均费用曾经使用过住院次均总医疗费用和医保次均住院费用两种口径。但是实施 DIP 付费后，各医保基金统筹地区计算病种分值的次均费用采用的是本地区住院次均总医疗费用。这个口径计算方式包含了患者个人负担费用部分，对于控制医疗机构将医疗费用转移到参保人身上，减轻参保人就医负担有重要意义。

习题　计算DIP病种分值的费用统计口径采用的是下列哪一种费用?　(　　)

A. 全省住院次均总医疗费用

B. 地方住院次均总医疗费用

C. 全省医保次均住院费用

D. 地方医保次均住院费用

99　DIP病种分值库中的基层病种如何结算?

答: 基层病种没有医疗机构等级和权重系数。定点医疗机构收治地方基层病种目录内病种,不受医疗机构等级、权重系数影响,按统一分值结算。

习题　表5-1为某地病种分值库中J20急性支气管炎病种节选,其中没有医疗机构等级系数的是哪一项?　(　　)

表5-1　某地病种分值库中J20急性支气管炎病种节选

诊断编码	诊断名称	操作编码	操作名称	病种分值	基层病种
J20.0	肺炎支原体急性支气管炎			293	是
J20.2	链球菌急性支气管炎			360	
J20.4	副流感病毒急性支气管炎			288	
J20.5	呼吸道合胞体病毒急性支气管炎			314	

A. 肺炎支原体急性支气管炎J20.0,分值293

B. 链球菌急性支气管炎J20.2,分值360

C. 副流感病毒急性支气管炎J20.4,分值288

D. 呼吸道合胞体病毒急性支气管炎J20.5,分值314

100　实施DRG/DIP付费后,一次住院期间做双侧同种手术的病例如何结算?

答: 现有的DRG/DIP分组方案通常未进行单、双侧手术的拆分,那么就必然存在单侧手术和双侧手术按同一标准进行结算的情况。第一,从疾病编码、手术编码来说,大多情况下不能区分开展的是单侧手术还是双侧手术。第二,无法区分单、双侧手术的病组的分值,分值通过历史数据测算得出,历史数据中既包含了双侧手术,也包含了单侧手术,这些病组的分值本身在理论上就高于单侧手术、低于双侧手术,肯定有的病例会亏损而有的会结余,不建议医院和临床科室过多关注单个病例的结算情况。第三,不建议医疗机构为了获得更多的医保支付费用而分解住院,例如将一次住院可以完成的多处骨折手术拆分为两次住院,这样既损害了患者的利益,也增加了违规风险。第四,如果双侧手术病例出现大额度亏损情况,建议医疗机构通过和医保经办机构协商谈判的方式获得合理的医疗补偿。目前仅有少数地区对部分手术区分了单双侧点数,如江苏省南京市。

总之，实施 DRG/DIP 付费后，医疗机构需合理控制医疗费用，通过精细化的病种成本核算管理和运营管理来实现提质量、挤“水分”，达到盈亏平衡的目的。切忌把精力过多地放在挣点数/分值上，避免本末倒置。

习题　实施 DRG/DIP 付费后，下列关于双侧手术的说法正确的是　（　　）

A. 可以通过分解住院的形式将双侧手术拆分为两次住院来获得更多的医疗补偿

B. 不能区分单、双侧手术的病组，行双侧手术的病例一定会亏损

C. 不能区分单、双侧手术的病组，行单侧手术的病例一定会结余

D. 医院可以通过和医保经办机构协商谈判的方式来获得双侧手术病例的合理补偿

101　实施 DIP 付费后，中医病种如何结算？

答：按西医相同病种结算，且不受医疗机构等级、权重系数的影响。2021 年 12 月 31 日，国家医疗保障局、国家中医药管理局发布《关于医保支持中医药传承创新发展的指导意见》（医保函〔2021〕229 号）规定，优先将国家发布的中医优势病种纳入按病种付费范围；对已经实行按病种分值付费的地方，适当提高中医医疗机构、中医病种的系数和分值，充分体现中医药服务特点和优势。地方 DIP 病种分值库中也制定了中医优势病种、中医日间病房病种和中医基层病种；并明确定点中医医院或综合医院中医科收治中医基层病种时，不受医疗机构等级、权重系数的影响；中医日间病房病种视同一次住院按相同病种分值结算（即按西医相同病种结算）。

习题　实施 DIP 付费后，有关中医病种的说法，正确的是　（　　）

A. 没有中医病种目录

B. 中医病种目录能覆盖全部中医病种

C. 中医基层病种受医疗机构等级、权重系数的影响

D. 中医日间病房病种按西医相同病种结算

102　实施 DIP 付费后，出院主要诊断编码亚目能匹配病种分值库的病种，但手术操作编码项目多于相应病种的手术操作编码项目时，如何结算？

答：按手术操作匹配项目最多，分值最高原则结算。《医疗保障基金结算清单》中填写的出院主要诊断编码亚目能匹配病种分值库的病种，但手术操作编码项目多于相应病种的手术操作编码项目时，优先匹配手术操作编码项目最多的病种分值，在同时可匹配多个手术操作编码项目相同的病种时，匹配分值高的病种。

习题　某患者出院主要诊断为胃窦恶性肿瘤 C16.301，手术操作为腹腔镜胃大部切除伴胃十二指肠吻合术 43.6x02 + 腹腔淋巴结清扫术 40.5908，根据表 5－2 某地病种分值库 16.3 病种分值节选，该患者要按什么病种分值结算？　（　　）

表 5-2　某地病种分值库 16.3 病种分值节选

诊断编码	诊断名称	操作编码	操作名称	病种分值
C16.3	幽门窦恶性肿瘤	43.5x00x007/43.6x00x006/43.7x00/43.7x00x001/43.7x01/43.7x02	胃近端切除伴食管-胃吻合术/胃远端切除术伴胃-十二指肠吻合术/胃部分切除术伴胃空肠吻合术/胃大部切除伴胃-空肠吻合术[Billroth Ⅱ式手术]/残胃部分切除伴胃空肠吻合术/胃肠吻合口切除伴胃空肠吻合术	4 963
C16.3	幽门窦恶性肿瘤	43.5x03/43.6x02/43.7x03	腹腔镜下胃大部切除伴食管-胃吻合术/腹腔镜胃大部切除伴胃-十二指肠吻合术/腹腔镜胃大部切除伴胃-空肠吻合术	6 411
C16.3	幽门窦恶性肿瘤			978
C16.3	幽门窦恶性肿瘤	43.9904/43.9905	腹腔镜辅助全胃切除伴食管-十二指肠吻合术/腹腔镜辅助全胃切除伴食管-空肠吻合术	8 548

A. 幽门窦恶性肿瘤 C16.3，分值 4 963

B. 幽门窦恶性肿瘤 C16.3，分值 6 411

C. 幽门窦恶性肿瘤 C16.3，分值 978

D. 幽门窦恶性肿瘤 C16.3，分值 8 548

103　实施 DIP 付费后，出院主要诊断编码亚目能匹配病种分值库的病种，但手术操作编码未能匹配相应病种的任何一项手术操作编码，应如何结算？

答：按主要诊断编码亚目病种保守治疗分值结算。《医疗保障基金结算清单》的出院主要诊断编码亚目能匹配病种分值库的病种，但手术操作编码未能匹配相应病种的任何一项手术操作编码，匹配到该亚目病种的保守治疗病种进行结算。

习题　出院主要诊断为多发性结肠息肉 K63.504，手术操作为电子结肠镜检查 45.2302＋胃镜检查 44.1300x001。根据表 5-3 某地结肠息肉 K63.5 病种分值库节选，该患者要按什么病种分值结算？　（　　）

表 5-3　某地结肠息肉 K63.5 病种分值库节选

诊断编码	诊断名称	操作编码	操作名称	病种分值
K63.5	结肠息肉			496
K63.5	结肠息肉	45.4200/45.4200x003/45.4201	内镜下大肠息肉切除术/纤维结肠镜下结肠息肉切除术/内镜下乙状结肠息肉切除术	526
K63.5	结肠息肉	45.4200/45.4200x003/45.4201＋44.1300x001/44.1301	内镜下大肠息肉切除术/纤维结肠镜下结肠息肉切除术/内镜下乙状结肠息肉切除术＋胃镜检查/超声内镜下胃检查	577

续表

诊断编码	诊断名称	操作编码	操作名称	病种分值
K63.5	结肠息肉	45.4200/45.4200x003/45.4201+43.4100x014/43.4105	内镜下大肠息肉切除术/纤维结肠镜下结肠息肉切除术/内镜下乙状结肠息肉切除术+胃镜下胃病损切除术/内镜下胃息肉切除术	619
K63.5	结肠息肉	45.4307	内镜下结肠黏膜切除术(EMR)	632

A. 结肠息肉 K63.5,分值 526

B. 结肠息肉 K63.5,分值 577

C. 结肠息肉 K63.5,分值 619

D. 结肠息肉 K63.5,分值 496

【第五章习题答案】

习题序号	正确答案选项	习题序号	正确答案选项	习题序号	正确答案选项
82	D	90	D	98	B
83	B	91	D	99	A
84	D	92	D	100	D
85	A	93	A	101	D
86	A	94	D	102	B
87	D	95	A	103	D
88	A	96	D		
89	A	97	D		

第二篇　临床案例解析

第六章 A00—B99 某些传染病和寄生虫病

104 A02.202† M01.3* 沙门菌关节炎

患者男性，56岁。主因双侧髋部、臀部疼痛伴发热15天入院。入院后脊柱骨盆CT提示：双侧股骨头坏死，双侧髋关节感染可能，右侧髋关节半脱位可能，双侧关节周围软组织肿胀、积液伴多发斑片状高密度影，以右侧较重，右侧髂腰肌明显肿胀，局部脓肿形成可能。实验室检查：白细胞计数 $16.45\times10^9/L$，中性粒细胞0.802，红细胞计数 $2.28\times10^{12}/L$，血小板计数 $439\times10^9/L$，C反应蛋白135.2 mg/L；钾3.06 mmol/L，钠129.6 mmol/L，氯93.6 mmol/L；肌酐259 μmol/L，尿酸706 μmol/L，肾小球滤过率104 ml/min；天门冬氨酸氨基转移酶20.4 U/L，总蛋白58.1 g/L，白蛋白25.1 g/L，白蛋白/球蛋白0.76，前白蛋白58 mg/L。临床诊断：髋关节炎；臀部脓肿；右侧髂腰肌脓肿。行右侧髋关节病损切除术、右侧髂窝脓肿切开引流术，术中组织细菌培养及脓液细菌培养均提示沙门菌属生长。术后给予抗感染、纠正肠道菌群失调、静脉营养+胃管进食等治疗，患者伤口已基本愈合，肢端血运、感觉可，无发热，患者病情好转出院。本例主要诊断应选择哪一项？（　　）

选项：

A. 双侧感染性髋关节炎　　B. 双侧臀部脓肿

C. 右侧髂腰肌脓肿　　D. 沙门菌关节炎

解析：依据《医疗保障基金结算清单填写规范》(修订版)说明一"主要诊断选择要求"第一条主要诊断定义"经医疗机构诊治确定的导致患者本次住院就医主要原因的疾病(或健康状况)"，第二条主要诊断选择一般原则"① 消耗医疗资源最多；② 对患者健康危害最大；③ 影响住院时间最长"，第四条"一般情况下，有手术治疗的患者的主要诊断要与主要手术治疗的疾病相一致"以及第十条："当症状、体征和不确定情况有相关的明确诊断时，该诊断应作为主要诊断"，本题正确答案选择D。

患者本次住院因髋关节感染行(右侧)髋关节病损切除术、(右侧)髂窝脓肿切开引流术、(右侧)臀部脓肿穿刺置管引流术，术后细菌培养明确感染的病原菌，且针对其病原菌进行了抗感染治疗，主要诊断不能选择笼统的髋关节感染M00.900x051，应选择明确病因的诊断沙门菌关节炎A02.202† M01.3*。

105 A08.000 轮状病毒性肠炎

患儿女性，20天。因腹泻2天入院。G1P1，胎龄 38^{+6} 周，在外院顺产出生。出生体重

3 700 g,Apgar评分:10分—10分—10分。羊水清,脐带及胎盘无特殊异常。患儿出生后混合喂养,配方奶为主,奶量可。入院前两天,粪便次数增多,8~10次/d,呈黄绿色蛋花汤样,量中等;有吐奶,2~3次/d。奶量减少,尿量减少。入院查体:全身皮肤和嘴唇干,前囟略凹陷。粪便轮状病毒抗原阳性。血气分析:pH 7.23,HCO_3^- 17.0 mmol/L,BE−8.0 mmol/L;肌钙蛋白I 0.08 ng/mL。予碳酸氢钠纠酸、补液、蒙脱石止泻、益生菌调节肠道菌群、果糖二磷酸钠营养心肌等治疗,患儿腹泻逐渐好转,病情稳定出院。本例主要诊断应选择哪一项? ( )

选项:

A. 轮状病毒性肠炎　　B. 非感染性幼儿腹泻

C. 感染性腹泻　　D. 代谢性酸中毒

解析: 依据《医疗保障基金结算清单填写规范》(修订版)说明一"主要诊断选择要求"第一条主要诊断定义"经医疗机构诊治确定的导致患者本次就医主要原因的疾病(或健康状况)",第二条主要诊断选择一般原则"① 消耗医疗资源最多;② 对患者健康危害最大;③ 影响住院时间最长"以及《住院病案首页数据填写质量规范(暂行)》第十一条主要诊断选择第一条细则"病因诊断能包括疾病的临床表现,则选择病因诊断作为主要诊断",本题正确答案选择A。

婴幼儿腹泻好发于6月龄至2岁婴幼儿。根据引起婴幼儿腹泻的发病机制,临床上分为感染性和非感染性腹泻。这点与疾病分类基本一致,疾病分类上将感染性肠炎分类于A00—A09,非感染性肠炎分类于K50—K52。可见本例首先应排除选项B"非感染性幼儿腹泻"。选项C虽分类于A09感染性肠炎,但表达的是病原体不明的感染性肠炎,显然不准确。选项D"代谢性酸中毒"是轮状病毒感染导致的并发症。本例入院后经粪便检查明确病原体为轮状病毒,故主要诊断应为轮状病毒性肠炎A08.000。

106 A15.007 空洞型肺结核

患者男性,75岁。因咳嗽、咳痰半年余,伴咯血2天入院。既往明确诊断为"双肺继发性肺结核"。门诊胸部增强CT示:双肺感染性疾病首先考虑,多发空洞形成。入院后痰涂片检查结核分枝杆菌核酸快速测定阳性。临床诊断空洞型肺结核。入院后予抗感染、抗结核、保肝、抑酸护胃、对症等处理。患者病情稳定出院。本例主要诊断应选择哪一项? ( )

选项:

A. 空洞型肺结核,痰镜检(+)

B. 空洞型肺结核,病理(+)

C. 空洞型肺结核

D. 空洞型肺结核,未做细菌学和组织学检查

解析: 依据《医疗保障基金结算清单填写规范》(修订版)说明一"主要诊断选择要求"第一条主要诊断定义"经医疗机构诊治确定的导致患者本次住院就医主要原因的疾病

(或健康状况)”以及第二条主要诊断选择一般原则“① 消耗医疗资源最多;② 对患者健康危害最大;③ 影响住院时间最长”,本题正确答案选择 A。

临床针对肺结核检查方式有:① X 线胸片、CT 等影像学检查;② 痰涂片查结核分枝杆菌等实验室检查,结核菌素试验;③ 纤维支气管镜活检、刷检等方式获取标本进行细菌学、细胞学及病理学等检查。临床诊断的肺结核一般都经过细菌学或组织学证实,而临床诊断的书写可不表达证实来源,编码员进行编码时需要阅读病历,确定肺结核证实来源,结合分类轴心,做到准确编码。

在 ICD-10 疾病分类中,呼吸道结核分类于类目“A15 呼吸道结核病,经细菌学和组织学证实”“A16 呼吸道结核病,未经细菌学和组织学证实”。其亚目分类轴心为经实验室检查证实,如亚目“A15.0 肺结核,经显微镜下痰检查证实,伴有或不伴有痰培养”“A15.1 肺结核,仅经痰培养所证实”“A15.2 肺结核,经组织学证实”“A16.1 肺结核,未做细菌学和组织学检查”“A16.2 肺结核未提及细菌学或组织学的证实”等。本例痰涂片结核分枝杆菌核酸快速测定阳性,根据以上疾病分类规则,主要诊断应选择空洞型肺结核,痰镜检(+) A15.007。

107　A15.201 肺结核瘤

患者男性,64 岁。无诱因反复咯血,伴咳嗽、咳痰 9 天入院。入院后胸部 CT 示:双肺炎症可能,双肺上叶纤维硬结灶,结合职业史,考虑尘肺可能,右侧少量胸腔积液。实验室检查:白细胞计数 $10.52\times10^9/L$,嗜酸性粒细胞 0,中性粒细胞计数 $7.34\times10^9/L$,单核细胞计数 $0.90\times10^9/L$,嗜酸性粒细胞计数 $0.00\times10^9/L$,血红蛋白 124 g/L;C 反应蛋白 20.4 mg/L;钠 136.9 mmol/L;视黄醇结合蛋白 18 mg/L,天门冬氨酸氨基转移酶 13.2 U/L,总蛋白 62.4 g/L,白蛋白 34.3 g/L;血气分析:pH 7.45,PCO_2 33.00 mmHg,PO_2 69.00 mmHg;肿瘤标志物未见异常;痰病原学检查阴性。电子支气管镜造影及检查示:慢性肉芽肿性炎,考虑结核。肺泡灌洗液 mNGS 检查:结核分枝杆菌,序列数 9;结核分枝杆菌核酸检测阳性;利福平耐药基因突变检测提示耐药。临床诊断肺结核瘤、尘肺、Ⅱ型呼吸衰竭等。给予纤维支气管镜检查伴肺泡灌洗术、抗结核、抗感染、纠正呼吸衰竭、维持水电解质及酸碱平衡等综合治疗,患者病情好转出院。本例主要诊断应选择哪一项?（　　）

选项:

A. 肺结核瘤　　　　B. Ⅱ型呼吸衰竭

C. 尘肺待诊　　　　D. 肺部感染

解析: 依据《医疗保障基金结算清单填写规范》(修订版)说明一“主要诊断选择要求”第二条主要诊断选择一般原则“① 消耗医疗资源最多;② 对患者健康危害最大;③ 影响住院时间最长”,第四条“一般情况下,有手术治疗的患者的主要诊断要与主要手术治疗的疾病相一致”以及第十一条“当有明确的临床症状和相关的疑似诊断时,优先选择明确的临床症状做主要诊断,疑似的诊断作为其他诊断”,本题正确答案选择 A。

患者本次住院就医的主要疾病为肺结核，且肺结核有病理诊断、基因测序检查等证据支持，针对肺结核进行了纤维支气管镜检查伴肺泡灌洗术33.2403、抗结核治疗。根据以上原则，本例主要诊断应选择肺结核瘤，主要诊断编码为肺结核瘤，病理(+)A15.201。

108 A18.007† M49.0* 腰椎结核

患者女性，64岁。主因腰痛伴双下肢疼痛麻木5个月，加重3个月入院。入院后查脊柱骨盆磁共振示：腰5、骶1椎体、椎间隙及其周围软组织改变，考虑结核可能，伴腰5、骶1椎管狭窄；腰1/2、2/3、3/4、4/5椎间盘膨出；腰椎退行性变。实验室检查：红细胞沉降率66 mm/h，C反应蛋白11.5 mg/L；结核感染T细胞干扰素阳性。临床诊断：腰椎结核；腰椎退行性病变。行后路腰骶椎结核病灶清除内固定术、腰骶部脊柱植骨融合术，术后病理形态学检查及TB-PCR检测结果支持结核病变。术后予以抗结核、抗感染、止血、镇痛等治疗，患者病情缓解出院。本例主要诊断应选择哪一项？ (　　)

选项：

A. 腰椎滑脱　　B. 腰椎退行性病变

C. 腰椎结核　　D. 骨质疏松症

解析：依据《医疗保障基金结算清单填写规范》(修订版)说明一"主要诊断选择要求"第二条主要诊断选择一般原则，以及第四条"一般情况下，有手术治疗的患者的主要诊断要与主要手术治疗的疾病相一致"，本题正确答案选择C。

患者本次住院的主要疾病为腰椎结核，且针对腰椎结核进行腰椎病损切除术77.6900x039、腰骶椎椎体间融合术，后入路81.0802及抗结核药物治疗。根据以上原则，本例主要诊断不能选择腰椎滑脱M43.006或腰椎退行性病变M48.903，应选择腰椎结核A18.007† M49.0*。

109 A19.001 急性血行播散型肺结核

患者男性，66岁。因发热半月就诊，门诊以"发热原因待查"收入院。确诊2型糖尿病10年余，无高血压、肝炎、结核病史。入院后胸部CT示：双肺弥漫性病变(粟粒性肺结核?)，结核菌素试验阳性，结核感染T细胞干扰素阳性。临床诊断：急性血行播散型肺结核。予以抗感染、抗结核、护肝、口服降糖药等对症支持治疗，转专科医院进一步治疗。本例主要诊断应选择哪一项？ (　　)

选项：

A. 发热　　B. 粟粒性肺结核

C. 急性血行播散型肺结核　　D. 2型糖尿病

解析：依据《医疗保障基金结算清单填写规范》(修订版)说明一"主要诊断选择要求"第一条主要诊断定义"经医疗机构诊治确定的导致患者本次住院就医主要原因的疾病

(或健康状况)”,第二条主要诊断选择一般原则“① 消耗医疗资源最多;② 对患者健康危害最大;③ 影响住院时间最长”以及第十条“当症状、体征和不确定情况有相关的明确诊断时,该诊断应作为主要诊断,而 ICD-10 第十八章中的症状、体征和不确定情况则不能作为主要诊断”,本题答案应选择 C。

本例主要诊断首先应排除消耗医疗资源少且不是主要住院原因的选项 D“2 型糖尿病”。发热是肺结核最常见症状,本例经影像学检查和结核分枝杆菌病原学检查明确发热病因为急性血行播散型肺结核,选择项 A“发热”不能作为主要诊断。

血行播散型结核是结核分枝杆菌进入血流后,广泛散布到肺或各器官而引起的结核病。结核分枝杆菌侵入肺静脉经体循环引起全身播散性结核病;经肺动脉、支气管动脉及体静脉系统入侵者,主要引起肺部播散性结核病。血行播散型肺结核又称粟粒性肺结核,临床分型为急性、亚急性及慢性三种。粟粒性肺结核在国际疾病分类中基本与临床分型保持一致。粟粒性结核 A19 是双重分类轴心:部位、急性和慢性(亚急性)。急性(单个、多个、未特指的)粟粒性结核分类于 A19.0—A19.3,其他粟粒性结核分类于 A19.8,未指明急性慢性的粟粒性结核分类于 A19.9。可见本例选项 B“粟粒性结核”既未提及结核感染部位又未描述急慢性临床表现,显然不准确。如果诊断没有急慢性的修饰词则无法编码,在编码时,注意结核感染部位是单个或多个、临床表现是急性或慢性(亚急性)。综上所述,本例主要诊断应为急性血行播散型肺结核 A19.001。

110 A41.503 肺炎克雷伯菌败血症

患者男性,74 岁。确诊 2 型糖尿病 15 年,本次因畏寒、发热 4 天就诊,门诊以“败血症伴休克”收入院。入院后血培养示肺炎克雷伯菌生长。临床诊断:肺炎克雷伯菌败血症。予以抗感染、营养支持、口服降血糖等对症治疗,患者病情好转出院。本例主要诊断应选择哪一项? ( )

选项:

A. 克雷伯菌败血症　　B. 败血症

C. 休克　　D. 糖尿病

解析: 依据《医疗保障基金结算清单填写规范》(修订版)说明一“主要诊断选择要求”第一条主要诊断定义“经医疗机构诊治确定的导致患者本次住院就医主要原因的疾病(或健康状况)”,第二条主要诊断选择一般原则“① 消耗医疗资源最多;② 对患者健康危害最大;③ 影响住院时间最长”以及第十条“当症状、体征和不确定情况有相关的明确诊断时,该诊断应作为主要诊断”,本题正确答案选择 A。

本例主要诊断应首先排除消耗医疗资源不是最多且不是住院主要原因的选项 D“糖尿病”。

败血症是机体对细菌、真菌、病毒等感染的炎症反应失调而导致危及生命的器官功能障碍,严重者可出现休克、昏迷等。引起败血症的细菌常见的有革兰阳性球菌、革兰阴性杆菌、厌氧菌以及真菌等。败血症在国际疾病分类中主要以致病菌为轴心进行分类,链球菌性败血症分类于A40，金黄色葡萄球菌性败血症分类于A41.0，流感嗜血杆菌性败血症分类于A41.3，厌氧菌性败血症分类于A41.4，肺炎克雷伯菌等其他革兰阴性菌引起的败血症分类于A41.5，未特指的败血症分类于A41.9，疱疹病毒性败血症分类于B00.7，念珠菌属败血症分类于B37.7。当有明确致病菌时，临床医师应明确诊断，编码员应按病原体准确编码。可见本题选项B"败血症"表达的是致病菌不明的败血症，显然不准确。选项C"休克"为败血症严重时的临床症状，当症状、体征和不确定情况有相关的明确诊断时，该诊断应作为主要诊断。而ICD-10第十八章中的症状、体征和不确定情况则不能作为主要诊断。本例致病菌经血培养证实为肺炎克雷伯菌，故主要诊断应为克雷伯菌败血症A41.503。

补充说明：R类编码一般情况下不作为主要诊断编码。但是某些特定情况下，当患者住院时已存在脓毒症，如果本次住院主要治疗脓毒症，要以脓毒症作为主要编码。若脓毒症伴有全身炎症反应综合征需要编码R65.一。

111 A49.001 葡萄球菌感染性菌血症

患者女性，54岁。确诊Ph阳性急性淋巴细胞白血病4月余，已完成2周期化疗，本次因第3周期化疗入院。既往化疗后骨髓抑制，粒细胞缺乏伴重症感染，控制感染效果尚可。本次入院后出现发热，肺部低剂量CT示双肺散在炎性病灶。实验室检查：白细胞计数$0.72\times10^9/L$，中性粒细胞计数$0.39\times10^9/L$，血红蛋白58 g/L，血小板计数$16\times10^9/L$。骨髓穿刺检查诊断成人Ph急性淋巴细胞白血病(ALL)-CR。血培养示氨苄西林耐药的革兰阳性球菌感染；血液细菌培养厌氧细菌及药物敏感性试验MIC(18种)有表皮葡萄球菌生长；病原微生物NGS检查CMV病毒阳性。检查结果提示严重骨髓抑制期，粒细胞缺乏伴重症多重感染。予加强抗感染治疗，促进造血功能，提高免疫功能，抗CMV治疗，患者病情好转出院。本例主要诊断应选择哪一项？　　(　　)

选项：

A. 成人Ph急性淋巴细胞白血病(ALL)

B. 葡萄球菌感染性菌血症

C. 继发性血小板减少

D. 化疗后骨髓抑制

解析：依据《医疗保障基金结算清单填写规范》(修订版)说明一"主要诊断选择要求"第二条主要诊断选择一般原则"① 消耗医疗资源最多；② 对患者健康危害最大；③ 影响住院时间最长"以及第二十三条肿瘤主要诊断选择原则的第六条细则"当只是针对恶性肿瘤和/或者治疗恶性肿瘤所造成的并发症进行治疗时，选择该并发症作为主要诊断，恶性肿瘤作为其他诊断首选。如果同时有多个恶性肿瘤，按照肿瘤恶性程度的高低顺序书写"，本题正确答案选择B。

患者本次住院就医的目的虽然是Ph急性淋巴细胞白血病化疗，但住院期间主要针对重症感染进行治疗，根据以上原则，本例主要诊断不能选择成人Ph急性淋巴细胞白血病，应选择葡萄球菌感染性菌血症 A49.001。

112　B02.202† G53.0* 带状疱疹性神经痛

患者女性，64 岁。主因右侧胸背部疱疹伴疼痛、双踝关节及足背疼痛 3 个月入院。入院后查右侧胸背部疱疹伴疼痛，呈牵扯样痛，伴灼热感，衣物接触可诱发，疼痛 NRS 评 5 分，右侧胸背部胸 5～7 脊神经支配区可见浅褐色色素沉着。X 线胸部正侧位片示：双肺纹理增多，双肺未见实质性病变。头部磁共振示：右侧额叶少许腔隙灶。心电图示：T 波改变。实验室检查：γ-谷氨酰基转移酶 57.9 U/L，总胆红素 20.3 μmol/L，甘油三酯 3.12 mmol/L，总胆固醇 7.04 mmol/L，低密度脂蛋白胆固醇 3.81 mmol/L；肾小球滤过率 69 ml/min，尿酸 644.8 μmol/L；钾 2.99 mmol/L，氯 94.7 mmol/L，总二氧化碳 33.3 mmol/L。临床诊断：带状疱疹性神经痛；痛风性关节炎。行胸 5、6 脊神经射频调制术、肋间神经阻滞术、双踝关节腔注射术，术后予以 B 族维生素营养神经、加巴喷丁调节神经功能、氢溴酸高乌甲素、丁丙诺啡抗炎镇痛及对症治疗。经上述治疗，患者病情好转出院。本例主要诊断应选择哪一项？　(　　)

选项：

A. 痛风性关节炎　　B. 带状疱疹性神经痛

C. 高尿酸血症　　D. 高脂血症

解析：依据《医疗保障基金结算清单填写规范》(修订版)说明一“主要诊断选择要求”第一条主要诊断定义“经医疗机构诊治确定的导致患者本次住院就医主要原因的疾病(或健康状况)”，第二条主要诊断选择一般原则“① 消耗医疗资源最多；② 对患者健康危害最大；③ 影响住院时间最长”以及第四条“一般情况下，有手术治疗的患者的主要诊断要与主要手术治疗的疾病相一致”，本题正确答案选择 B。

患者本次住院的主要原因是带状疱疹神经痛，且进行了脊髓神经根射频消融术 04.2x05、肋间神经阻滞术 04.8104，同时对痛风性关节炎进行关节治疗性物质注射 81.9201。根据以上原则，本例主要诊断不能选择痛风性关节炎 M10.002，应选择住院主要目的且消耗医疗资源最多的带状疱疹性神经痛 B02.202† G53.0*。

113　B02.207† G53.0* 疱疹后三叉神经痛

患者，女，75 岁。1 月余前确诊带状疱疹，本次因“右侧面部疱疹后疼痛 1 月余”就诊，门诊以“三叉神经痛”入院。有高血压病史 20 余年。临床诊断：疱疹后三叉神经痛。行消炎镇痛、营养神经、口服降压药物等治疗，患者病情好转出院。本例主要诊断应选择哪一项？　(　　)

选项：

A. 高血压病　　B. 三叉神经痛

C. 疱疹后三叉神经痛　　D. 带状疱疹

解析： 依据《医疗保障基金结算清单填写规范》(修订版)说明一“主要诊断选择要求”第一条主要诊断定义“经医疗机构诊治确定的导致患者本次住院就医主要原因的疾病(或健康状况)”以及第二条主要诊断选择一般原则“① 消耗医疗资源最多；② 对患者健康危害最大；③ 影响住院时间最长”，本题正确答案选择C。

带状疱疹可发生于任何感觉神经分布区，常侵犯脊神经胸段、三叉神经第一支等脑神经，出现胸部和头脸部皮损伴局部神经疼痛、面神经面瘫、听力丧失等神经系统症状。亦可侵犯眼球引起结膜炎、角膜炎等眼部疾病，病毒可播散至全身脏器，发生带状疱疹肺炎和脑膜脑炎。带状疱疹在国际疾病分类中基本是以上述并发症为轴心进行分类的。带状疱疹累及神经系统并发症分类：带状疱疹脑炎分类于B02.0†G05.1*；带状疱疹脑膜炎分类于B02.0†G02.0*；疱疹后三叉神经痛分类于B02.0†带状疱疹累及其他神经系统，编码为B02.207†G53.0*。上述编码均为星剑号编码分类系统，它强调的是病因而不是疾病发生部位。本题选择项D带状疱疹虽明确了病因，但表达的是带状疱疹不伴有并发症；选择项B三叉神经痛仅明确了疾病发生的部位，未指明病因；选项A高血压病消耗医疗资源少且不是主要住院原因的。综上所述，本例主要诊断应为含有病因和临床表现两种信息诊断性陈述的疱疹后三叉神经痛B02.207†G53.0*。

114 B18.106慢性重度乙型病毒性肝炎

患者男性，56岁。因乏力、食欲缺乏3年，加重半个月入院。3年前确诊乙型病毒性肝炎，半月前有服用相关药物病史。临床诊断：慢性重度乙型肝炎；药物性肝损害。给予护肝、抗病毒及对症支持等治疗，患者病情稳定出院。本例主要诊断应选择哪一项？（ ）

选项：

A. 慢性重度乙型肝炎　　B. 药物性肝损害

C. 乙型病毒性肝炎　　D. 胃溃疡

解析： 依据《医疗保障基金结算清单填写规范》(修订版)说明一“主要诊断选择要求”第一条主要诊断定义“经医疗机构诊治确定的导致患者本次住院就医主要原因的疾病(或健康状况)”以及第二条主要诊断选择一般原则“① 消耗医疗资源最多；② 对患者健康危害最大；③ 影响住院时间最长”，本题正确答案选择A。

乙型肝炎病毒主要经血液、母婴及性接触等传播，感染后可致急性肝炎、慢性肝炎和无症状携带者，甚至发生重症肝炎、肝衰竭。临床诊断类型有急性肝炎、慢性肝炎和无症状携带者。在国际疾病分类中，急性乙型肝炎编码为A16；慢性乙型病毒性肝炎，伴有δ因子编码为B18.0，不伴有δ因子编码为B18.1。乙型肝炎分类时首先区分急慢性，同时注意是否伴有δ因子。丁型肝炎病毒(δ因子)与乙型肝炎病毒重叠或协同感染者临床诊断率不高，可能由于丁型肝炎抗原抗体阳性率不高，掩盖或漏诊了丁型肝炎的诊断。此外，对急性乙型肝炎还需注意是否伴肝昏迷。

本例主要诊断首先排除在本次住院中未进行治疗的选项D“胃溃疡”。本例确诊乙型病毒性肝炎3年，病情加重住院治疗，选项C“乙型病毒性肝炎”虽病因明确，但未描述临床诊断类型；选项 B“药物性肝损害”是排他性诊断，结合患者病情，无法排除乙型病毒性肝炎引起的肝损害，药物性肝损害可能只是诱因和加重因素，不能作为主要诊断。综上所述，本例主要诊断应为慢性重度乙型肝炎 B18.106。

115　B18.107 慢性乙型病毒性肝炎合并肝衰竭

患者男性，45 岁。因乏力、食欲缺乏 14 天，皮肤巩膜黄染 10 余天就诊。既往有乙型病毒性肝炎病史 5 年，未行抗病毒治疗，门诊拟诊“病毒性肝炎”收入院。入院后完善相关检查，明确诊断：肝衰竭；慢性乙型病毒性肝炎；电解质紊乱。予护肝退黄、降酶利胆、促进肝细胞生长、抗病毒等对症治疗后，患者病情好转出院。本例主要诊断应选择哪一项？（　　）

选项：

A. 食欲缺乏　　　　B. 电解质紊乱

C. 肝衰竭　　　　D. 慢性乙型病毒性肝炎

解析：依据《医疗保障基金结算清单填写规范》(修订版)说明一“主要诊断选择要求”第一条“经医疗机构诊治确定的，导致患者本次住院就医主要原因的疾病(或健康状况)”，本题答案应选择 D。

患者因乏力、食欲缺乏入院，经检查后确诊为“肝衰竭、慢性乙型病毒性肝炎”，并予护肝退黄、降酶利胆、促进肝细胞生长、抗病毒等对症治疗。根据以上原则，选择慢性乙型病毒性肝炎 B18.107 为主要诊断。选项 B“电解质紊乱”不是患者在住院过程中主要进行治疗的疾病，所以不能作为主要诊断。选项 C“肝衰竭”是临床常见的严重肝病综合征，在本病例中由乙型病毒性肝炎引起，《疾病和有关健康问题的国际统计分类：第十次修订本第一卷》中“K72 肝衰竭，不可归类在他处者”不包括病毒性肝炎(B15—B19)，故肝衰竭不可作为主要诊断。

116　B25.100† K77.0* 巨细胞病毒性肝炎

患者女性，4 个月 15 天。患儿因咳嗽 6 天，伴鼻塞、流涕，偶有呼吸急促、困难入院。入院后查体：双肺呼吸音粗，可闻及痰鸣音、哮鸣音、湿啰音，咽部可见充血水肿。X 线胸片检查示双肺纹理增多。痰培养未见异常。实验室检查：丙氨酸氨基转移酶 134.7 U/L，天门冬氨酸氨基转移酶 137.7 U/L，碱性磷酸酶 167.5 U/L，γ-谷氨酰基转移酶 76.3 U/L。血中性粒细胞计数 0.068，淋巴细胞计数 0.848；巨细胞病毒 DNA 尿液定量 1.70×10^4 copies/ml，巨细胞病毒抗体 IgG 4.68 AU/ml。临床诊断：巨细胞病毒性肝炎；支气管肺炎；粒细胞缺乏症。予以抗病毒、保肝、抗感染、祛痰、解痉、雾化抗炎、升白细胞等对症支持治疗，患儿病情平稳出院。本例主要诊断应选择哪一项？（　　）

选项：

A. 支气管肺炎　　　　B. 巨细胞病毒性肝炎

C. 巨细胞病毒血症　　　　D. 粒细胞缺乏

解析：依据《医疗保障基金结算清单填写规范》(修订版)说明一"主要诊断选择要求"第一条主要诊断定义"经医疗机构诊治确定的导致患者本次住院就医主要原因的疾病(或健康状况)",第二条主要诊断选择一般原则"① 消耗医疗资源最多;② 对患者健康危害最大;③ 影响住院时间最长"以及第十四条"如果 2 个或 2 个以上诊断同样符合主要诊断标准,在编码指南无法提供参考的情况下,应视具体情况根据原则 2 正确选择主要诊断",本题正确答案应选择 B。

患者本次就医以咳嗽、呼吸困难等症状住院,住院后确诊病因为巨细胞病毒感染,但主要治疗的疾病为巨细胞病毒性肝炎。根据以上原则,主要诊断不能选择笼统的诊断巨细胞病毒血症 B25.800x001,应选择更具有特异性的巨细胞病毒性肝炎 B25.100†K77.0*。

117 B26.000†N51.1* 流行性腮腺炎性睾丸炎

患者男性,18 岁。10 余年前诊断为"癫痫"。本次因腮部疼痛 12 天、发热 5 天就诊,门诊以"流行性腮腺炎"收入院。查体:腮部肿胀疼痛,左侧睾丸肿痛。临床诊断:流行性腮腺炎性睾丸炎。入院予以抗炎、抗病毒、抗癫痫、补液等对症支持治疗,患者病情明显好转出院。本例主要诊断应选择哪一项? (　　)

选项：

A. 癫痫　　B. 睾丸炎

C. 流行性腮腺炎性睾丸炎　　D. 流行性腮腺炎

解析：依据《医疗保障基金结算清单填写规范》(修订版)说明一"主要诊断选择要求"第二条主要诊断选择一般原则"① 消耗医疗资源最多;② 对患者健康危害最大;③ 影响住院时间最长",本题正确答案选择 C。

流行性腮腺炎是腮腺炎病毒所引起的急性呼吸道传染病。腮腺炎病毒除侵犯腮腺外,可引起睾丸炎、脑膜炎、脑炎、胰腺炎、心肌炎等并发症。流行性腮腺炎在国际疾病分类中是以这些并发症为轴心进行分类的,编码主要采用星剑号分类系统,剑号编码表明疾病病因,星号编码表明临床表现,如流行性腮腺炎性睾丸炎编码为 B26.000†N51.1*,流行性腮腺炎性脑膜炎编码为 B26.100†G02.0*。

睾丸炎是由细菌、病毒、衣原体、支原体等病原体引起的感染性疾病,流行性腮腺炎病毒是最常见的病毒感染的病原体。睾丸炎在国际疾病分类中以病因为轴心分类,如睾丸结核分类于 A18.117†N51.1*,流行性腮腺炎性睾丸炎分类于 B26.100†G02.0*,衣原体性睾丸炎分类于 A56.102†N51.1*,非特异性睾丸炎分类于 N45.9。根据以上分析,选项 D"流行性腮腺炎"表达的是流行性腮腺炎不伴有并发症情况;选项 B"睾丸炎"表达的是睾丸炎的病原体不明确;而选项 A"癫痫"消耗医疗资源不是最多且又不是住院主要原因。综上所述,本例主要诊断应是含有病因和临床表现两种信息的诊断性陈述的流行性腮腺炎性睾丸炎 B26.000†N51.1*。

118　B44.102† J17.2* 肺曲霉菌病

患者男性，50 岁。主因咳嗽、咳痰、气促 4 月余，伴右膝关节疼痛 15 天入院。既往有慢性乙型病毒性肝炎病史，药物治疗，病情控制尚可。入院查做胸部 CT 示：右肺中叶、下叶炎症可能，双肺多发小结节影，考虑硬结灶可能，双肺散在纤维化。X 线膝关节正侧位片未见异常。实验室检查：丙氨酸氨基转移酶 51.1 U/L，天门冬氨酸氨基转移酶 85.2 U/L，白蛋白 29.4 g/L，前白蛋白 49 mg/L；钠 130.0 mmol/L，氯 97.5 mmol/L；乙肝病毒表面抗原>250.00 U/ml，乙肝病毒 e 抗体 0.02 s/co，乙肝病毒核心抗体 8.29 s/co，乙肝病毒前 S1 抗原阳性。痰细菌培养提示少量真菌生长。纤维支气管镜检查伴肺泡灌洗术示：双侧声带、气管及支气管白斑形成，曲霉菌感染可能。临床诊断：肺曲霉菌病；慢性乙型病毒性肝炎；药物性肝损害；慢性咽喉炎；低蛋白血症等。给予抗真菌、保肝、补充蛋白、止咳化痰等对症支持治疗，患者病情好转出院。本例主要诊断应选择哪一项？　(　　)

选项：

A. 肺曲霉菌病　　B. 药物性肝损害

C. 慢性乙型病毒性肝炎　　D. 慢性咽喉炎

解析： 依据《医疗保障基金结算清单填写规范》(修订版)说明一"主要诊断选择要求"第二条主要诊断选择一般原则"① 消耗医疗资源最多；② 对患者健康危害最大；③ 影响住院时间最长"以及第四条"一般情况下，有手术治疗的患者的主要诊断要与主要手术治疗的疾病相一致"，本题正确答案选择 A。

导致患者本次住院主要原因的疾病为肺曲霉菌病，针对此病进行纤维支气管镜检查伴肺泡灌洗术 33.2403 以及抗真菌治疗。根据以上原则，本例主要诊断应选择肺曲霉菌病 B44.102† J17.2*。

119　B45.101† G02.1* 隐球菌性脑膜炎

患者男性，71 岁。主因反复低热、头痛伴头昏 2 个月入院。既往高血压病史 3 年。入院后查 64 层 CT 示：主动脉窦部增宽，前交通动脉小动脉瘤。头部 MRI 示：双侧额顶叶、侧脑室旁腔隙灶。心电图示：窦性心律伴窦性心动过缓，偶发房性早搏、室性早搏。实验室检查：血红蛋白 100 g/L，红细胞计数 3.09×10^{12}/L；钾 3.19 mmol/L，肾小球滤过率 31 ml/min，尿素 11.36 mmol/L，肌酐 182.3 μmol/L；总蛋白 58.7 g/L，白蛋白 33.8 g/L。脑脊液常规+生化：白细胞计数 16×10^{6}/L，脑脊液细菌培养(需氧)、脑脊液三种染色均未见异常；潘氏反应(PAN)阳性；脑脊液真菌培养及药物敏感性试验示新型隐球菌生长。临床诊断：新型隐球菌脑膜炎。给予抗真菌、保肾排毒、改善循环、降压、调节心律等对症治疗，患者症状缓解出院。本例主要诊断应选择哪一项？　(　　)

选项：

A. 颅内感染　　B. 隐球菌性脑膜炎

C. 肾功能不全　　D. 腔隙性脑梗死

解析：依据《医疗保障基金结算清单填写规范》(修订版)说明一“主要诊断选择要求”第一条主要诊断定义“经医疗机构诊治确定的导致患者本次住院就医主要原因的疾病(或健康状况)”，第二条主要诊断选择一般原则“① 消耗医疗资源最多；② 对患者健康危害最大；③ 影响住院时间最长”以及第十条“当症状、体征和不确定情况有相关的明确诊断时，该诊断应作为主要诊断，而 ICD-10 第十八章中的症状、体征和不确定情况则不能作为主要诊断”，本题正确答案选择 B。

患者本次因反复低热、头痛伴头昏等症状体征住院，入院后通过腰椎穿刺查脑脊液，明确病因为隐球菌性脑膜炎，且针对隐球菌性脑膜炎进行了相关治疗。根据以上原则，本例主要诊断不能选择颅内感染 G06.006，在 ICD-10 国际疾病分类中，亚目 G06.0 为颅内脓肿及肉芽肿，包括脑任何部位的脓肿(栓子)、颅内脓肿或肉芽肿，需要时，使用附加编码(B95—B97)标明传染性病原体。故本例应选择隐球菌性脑膜炎 B45.101†G02.1*。

120 B48.501†J17.2* 卡氏肺孢子虫病

患者女性，27 岁。主因咳嗽、气促，伴食欲缺乏、乏力、消瘦，加重半个月入院。既往有乙型肝炎小三阳病史。入院后肺螺旋 CT 示双肺间质性改变伴感染可能，X 线胸片示支气管炎改变。实验室检查：白细胞计数 10.38×10^9/L，中性粒细胞计数 8.27×10^9/L，淋巴细胞计数 0.76×10^9/L；C 反应蛋白 103 mg/L；免疫球蛋白 E 788 U/ml，补体 C4 40.70 mg/dL；HIV-P24 抗原阳性待复查；乙肝病毒表面抗原>250.00 U/ml，乙肝病毒 e 抗体 0.01 s/co，乙肝病毒核心抗体 11.26 s/co。入院后经相关检查高度怀疑卡氏肺孢子菌肺炎，患者住院期间未进行其他治疗，医嘱建议转公共卫生中心进行复查确诊与相关治疗，患者同意建议，自动出院。主要诊断应选择哪一项？ (　　)

选项：

A. 卡氏肺孢子虫病待诊　　B. 艾滋病待诊

C. 支气管炎待诊　　D. 乙型肝炎小三阳

解析：依据《医疗保障基金结算清单填写规范》(修订版)说明一“主要诊断选择要求”第一条主要诊断定义“经医疗机构诊治确定的导致患者本次住院就医主要原因的疾病(或健康状况)”，第二条主要诊断选择一般原则“① 消耗医疗资源最多；② 对患者健康危害最大；③ 影响住院时间最长”，第十条“当症状、体征和不确定情况有相关的明确诊断时，该诊断应作为主要诊断，而 ICD-10 第十八章中的症状、体征和不确定情况则不能作为主要诊断”以及第十二条“如果以某个疑似的诊断住院，出院时诊断仍为‘疑似’的不确定诊断，选择疑似诊断作为主要诊断，编码时应按照确定的诊断进行编码”，本题正确答案选择 A。

本例本次住院后经相关检查高度怀疑卡氏肺孢子菌肺炎，由于医院为 HIV 初筛单位，HIV 最终确定单位为公共卫生中心，患者仅检查，未做治疗。根据以上原则，主要诊断选择卡氏肺孢子菌肺炎，《ICD-10 国家临床版 2.0》编码为卡氏肺孢子菌肺炎 B59.x00x002†J17.3*，《ICD-10 国家医保版 2.0》编码为卡氏肺孢子虫病 B48.501†J17.2*。

121　B49.x04† H19.2* 真菌性角膜溃疡

患者女性，54 岁。主因左眼流泪、眼胀、异物感伴视力下降 1 个月入院。既往白内障手术史 6 个月。入院查体：左眼鼻侧结膜及结膜下组织长入角膜近瞳孔缘，角膜中央有一 4 mm×3 mm 大小白色混浊溃疡灶，晶体混浊(3+)，人工晶体在位，玻璃体腔丝状混浊，眼底窥不清。角膜共聚焦提示：左眼病灶处角膜上皮细胞肿胀增大，局部大片缺失，可见大量条状交叉高反光(真菌菌丝)，病灶处前弹力层神经纤维丛未见，可见较多炎性细胞浸润及量条状交叉高反光(真菌菌丝)，菌丝浸润深度约 100 μm。眼分泌物真菌培养：镰刀菌属生长。眼分泌物真菌涂片镜检见丝状真菌丝。给予左眼角膜白斑染色术、角膜基质层注药术，术后抗真菌、抗感染、麻痹睫状肌等对症治疗，患者病情好转出院。本例主要诊断应选择哪一项？　(　　)

选项：

A. 真菌性角膜溃疡　　D. 左眼人工晶体植入术后

C. 双眼翼状胬肉　　D. 右眼白内障

解析：依据《医疗保障基金结算清单填写规范》(修订版)说明一"主要诊断选择要求"第二条主要诊断选择一般原则"① 消耗医疗资源最多；② 对患者健康危害最大；③ 影响住院时间最长"以及第四条"一般情况下，有手术治疗的患者的主要诊断要与主要手术治疗的疾病相一致"，本题正确答案选择 A。

导致患者本次住院就医的主要疾病为真菌性角膜溃疡，且针对真菌性角膜溃疡行角膜染色术[墨针]11.9100x001、角膜基质内注药术 11.9900x004。根据以上原则，本例主要诊断不能选择翼状胬肉、白内障等，应选择真菌性角膜溃疡 B49.x04† H19.2*。

122　B65.202† K77.0* 血吸虫病性肝硬化

患者女性，60 岁。10 余年前诊断血吸虫性病，3 年前诊断血吸虫性肝硬化，本次因食欲缺乏、腹胀、乏力 1 月余入院。肝脏彩色超声检查示：肝脏小结性肝硬化，中量腹水。入院后给予抗血吸虫、抗肝脏纤维化以及护肝、抗炎等治疗，患者病情稳定后出院。本例主要诊断应选择哪一项？　(　　)

选项：

A. 中量腹水　　B. 血吸虫病

C. 肝硬化　　D. 血吸虫病性肝硬化

解析：依据《医疗保障基金结算清单填写规范》(修订版)说明一"主要诊断选择要求"第一条主要诊断定义"经医疗机构诊治确定的导致患者本次住院就医主要原因的疾病(或健康状况)"，第二条主要诊断选择一般原则"① 消耗医疗资源最多；② 对患者健康危害最大；③ 影响住院时间最长"以及第十条"当症状、体征和不确定情况有相关的明确诊断时，该诊断应作为主要诊断"，本题正确答案选择 D。

寄生于人体的血吸虫主要有埃及血吸虫、曼氏血吸虫、日本血吸虫。我国流行的是日本血吸虫病。血吸虫感染后可导致肝硬化（引起肝硬化的常见病因还有肝炎病毒、脂肪性肝病、免疫疾病等），肝硬化失代偿期常出现肝脾大、腹水等临床症状。临床这种含有病因和临床表现两种信息的诊断性陈述在国际疾病分类中有专门的分类系统，即双重分类，又称为星剑号分类系统。剑号编码表明病因，星号编码表明临床表现。它首先强调的不是疾病的发生部位，而是疾病的病因。使用这类编码时，不能单独使用剑号编码，有剑号编码，就一定要附上星号编码。血吸虫病在疾病分类中以血吸虫的种类为轴心进行分类：日本血吸虫病分类于 B65.2，未特指的血吸虫病分类于 B65.9。按编码方法查血吸虫病性肝硬化编码为 B65.202†K77.0*，属于星剑号分类系统。选项 C“肝硬化”表达的是病因不明确的非特异性诊断，选项 B“血吸虫病”表达的是血吸虫种类不明确的血吸虫病，显然都不准确。选项 A“中量腹水”为血吸虫病性肝硬化的常见临床症状，ICD-10 第十八章中的症状及体征如果指出了原因，则要选择这个原因作为主要诊断，这些症状及体征则不能作为主要诊断。综上所述，本例主要诊断应为含有病因和临床表现两种信息的诊断性陈述血吸虫病性肝硬化 B65.202†K77.0*。

【第六章习题答案】

习题序号	正确答案选项	习题序号	正确答案选项	习题序号	正确答案选项
104	D	111	B	118	A
105	A	112	B	119	B
106	A	113	C	120	A
107	A	114	A	121	A
108	C	115	D	122	D
109	C	116	B		
110	A	117	C		

第七章 C00—D48 肿瘤/D50—D89 血液及造血器官疾病和涉及免疫机制的某些疾患

123 C16.001 食管贲门连接处恶性肿瘤

患者男性，53岁。因进行性吞咽困难1个月入院。入院完善相关检查，CT检查示：食管下段、贲门病变，符合食管癌改变。胃镜下食管贲门肿物活检病理报告：腺癌。排除手术禁忌证，择期行食管癌根治术。术中见病灶范围为食管至贲门，侵及胃底及大弯侧上部。术后病理报告：低分化腺癌，弥漫型(Lauren分型)，大小6.5 cm×5.0 cm×1.5 cm，浸润至浆膜层，见神经侵犯，未见明显脉管癌栓。术后予禁食、镇痛、加强营养、雾化祛痰等对症支持治疗，患者病情好转出院。本例主要诊断应选择哪一项？（ ）

选项：

A. 食管胸下段恶性肿瘤　　B. 贲门恶性肿瘤

C. 食管贲门连接处恶性肿瘤　　D. 食管下三分之一的恶性肿瘤

解析：依据《医疗保障基金结算清单填写规范》(修订版)说明一“主要诊断选择要求”第二条主要诊断选择一般原则“① 消耗医疗资源最多；② 对患者健康危害最大；③ 影响住院时间最长”，第四条“一般情况下，有手术治疗的患者的主要诊断要与主要手术治疗的疾病相一致”，第二十三条肿瘤类疾病主要诊断选择原则第一条细则“当住院治疗是针对恶性肿瘤时，恶性肿瘤才有可能成为主要诊断”，同时依据《住院病案首页数据填写质量规范(暂行)》第十条主要诊断选择的基本原则、第十一条主要诊断选择的一般原则的第二条细则、第十三条肿瘤类疾病选择主要诊断原则的第一条细则等，本题答案应选择C。

本例主要针对食管贲门肿物的疾病性质进行确诊，明确为低分化腺癌，并予手术治疗，施行食管癌根治术。根据ICD-10分类原则，一个起源部位不明确的肿瘤，如果肿瘤涉及两个或两个以上的相邻部位称为交搭跨越。当肿瘤的类目相同时，编码到该类目的.8中。如果索引另有特指，则按指示编码，如食管贲门连接处恶性肿瘤编码C16.0。因此，本例主要诊断应为食管贲门连接处恶性肿瘤C16.001，而不能选择食管恶性肿瘤或贲门恶性肿瘤。

124 C22.100 肝内胆管癌

患者女性，68岁。肝右叶胆管细胞癌术后2年，本次复查提示肝多发占位收入院。既往高血压病史7年，慢性乙型病毒性肝炎病史30余年，规律服用恩替卡韦进行抗病毒治疗。入院完善相关检查，肝脏超声造影检查提示：肝内多发局灶性病变，考虑肝癌术后复发。择期行超声引导下肝肿瘤冷循环微波刀治疗术，术程顺利，术后予预防感染、止血、护肝、对症支持等治疗，患者病情好转出院。本例主要诊断应选择哪一项？（ ）

选项：

A. 肝内胆管癌　　B. 恶性肿瘤复发

C. 恶性肿瘤介入治疗　　D. 肝恶性肿瘤

解析：依据《医疗保障基金结算清单填写规范》（修订版）说明一“主要诊断选择要求”第二条主要诊断选择一般原则“① 消耗医疗资源最多；② 对患者健康危害最大；③ 影响住院时间最长”，第四条“一般情况下，有手术治疗的患者的主要诊断要与主要手术治疗的疾病相一致”以及第二十三条肿瘤类疾病主要诊断选择原则第一条细则“当住院治疗是针对恶性肿瘤时，恶性肿瘤才有可能成为主要诊断”，本题答案应选择 A。

本例主要针对肝内胆管细胞癌复发确诊并行微创手术治疗，复发癌指经过手术治疗或其他方法治疗后再次发生的肿瘤。根据 ICD-10 的分类原则，恶性肿瘤复发按原发编码，因此肝内胆管细胞癌复发应分类于肝内胆管癌。综上所述，本例主要诊断应为肝内胆管癌 C22.100。

125 C31.900x001 上颌窦恶性肿瘤

患者男性，49 岁。以右侧鼻阻 8 年，头痛 2 年入院。查体：鼻中隔右偏，鼻黏膜无充血、苍白，中鼻道通畅。鼻窦 CT 检查示：全组鼻窦炎；双侧鼻甲肥大，鼻中隔偏曲，上颌窦肿物。鼻咽镜检查示：鼻中隔右偏，左侧鼻腔可见息肉样物。于全麻下行内镜下全组鼻窦开窗术＋鼻窦病损切除术＋鼻中隔黏膜下部分切除术＋鼻甲部分切除术。术后病理报告：上颌窦未分化型癌。给予 TP 方案化疗，化疗结束后患者一般状况可，出院。本例主要诊断及主要手术应选择哪一项？（ ）

选项：

A. 慢性多鼻窦炎；鼻内窥镜下多个鼻窦开窗术

B. 手术后恶性肿瘤化学治疗；静脉注射化疗药物

C. 鼻窦恶性肿瘤；内镜下鼻窦病损切除术

D. 上颌窦恶性肿瘤；内镜下上颌窦病损切除术

解析：本案例中患者存在多个鼻部疾病，根据《医疗保障基金结算清单填写规范》（修订版）说明一“主要诊断选择要求”第二条主要诊断选择一般原则“① 消耗医疗资源最多；② 对患者健康危害最大；③ 影响住院时间最长”以及第二十三条肿瘤类疾病主要诊断选择原则第二条细则“当对恶性肿瘤进行外科手术切除（包括原发部位或继发部位），即使做了术前和/或术后放疗或化疗，仍选择恶性肿瘤作为主要诊断”，本题答案应选择 D。

与鼻中隔偏曲、鼻甲肥大、鼻窦炎相比，鼻窦恶性肿瘤消耗医疗资源最多、对患者健康危害最大、影响住院时间最长，应作为主要诊断。结合本案例的辅助检查可以明确该患者的鼻窦恶性肿瘤的具体部位，应编码为上颌窦恶性肿瘤 C31.900x001，对应的主要手术内镜下鼻窦病损切除术也应编码至内镜下上颌窦病损切除术 22.6201。

本例虽然实施了术后化疗，仍需要选择上颌窦恶性肿瘤作为主要诊断，而不能选择手术后恶性肿瘤化学治疗 Z51.102。

126 C34.100x004 右肺上叶恶性肿瘤

患者女性，56 岁。5 天前体检发现右上肺结节，无发热、盗汗，无咳嗽、咳痰，无胸闷、气短，门诊以“右肺上叶结节”收入院。入院后完善相关检查，胸部 CT 平扫＋三维重建提示：右肺上叶后段肺癌可能性大，建议进一步检查评估；双肺多发实性微小结节；纵隔内发小淋巴结。临床病情分析考虑右肺上叶病变偏实性，且发现时间较短，不除外炎症可能。给予抗感染、祛痰治疗后，复查胸部 CT 提示右肺上叶病变较前无明显变化。考虑不除外右肺上叶恶性肿瘤可能，于局麻下行 CT 引导下肺穿刺活检以明确诊断，病理诊断浸润性癌，结合免疫组织化学染色检查支持低分化鳞状细胞癌。行胸腔镜下右肺上叶切除＋纵隔淋巴结清扫＋胸腔粘连松解术。手术过程顺利，术后给予抗感染、祛痰、抑酸、镇痛等治疗，患者病情稳定出院。本例主要手术操作应选择哪一项？（　　）

选项：

A. CT 引导下经皮肺穿刺活检　　B. 胸腔镜下右肺上叶切除术

C. 胸腔镜下纵隔淋巴结清扫术　　D. 胸腔镜下胸腔粘连松解术

解析： 依据《医疗保障基金结算清单填写规范》(修订版)说明三“手术和操作填报要求”第一条“主要手术和操作是指患者本次住院期间，针对临床医师为患者做出主要诊断的病症所施行的手术或操作。一般是风险最大、难度最高、花费最多的手术和操作”，本题答案应选择 B。

临床上，对于肺部的病变，尤其是靠近肺周边的肿块，常规的痰细胞学或支气管镜等检查难以确诊的病例，可考虑在 CT 或超声引导下进行经胸壁穿刺针吸活检。本例右上肺结节发现时间较短，给予抗感染、祛痰治疗后，复查胸部 CT 病变较前无明显变化。为明确疾病性质，通过肺穿刺活检确诊为右肺上叶鳞癌，遂针对肿瘤病灶行手术切除治疗，术中同时行纵隔淋巴结清扫及胸腔粘连松解术。上述手术操作中，胸腔镜下右肺上叶切除术为针对主要诊断右肺上叶恶性肿瘤 C34.100x004 进行的核心治疗术式。根据主要手术操作选择原则，本例应选择胸腔镜下肺叶切除术 32.4100 为主要手术与编码。

127 C34.300x004 右肺下叶恶性肿瘤

患者男性，68 岁。半年前无明显诱因出现咽痛，伴间断咳嗽、咳痰，伴胸闷、气短，无咯血，无发热。就诊于当地诊所，诊断为咽炎，服用药物(具体不详)治疗后未见好转。12 天前于门诊查胸部 CT 提示右肺下叶占位性病变，行支气管镜活检，病理报告鳞状细胞癌，为行进一步治疗入院。入院后于全麻下行单孔胸腔镜下右肺下叶切除＋纵隔淋巴结清扫术，术后病理报告：右肺下叶浸润性癌，结合免疫组织化学染色支持中—高分化鳞状细胞癌，未见脉管内癌栓及神经浸润，未见明确胸膜侵犯。术后给予抗感染、止血、静脉补液及营养支持治疗，患者病情稳定出院。本例主要诊断应选择哪一项？（　　）

选项：

A. 肺部阴影　　B. 肺恶性肿瘤

C. 右肺恶性肿瘤　　D. 右肺下叶恶性肿瘤

解析：《外科学（第 9 版）》（全国高等学校教材）指出，肿瘤诊断应该包括肿瘤的部位和病变的性质，恶性肿瘤还应包括病变的恶性程度以及分期。依据《医疗保障基金结算清单填写规范》（修订版）说明一“主要诊断选择要求”第二十三条肿瘤类疾病主要诊断选择原则第一条细则“当住院治疗是针对恶性肿瘤时，恶性肿瘤才有可能成为主要诊断”，本题答案应选择 D。

本例为已确诊肺癌患者，本次住院期间行手术切除，根据主要诊断选择原则，应选择肺癌为主要诊断。根据《内科学（第 9 版）》（全国高等学校教材），肺癌按解剖学部位可分为中央型肺癌、周围型肺癌。中央型肺癌是指发生在段支气管以上至主支气管的肺癌，以鳞状上皮细胞癌和小细胞肺癌多见；周围型肺癌是指发生在段支气管以下的肺癌，以腺癌较多见。国际疾病分类 ICD-10 中，支气管和肺恶性肿瘤 C34 亚目分类轴心是解剖部位，亚目编码为：C34.0 主支气管恶性肿瘤；C34.1 上叶，支气管或肺的恶性肿瘤；C34.2 中叶，支气管或肺的恶性肿瘤；C34.3 下叶，支气管或肺的恶性肿瘤；C34.8 支气管和肺交搭跨越恶性肿瘤；C34.9 未特指的支气管或肺恶性肿瘤。肺癌按肿瘤发生部位、病理类型和不同分期，在临床上可以有多种表现。临床医师应根据外科学肿瘤类疾病诊断书写要求，规范书写诊断名称，应注意区分肿瘤的具体发生部位，避免笼统诊断肺癌。国家卫生健康委编撰的《常用临床医学名词（2019 年版）》中对右肺癌的具体部位做了进一步细化，相关疾病诊断名词包括右肺上叶恶性肿瘤、右肺中叶恶性肿瘤、右肺下叶恶性肿瘤等。综上所述，本例主要诊断应选择右肺下叶恶性肿瘤 C34.300x004。

128 C50.200 乳房上内象限恶性肿瘤

患者女性，45 岁。6 个月前体检时行超声检查发现左乳肿物，无乳房疼痛、红肿，无乳头溢液，未予诊治。其后肿物逐渐增大，来院门诊。乳腺超声检查示：左侧乳腺低回声区（BI-RADS Ⅳc 类），左侧腋窝及左侧颈部异常淋巴结。门诊以“左乳肿物”收入院。入院后完善相关检查。数字乳腺体层成像（DBT）示：左侧乳腺内上肿块影，考虑恶性病变；左腋下多发肿大淋巴结，考虑转移可能，BI-RADS Ⅴ类。在全麻下行左侧乳腺癌改良根治术，术后病理报告为：① 左侧乳腺浸润性癌，结合免疫组织化学染色支持浸润性小叶癌Ⅰ级（经典型），未见明确脉管内癌栓及神经侵犯。② 乳头、皮肤及基底软组织未见癌。③ 区域淋巴结可见癌转移 30/32，分组如下：腋窝 6/8；（第二水平）13/13，周围软组织可见癌；（第三水平）1/1；（左锁骨上）10/10。患者术后恢复顺利，病情稳定出院。本例主要诊断应选择哪一项？（　　）

选项：

A. 左乳内上象限浸润性小叶癌(pT2pN3cM0ⅢC 期)

B. 左乳腺癌

C. 左乳浸润性小叶癌

D. 左乳肿物

解析：根据《外科学(第 9 版)》(全国高等学校教材)，要进行完善的乳腺癌诊断，除确定乳腺癌的部位及病理类型外，还需记录疾病发展程度及范围，以便制定术后辅助治疗方案，比较治疗效果以及判断预后。临床上目前多采用国际抗癌联盟建议的 T(原发癌瘤)、N(区域淋巴结)、M(远处转移)分期法。肿瘤分期包括临床分期(CTNM)及术后的临床病理分期(PTNM)。依据《医疗保障基金结算清单填写规范》(修订版)说明一“主要诊断选择要求”第二条主要诊断选择一般原则“① 消耗医疗资源最多；② 对患者健康危害最大；③ 影响住院时间最长”以及第二十三条肿瘤类疾病主要诊断选择原则第一条细则“当住院治疗是针对恶性肿瘤时，恶性肿瘤才有可能成为主要诊断”，本题答案应选择 A。选项 B“左乳腺癌”诊断过于笼统，选项 C 是病理组织学诊断，选项 D“左乳肿物”诊断过于笼统且病变性质不明确，因此都不能作为主要诊断选择。

在 ICD-10 中，C50 乳房恶性肿瘤包括乳房结缔组织，但不包括乳房皮肤恶性肿瘤(C43.5、C44.5)，其亚目分类轴心为解剖部位，具体编码为：C50.0 乳头和乳晕恶性肿瘤、C50.1 乳房中央部恶性肿瘤、C50.2 乳房上内象限恶性肿瘤、C50.3 乳房下内象限恶性肿瘤、C50.4 乳房上外象限恶性肿瘤、C50.5 乳房下外象限恶性肿瘤、C50.6 乳房腋尾部恶性肿瘤、C50.8 乳房交搭跨越恶性肿瘤的损害、C50.9 未特指的乳房恶性肿瘤。

临床医师书写乳腺癌诊断时，不仅应注意区分肿瘤的具体发生部位及病理形态学类型，还应综合术前检查、术中情况及术后病理等资料明确 TNM 分期，避免笼统诊断为乳腺癌。结合主要诊断选择原则及诊疗经过，本例应规范书写主要诊断名称为左乳腺内上象限浸润性小叶癌(pT2pN3cM0ⅢC 期)，主要诊断编码为乳房上内象限恶性肿瘤 C50.200。

129　C50.400 乳房上外象限恶性肿瘤

患者女性，50 岁。1 天前无意间发现左侧乳房肿物，伴有轻微疼痛，无发热红肿、乳头溢液，为进一步诊治入院。入院后完善乳腺磁共振、乳腺及腋下淋巴结彩色超声等相关检查，提示左乳外上象限肿块影，左腋下实性肿大淋巴结。于超声引导下行左乳肿物及左侧腋下淋巴结穿刺术，病理诊断：① 左乳肿物穿刺组织：浸润性癌。免疫组织化学染色：ER(<10%，弱+)，PR(−)，HER-2(0)，Ki-67(约 60%+)。② 左侧腋下淋巴结穿刺组织：浸润性癌。免疫组织化学染色：ER(−)，PR(−)，HER-2(0)，Ki-67(约 60%+)。综合查体及医技检查结果，确诊为左侧乳腺外上象限癌伴左侧腋下淋巴结转移，计划行 4 周期 AT 方案(紫杉醇白蛋白结合型 300 mg+多柔比星脂质体 50 mg)术前新辅助化疗。按计划给予第一周期化疗，并给予抑酸、止吐等对症支持治疗。化疗完成后，患者病情稳

定出院。本例主要诊断应选择哪一项？（ ）

选项：

A. 乳房肿物
B. 左侧乳房上外象限恶性肿瘤
C. 腋下淋巴结继发恶性肿瘤
D. 恶性肿瘤维持性化学治疗

解析：依据《医疗保障基金结算清单填写规范》(修订版)说明一“主要诊断选择要求”第二十三条肿瘤类疾病主要诊断选择原则第三条细则“即使患者做了放疗或化疗，但是住院的目的是明确肿瘤诊断(如恶性程度、肿瘤范围)，或是为了确诊肿瘤进行某些操作(如穿刺活检等)，主要诊断仍选择原发(或继发)部位的恶性肿瘤”以及《病案信息学(第2版)》的提示“原发肿瘤伴有转移，如系首次就医，且不是专门对继发部位进行治疗，选择原发肿瘤为主要诊断”，本题答案应选择B。

本例因乳房肿物入院，住院期间检查发现腋下淋巴结肿大，为了明确乳房肿物及腋下肿大淋巴结的性质，进行穿刺活检，确诊为左侧乳腺外上象限癌伴左侧腋下淋巴结转移。按照主要诊断选择原则，本次住院的目的是明确肿瘤诊断，并进行穿刺活检操作，本次住院期间同时确诊了左侧乳腺外上象限肿瘤及左侧腋下淋巴结转移，按计划给予术前新辅助化疗，未对左侧腋下淋巴结转移进行放疗、手术切除等针对性治疗。根据主要诊断选择原则及诊疗经过，即使给予了化疗，也不能选择肿瘤化疗为主要诊断，应选择左侧乳房上外象限恶性肿瘤为主要诊断，主要诊断编码为乳房上外象限恶性肿瘤C50.400。

根据《外科学(第9版)》(全国高等学校教材)，要进行完善的乳腺癌诊断，除确定乳腺癌的部位及病理类型外，还需记录疾病发展程度及范围。临床医师应根据外科学乳腺癌诊断书写要求规范书写诊断名称。

130 C63.201 阴囊皮肤恶性肿瘤

患者男性，55岁。半年前无明显诱因出现阴囊红斑，伴瘙痒，逐渐增厚、增大，为进一步诊治入院。取皮损行病理检查，病理报告：(阴囊)乳房外佩吉特病(Paget's disease)。完善各项检查并手术治疗，术后患者恢复好。本例主要诊断应选择哪一项？（ ）

选项：

A. 外阴恶性肿瘤
B. 男性生殖器官恶性肿瘤
C. 阴囊恶性肿瘤
D. 阴囊皮肤恶性肿瘤

解析：依据《医疗保障基金结算清单填写规范》(修订版)说明一“主要诊断选择要求”第二条主要诊断选择一般原则“① 消耗医疗资源最多；② 对患者健康危害最大；③ 影响住院时间最长”以及第二十三条肿瘤类疾病主要诊断选择原则第一条细则“当住院治疗是针对恶性肿瘤时，恶性肿瘤才有可能成为主要诊断”，本题答案应选择D。

佩吉特病是一种少见的恶性肿瘤，又名湿疹样癌，临床以顽固性湿疹样皮损表现为特点，是一种特殊类型的癌性病变，分为乳腺佩吉特病和乳腺外佩吉特病两类。乳腺佩吉特病多累及乳头和乳晕，多发生于女性乳头部位，占所有乳腺癌的1%～3%，也可以发生在男性乳头。另外本病可以发生于其他富有大汗腺的区域，如腋窝、阴囊或肛周等部位，此时称为乳房外佩吉特病。在国际疾病分类中，阴囊皮肤恶性肿瘤分类于 C63.2 阴囊恶性肿瘤，涉及生殖器官的编码一定要注意区分性别。本例病理报告为(阴囊)乳房外佩吉特病，因此，本例主要诊断为阴囊皮肤恶性肿瘤 C63.201。

131　C70.000 脑膜恶性肿瘤

患者女性，34 岁。因头痛 1 月余，步态不稳 14 天入院。入院时格拉斯哥昏迷分级评分量表(GCS)：15 分。颈椎 MRI 平扫示：颈椎间盘变性，颈 3/4 椎间盘轻度突出(突出型)；颈椎骨质增生。颅脑 MRI 增强扫描示：左侧小脑半球占位，考虑脑膜瘤并继发梗阻性脑积水可能性大。排除手术禁忌证，择期行开颅肿瘤切除术。术中见肿瘤位于小脑幕上浅部，大小约 3 cm×3 cm×3 cm，肿瘤与局部硬脑膜粘连紧密，瘤周局部脑组织有水肿，见横窦受肿瘤侵犯。术后病理报告：脑膜瘤(间变型)，WHO Ⅲ 级。本例主要诊断应选择哪一项？（　　）

选项：

A. 小脑良性肿瘤　　B. 小脑恶性肿瘤

C. 脑膜恶性肿瘤　　D. 小脑幕脑膜瘤

解析：依据《医疗保障基金结算清单填写规范》(修订版)说明一“主要诊断选择要求”第二条主要诊断选择一般原则“① 消耗医疗资源最多；② 对患者健康危害最大；③ 影响住院时间最长”，第四条“一般情况下，有手术治疗的患者的主要诊断要与主要手术治疗的疾病相一致”以及第二十三条肿瘤类疾病主要诊断选择原则第一条细则“当住院治疗是针对恶性肿瘤时，恶性肿瘤才有可能成为主要诊断”，本题答案应选择 C。

本例主要针对小脑占位性病变的疾病性质进行确诊，并行开颅肿瘤切除术，术后病理明确为恶性脑膜瘤。根据 ICD-10 分类原则，恶性脑膜瘤应编码为脑膜恶性肿瘤。综上所述，本例主要诊断应为脑膜恶性肿瘤 C70.000，同时需附加肿瘤形态学编码 M95300/3。

132　C73.x00 甲状腺恶性肿瘤

患者女性，50 岁。因双侧颈部肿物 2 月余入院。颈部 B 超提示：① 甲状腺峡部实性结节(TI-RADS 4b 类)；② 甲状腺二叶多发实性结节(TI-RADS 3 类，结节性甲状腺肿可能)；③ 双侧颈部肿大淋巴结。行右侧颈部淋巴结穿刺活检术，病理报告：见恶性细胞，免疫组织化学染色提示非角化鳞状细胞癌转移，建议临床检查鼻咽、肺等部位。进一步行电子喉镜示：鼻咽肿物待查，慢性咽炎。鼻咽部肿物活检病理报告：鼻咽癌。甲状腺穿刺活检术病理报告：(峡部甲状腺)甲状腺乳头状癌。分析患者病情，有手术指征，行甲状腺癌根治术＋双侧喉返神经探查术。术后病理诊断：① (左侧甲状腺肿物)结节性甲状腺肿，局部考虑为甲状腺微小乳头状癌；② (右侧甲状腺肿物)甲状腺微小乳头状癌，两独立结节直径分别约0.3 cm、0.6 cm。术后予抗凝、补钙、护胃、化痰、抗炎、补液等治疗，患者恢复良好出院。出院诊断：甲状腺乳头状癌；结节性甲状腺肿；鼻咽恶性肿瘤；颈部淋巴结继发恶性肿瘤；肺炎。本例主要诊断应选择哪一项？（　　）

选项：

A. 复合癌　　B. 鼻咽恶性肿瘤

C. 甲状腺恶性肿瘤　　D. 颈部淋巴结继发恶性肿瘤

解析：依据《医疗保障基金结算清单填写规范》（修订版）说明一“主要诊断选择要求”第二条主要诊断选择一般原则“① 消耗医疗资源最多；② 对患者健康危害最大；③ 影响住院时间最长”，第四条“一般情况下，有手术治疗的患者的主要诊断要与主要手术治疗的疾病相一致”以及第二十三条肿瘤类疾病主要诊断选择原则第一条细则“当住院治疗是针对恶性肿瘤时，恶性肿瘤才有可能成为主要诊断”，本题答案应选择C。

本例主要为明确颈部肿物的疾病性质入院，后通过活检明确诊断鼻咽癌并颈部淋巴结转移，结节性甲状腺肿伴甲状腺乳头状癌，属于多部位原发恶性肿瘤（复合癌）。确诊后主要针对甲状腺肿物行甲状腺癌根治术。根据主要诊断选择的若干原则，本例主要诊断应选择甲状腺恶性肿瘤C73.x00，而不是复合癌或鼻咽恶性肿瘤。

133 C78.000 肺部继发恶性肿瘤

患者女性，51岁。乳腺癌术后2年余，2天前体检发现右肺上叶占位，为求进一步诊治入院。入院后在CT引导下行肺穿刺活检术，病理报告：结合免疫组织化学染色符合乳腺癌转移，考虑浸润性导管癌Ⅲ级。行NP方案化疗（酒石酸长春瑞滨44 mg/m^2 第1天、第8天；注射用卡铂0.25g/m^2 第8天），并给予保肝、止吐等治疗。化疗结束后，患者病情稳定出院。本例主要诊断应选择哪一项？（　　）

选项：

A. 乳腺癌　　B. 肺部阴影

C. 右肺上叶恶性肿瘤　　D. 肺部继发性恶性肿瘤

解析：依据《医疗保障基金结算清单填写规范》（修订版）说明一“主要诊断选择要求”第二十三条肿瘤类疾病主要诊断选择原则第三条细则“即使患者做了放疗或化疗，但是住院的目的是为了明确肿瘤诊断（如恶性程度、肿瘤范围），或是为了确诊肿瘤进行某些操作（如穿刺活检等），主要诊断仍选择原发（或继发）部位的恶性肿瘤”，本题答案应选择D。

本例为乳腺癌术后患者，因发现右肺上叶占位入院，为了明确肺占位的性质进行穿刺活检，确诊为肺继发恶性肿瘤后给予了化学治疗。按照主要诊断选择原则，不能选择肿瘤化疗为主要诊断，而应选择确诊的肺继发恶性肿瘤作为主要诊断，对应《国家医疗保障疾病诊断分类编码ICD-10（医保2.0版）》应编码为肺部继发性恶性肿瘤C78.000。

134 C79.309 小脑继发恶性肿瘤

患者女性，57 岁。主因间断头晕 1 个月入院。确诊乳腺癌 2 年余，已行 6 周期 TXH 方案化疗。入院后头颅 MRI 示：左侧小脑半球占位性病变，考虑颅内转移瘤。于全麻下行左侧小脑半球病变切除术，病理报告：小脑占位性病变，结合免疫组织化学染色支持乳腺癌转移。术后给予止血、抗感染等药物治疗，患者病情稳定出院。本例主要诊断应选择哪一项？（ ）

选项：

A. 乳腺恶性肿瘤　　B. 脑占位性病变

C. 脑继发恶性肿瘤　　D. 小脑继发恶性肿瘤

解析：依据《医疗保障基金结算清单填写规范》(修订版)说明一“主要诊断选择要求”第二十三条肿瘤类疾病主要诊断选择原则第五条细则“当治疗是针对继发部位的恶性肿瘤时，以继发部位的恶性肿瘤为主要诊断。如果原发肿瘤依然存在，原发肿瘤作为其他诊断”，本题答案应选择 D。

本例为乳腺癌患者，本次住院期间未治疗原发肿瘤，仅针对脑转移灶行手术切除，根据主要诊断选择原则，不应选择乳腺恶性肿瘤为主要诊断。在无明确病理诊断时，临床医师常使用“肿物”“占位”等诊断来代替具体的肿瘤定性。当通过活检、手术等方式明确病理诊断后，应注意及时修正诊断，体现肿瘤的组织形态学及生物学活性等，并应结合影像检查、术中所见指出肿瘤的具体部位。本例小脑占位性病变，根据术后病理明确为小脑继发恶性肿瘤。

《常用临床医学名词(2019 年版)》中对脑继发恶性肿瘤的具体部位做了进一步细化，包括额叶继发恶性肿瘤、脑干继发恶性肿瘤、脑膜继发恶性肿瘤、松果体继发恶性肿瘤、小脑继发恶性肿瘤、斜坡继发恶性肿瘤等。结合主要诊断选择原则及诊疗经过，本例应规范书写诊断为小脑继发恶性肿瘤。

肿瘤编码至少包括肿瘤部位编码和肿瘤形态学编码两部分。肿瘤部位编码的分类轴心为动态及部位。因此，编码员应根据组织学类型，结合动态编码，确定肿瘤部位编码。此案例中小脑肿瘤的原发部位为乳腺，其肿瘤形态学为浸润性导管癌，编码员易忽略继发肿瘤的编码方法，误编码于“C71.600(小脑恶性肿瘤) M85000/3(浸润性导管癌)”。编码时要注意继发肿瘤形态学编码的组织学类型编码不变，但要将动态编码由“/3”改为“/6”，以体现肿瘤为其他原发部位转移而来，并根据动态分类于 C79.3 脑和脑膜继发性恶性肿瘤。正确编码为：部位编码“C79.309”(小脑继发恶性肿瘤)，形态学编码“M85000/6”(转移性导管癌)。

135 C79.500x032 腰椎继发恶性肿瘤

患者男性，49 岁。因无明显诱因出现右侧腰部疼痛，伴右下肢疼痛 10 余天，口服镇痛药无明显改善，来院就诊。门诊拟“腰椎间盘突出症？”收入骨科。入院后 CT 检查提示：① 肝硬化，肝右叶占位？②腰 4 椎体骨质破坏，肿瘤性病变可能性大(转移瘤?)；③ 腰椎骨质增生，腰 2/3—腰 4/5 椎间盘膨出。择期行腰 4 椎体病损切除+椎管扩大减压+神经根松解术。术后病理报告：(腰 4 病灶)恶性肿瘤，考虑转移性肿瘤可能性大，免疫组织化学染色提示腰椎转移性肿瘤，肝来源？请结合临床确定来源。进一步行上腹部增强 CT 提示：肝右叶占位，考虑肝硬化合并肝癌，门静脉右支受侵及肝门区及腹主动脉旁淋巴结转移待排。普外科会诊考虑肝癌，建议转科进一步治疗，患者及家属拒绝转科并要求出院。出院诊断：肝恶性肿瘤并腹主动脉旁淋巴结转移及腰椎转移；腰椎骨增生；腰椎间盘膨出；慢性肺炎。本例主要诊断应选择哪一项？（　　）

选项：

A. 肝恶性肿瘤　　B. 腰椎继发恶性肿瘤

C. 腰椎间盘脱出　　D. 腰椎骨增生

解析：依据《医疗保障基金结算清单填写规范》(修订版)说明一"主要诊断选择要求"第二条主要诊断选择一般原则"① 消耗医疗资源最多；② 对患者健康危害最大；③ 影响住院时间最长"，第四条"一般情况下，有手术治疗的患者的主要诊断要与主要手术治疗的疾病相一致"，第二十三条肿瘤类疾病主要诊断选择原则第一条细则"当住院治疗是针对恶性肿瘤时，恶性肿瘤才有可能成为主要诊断"以及第二十三条第五条细则"当治疗是针对继发部位的恶性肿瘤时，以继发部位的恶性肿瘤为主要诊断。如果原发肿瘤依然存在，原发肿瘤作为其他诊断。如果原发恶性肿瘤在先前已被切除或根除，恶性肿瘤个人史作为其他诊断，用来指明恶性肿瘤的原发部位"，本题答案应选择 B。

患者本次住院主要目的是明确腰椎病灶性质，并行腰椎病损切除手术治疗，腰椎继发恶性肿瘤诊断明确，即使原发灶肝恶性肿瘤依然存在，但未针对原发肿瘤进行相关治疗。根据以上原则，主要诊断不能选择肝恶性肿瘤 C22.900 或腰椎间盘脱出 M51.200x001，应选择腰椎继发恶性肿瘤 C79.500x032。

136 C90.000 多发性骨髓瘤

患者男性，68 岁。因胸部疼痛半年，间断咳嗽 1 周入院。胸部 CT 示：右肺尖软组织密度影，考虑肿瘤性病变可能；胸骨、肋骨、多椎体及髂骨软组织密度影并多发骨质破坏，考虑肿瘤转移可能；双侧胸腔积液，以右侧显著。血常规：白细胞计数 19.60×10^9/L，中性粒细胞 0.394，血红蛋白 100 g/L。腹部及盆腔增强 CT 扫描未见异常。右肺尖肿物穿刺活检病理报告：浆细胞性肿瘤，提示浆细胞骨髓瘤。骨髓穿刺细胞学检查示：原始浆细胞+幼稚浆细胞占 50%。请血液科会诊后考虑多发性骨髓瘤，建议转血液内科进一步诊断治疗，患者及家属放弃进一步治疗，出院。本例主要诊断应选择哪一项？（　　）

选项：

A. 右肺恶性肿瘤　　B. 肺部继发性恶性肿瘤

C. 多发性骨髓瘤　　D. 多发性骨髓瘤髓外浸润

解析：依据《医疗保障基金结算清单填写规范》(修订版)说明一"主要诊断选择要求"

第二十三条肿瘤主要诊断选择原则第三条细则“即使患者做了放疗或化疗，但是住院的目的是明确肿瘤诊断(如恶性程度、肿瘤范围)，或是为了确诊肿瘤进行某些操作(如：穿刺活检等)，主要诊断仍选择原发(或继发)部位的恶性肿瘤”，本题答案应选择 C。

该病例虽然以明确胸部病变作为入院的原因，但肺部病变活检病理提示其胸部病变仅为多发性骨髓瘤的髓外浸润表现，进一步经骨髓细胞学检查诊断多发性骨髓瘤。因此，主要诊断仍需选择多发性骨髓瘤 C90.000。多发性骨髓瘤髓外浸润是多发性骨髓瘤常见的临床表现，主要是指多发性骨髓瘤，除了骨髓的表现以外，还可以在局部软组织形成肿块，如肺部、肝脏、骨骼、四肢软组织等出现多发性骨髓瘤浸润，多已为病程晚期。本例病因是多发性骨髓瘤，故不能选择多发性骨髓瘤髓外浸润 C90.000x009 为主要诊断。

137 C90.004† N16.1* 多发性骨髓瘤伴肾小管间质病

患者男性，74 岁。确诊多发性骨髓瘤 6 年余，发现肾功能异常 6 年，因头晕、乏力、恶心、少尿加重月余入院。入院后查血常规：血红蛋白 63 g/L。肾功能：尿素 19.12 mmol/L，肌酐 731 μmol/L，磷 1.45 mmol/L，钙 2.24 mmol/L。给予保肾、清除毒素、输血等治疗。患者病情稳定后出院。本例主要诊断应选择哪一项？ (　　)

选项：

A. 慢性肾脏病 5 期　　B. 多发性骨髓瘤伴肾病

C. 多发性骨髓瘤　　D. 肾性贫血

解析：依据《医疗保障基金结算清单填写规范》(修订版)说明一“主要诊断选择要求”第二条主要诊断选择一般原则“① 消耗医疗资源最多；② 对患者健康危害最大；③ 影响住院时间最长”，本题答案应选择 B。

疾病名称主要由病因＋部位＋病理＋临床表现组成。疾病名称的完整性和准确性对于正确编码起着关键性作用。临床已经明确慢性肾脏病 5 期，病因为 6 年前确诊的多发性骨髓瘤，住院目的是为改善肾功能，主要诊断应选择为多发性骨髓瘤伴肾病。《ICD-10 国家临床版 2.0》中编码为多发性骨髓瘤肾病 C90.000x003† N16.1*，《ICD-10 国家医保版 2.0》中多发性骨髓瘤肾病的编码为多发性骨髓瘤伴肾小管间质病 C90.004† N16.1*。A 选项慢性肾功能 5 期不能反映病因，C 选项目多发性骨髓瘤不是本次住院确诊的，D 选项肾性贫血是并发症，都不宜作为主要诊断。

138 C92.402 急性髓系白血病，M3 型

患者女性，17 岁。以发热、咽痛 2 周入院。入院后查血常规：白细胞计数 1.13×10^9/L，血红蛋白 75 g/L，血小板计数 41×10^9/L，中性粒细胞 0.08，淋巴细胞 0.781，C 反应蛋白 145.94 mg/L；凝血酶原时间 17.8 s，部分活化凝血酶时间 47.8 s，纤维蛋白原 3.3 g/L。骨髓穿刺细胞学检查初步考虑急性髓系白血病。融合基因检查结果：PML-RARa 阳性，考虑急性早幼粒细胞白血病。给予维 A 酸、亚砷酸双诱导治疗，化疗后出现骨髓抑制、肺

部感染，给予抗感染、升白细胞、补充血小板、补充红细胞等对症支持治疗，患者病情好转后出院。本例主要诊断从编码角度考虑应选择哪一项？（　　）

选项：

A. 急性早幼粒细胞白血病　　B. 急性髓系白血病

C. 急性髓细胞白血病，M3型　　D. 肺部感染

解析：依据《医疗保障基金结算清单填写规范》(修订版)说明一"主要诊断选择要求"第二十三条肿瘤类疾病主要诊断选择原则第三条细则"即使患者做了放疗或化疗，但是住院目的是明确肿瘤诊断(如恶性程度、肿瘤范围等)，或是为了确诊肿瘤进行某些操作(如：穿刺活检等)，主要诊断仍选择原发(或继发)部位的恶性肿瘤"，本题答案应选择C。

根据白血病英美合作组(FAB)分类法，急性髓细胞性白血病(AML)分为8型，即M0(急性髓系白血病微分化型)、M1(急性粒细胞白血病未分化型)、M2(急性粒细胞性白血病部分分化型)、M3(急性早幼粒细胞白血病)、M4(急性粒单核细胞白血病)、M5(急性单核细胞白血病)、M6(红白血病)、M7(急性巨核细胞白血病)。编码员需结合病理分型编码，因此该例患者主要诊断应为急性早幼粒细胞白血病C92.400或急性髓系白血病C92.000x004，但C92.400不属于CHS-DRG分组器主诊断编码(灰码)，不能入组，因此本例主要诊断应选择更准确的诊断急性髓细胞白血病，M3型C92.402。

139 D02.200x002 肺原位癌

患者女性，40岁。3年前体检行胸部CT检查见左肺阴影，未予特殊处理，平日无咳嗽咳痰、发热、乏力、胸闷、气短等不适。1周前复查胸部CT提示左肺上叶尖后段磨玻璃小结节，较前明显增大，为进一步诊治入院。入院后完善相关检查，于全麻下行单孔胸腔镜下左肺上叶楔形切除术，术中快速冷冻切片病理检查：考虑原位腺癌，切缘未见癌；局部纤维间质内见个别腺体生长。术后给予抗感染、抑酸止吐等治疗，患者病情稳定出院。本例主要诊断应选择哪一项？（　　）

选项：

A. 肺占位性病变　　B. 肺原位癌

C. 左肺上叶腺癌　　D. 左肺上叶肿瘤

解析：根据《外科学(第9版)》(全国高等学校教材)，肿瘤的正确诊断是肿瘤治疗的先决条件，它不仅应该包括肿瘤的部位和病变的性质，对恶性肿瘤还应该包括病变的恶性程度以及分期。国际抗癌联盟按照肿瘤(T)、淋巴结转移(N)和远处转移(M)情况对肺癌进行TNM分期。依据《医疗保障基金结算清单填写规范》(修订版)说明一"主要诊断选择要求"第二十三条肿瘤类疾病主要诊断选择原则第三条细则"即使患者做了放疗或化疗，但是住院目的是明确肿瘤诊断(如恶性程度、肿瘤范围等)，或是为了确诊肿瘤进行某些操作(如：穿刺活检等)，主要诊断仍选择原发(或继发)部位的恶性肿瘤"，本题答案应选择B。

在ICD-10中，肿瘤的编码包含部位编码和形态学编码两部分，体现了肿瘤的良性、原位癌、恶性、交界性、动态未知、转移性，分类的目的在于明确肿瘤性质、组织来源，有助于选择治疗方案并能提示预后。如果医师书写肺癌诊断名称时未能体现疾病的最终病理结果，则会对编码的准确性造成影响。例如左肺上叶腺癌，疾病编码为“C34.100x003 左肺上叶恶性肿瘤”；左肺上叶原位腺癌，疾病编码则为“D02.200x002 肺原位癌”。因此，本例术后病理报告原位腺癌，临床医师不应诊断为“左肺上叶占位”或“左肺上叶腺癌”，应根据病理结果修正诊断为“左肺上叶原位腺癌”，疾病编码为“肺原位癌 D02.200x002”。根据肺癌诊断书写要求，临床医师书写肺原位癌诊断时也应注明TNM分期。

140 D06.700 宫颈其他部位的原位癌

患者女性，50岁。因健康体检发现宫颈上皮内瘤变1个月入院。入院后行宫颈高频电刀环切术，术后病理诊断：鳞状交界处高级别鳞状上皮内病变(CINⅢ级)。择期行腹式全子宫＋双侧附件切除术，术中发现膀胱宫颈间隙界限欠清，予分离时导致膀胱顶部出现裂伤，伤口约1 cm，行膀胱裂伤修补术。术后患者恢复良好，病情好转出院。本例主要诊断应选择哪一项？ (　　)

选项：

A. 操作中膀胱损伤　　B. 宫颈其他部位的原位癌

C. 子宫颈上皮内瘤变Ⅲ级[CINⅢ级]　　D. 全子宫切除术后

解析：依据《医疗保障基金结算清单填写规范》(修订版)说明一“主要诊断选择要求”第六条“择期手术后出现的并发症，应作为其他诊断填写，而不应作为主要诊断”，本题答案应选择B。

本例因CIN Ⅲ级择期行腹式全子宫＋双侧附件切除术，术中出现膀胱损伤，根据以上原则，主要诊断不能选择择期手术发生的并发症膀胱损伤。D选项则为手术后状态，本次住院针对CIN Ⅲ级实施了腹式全子宫＋双侧附件切除术，故也不能作为主要诊断。本例答案也不能选择C选项，子宫颈上皮内瘤变Ⅲ级[CINⅢ级]。

国际疾病分类(ICD-10)对于宫颈上皮内瘤变采取3级分类，将子宫颈发育不良三级(CIN Ⅲ级)按原位癌分类，发育不良Ⅰ级和Ⅱ级按身体系统疾病分类。因此，编码宫颈上皮内瘤变时应注意区分其病变程度分级。此案例中宫颈上皮内瘤变为CIN Ⅲ级，形态学编码为“M80770/2”，编码库中存在与医师书写的诊断名称完全一致的条目“子宫颈上皮内瘤变Ⅲ级[CINⅢ级]D06.900x002”，但“D06.9 宫颈未特指的原位癌”的亚目分类含义为不明确具体部位的宫颈原位癌，未能如实体现该院临床医师的诊疗水平。在编码时需要注意的是，ICD-10将“D06 宫颈原位癌”按解剖部位细分为D06.0 宫颈内膜原位癌、D06.1 宫颈外膜原位癌、D06.7 宫颈其他部位的原位癌。根据术后病理，可以明确此案例的原位癌发生部位为宫颈鳞状交界处，故正确编码应为“宫颈其他部位的原位癌 D06.700”。

141 D12.400 降结肠良性肿瘤

患者女性,46岁。既往肠结核病史20年,已治愈。7天前无明显诱因出现右下腹胀痛,疼痛评分1分,伴有右侧髋骨放射痛,疼痛与体位变化、排气、排便及进食无关。门诊以“下腹痛待查”收入院。结肠镜示:降结肠见一0.5 cm×0.5 cm山田Ⅱ型息肉,NBI观察呈NICE分型2型。行结肠黏膜切除术。病理报告:管状腺瘤。术后给予解痉、调节肠道菌群等治疗,患者腹痛症状基本缓解,出院。本例主要诊断应选择哪一项? ( )

选项:

A. 肠结核　　B. 下腹痛

C. 降结肠息肉　　D. 降结肠良性肿瘤

解析: 腹痛是临床常见的症状,多数由腹部脏器疾病引起,但腹腔外疾病及全身性疾病也可引起腹痛。腹痛的病因较多,发病机制复杂。本例患者因下腹痛入院,通过结肠镜检查明确其病因为结肠息肉。依据《医疗保障基金结算清单填写规范》(修订版)说明一“主要诊断选择要求”第十条“当症状、体征和不确定情况有相关的明确诊断时,该诊断应作为主要诊断”以及诊疗经过,本例主要诊断不能选择选项B“下腹痛”,应选择其病因诊断作为主要诊断。故本题答案应选择D。

根据《结肠息肉的疾病分类编码分析》及《DRGs疾病与手术操作编码和报告指南》等文献资料,结肠息肉是结肠黏膜的各种局限性隆起性病变,按病理可分为肿瘤性息肉和非肿瘤性息肉两类。非肿瘤性息肉临床上最常见的是增生性息肉和炎性息肉。病理类型不同,疾病编码也不同。以降结肠为例,增生性息肉、炎性息肉的疾病编码分别为K63.502降结肠息肉、K51.401结肠炎性息肉,而肿瘤性息肉的疾病编码为D12.400降结肠良性肿瘤。因此,临床医师书写结肠息肉诊断时,应注意区分具体病理类型。本例结肠息肉病理报告:管状腺瘤。选项C“降结肠息肉”不符合病理诊断,不应作为主要诊断。肠结核为既往病史且本次无医疗活动,排除选项A“肠结核”为主要诊断。综上所述,本例主要诊断编码为D12.400降结肠良性肿瘤,同时附加肿瘤形态学编码M82110/0管状腺瘤。

142 D37.100x002 胃交界性肿瘤

患者男性,67岁。因确诊胃间质瘤10天入院。入院后完善相关检查后,择期行腹腔镜下胃病损切除术,术后病理诊断:胃间质瘤。术后3小时患者突发气促,急查心电图、心肌酶等确诊急性心肌梗死,经抢救后转重症监护科,行有创呼吸机辅助通气、抗凝、溶栓等治疗,患者恢复情况好,出院。本例主要诊断应选择哪一项? ( )

选项:

A. 胃良性肿瘤　　B. 胃肿瘤

C. 胃交界性肿瘤　　D. 手术后心肌梗死

解析: 根据《医疗保障基金结算清单填写规范》(修订版)说明一“主要诊断选择要求”第六条“择期手术后出现的并发症,应作为其他诊断填写,而不应作为主要诊断”,本题答案应选择 C。

本例患者因胃间质瘤入院行择期手术，手术后出现急性心肌梗死，虽然急性心肌梗死更为严重，但按照以上主要诊断选择原则，结合本例行腹腔镜下胃病损切除术，应选择原发疾病胃间质瘤作为主要诊断。胃间质瘤是胃肠道间质瘤中最常见的一种，胃肠道间质瘤亦称胃肠道间叶源性肿瘤，是指起源于卡哈尔间质细胞的软组织肉瘤。本例患者本次入院治疗的疾病与手术目的均为解决胃间质瘤，故病案首页的主要诊断编码为 D37.100x002 胃交界性肿瘤，同时根据手术病理诊断，需要附加肿瘤形态学编码 M89900/1 间叶瘤。

143　D17.700x016 肾脂肪瘤

患者女性，33 岁。因鼻咽癌放疗后，左肾占位 3 月余收入院。入院后完善相关检查，MRI 提示：鼻咽癌治疗后改变，复查大致同前。泌尿系 CT 提示：左肾占位，考虑血管平滑肌脂肪瘤可能性大。排除手术禁忌证，择期行腹腔镜下左肾肿瘤切除术，术程顺利。术后病理报告：（左肾肿瘤）符合血管平滑肌脂肪瘤（错构瘤）。术后予以预防感染、护胃及补液支持等对症治疗，患者病情好转出院。出院诊断：肾错构瘤、肺炎、鼻咽恶性肿瘤。本例主要诊断应选择哪一项？（　　）

选项：

A. 肾脂肪瘤　　　　B. 血管平滑肌脂肪瘤

C. 肾良性肿瘤　　　　D. 肾错构瘤

解析：依据《医疗保障基金结算清单填写规范》（修订版）说明一“主要诊断选择要求”第二条主要诊断选择一般原则“① 消耗医疗资源最多；② 对患者健康危害最大；③ 影响住院时间最长”，第四条“一般情况下，有手术治疗的患者的主要诊断要与主要手术治疗的疾病相一致”以及第二十三条肿瘤类疾病主要诊断选择原则第一条细则“当住院治疗是针对恶性肿瘤时，恶性肿瘤才有可能成为主要诊断”，本题答案应选择 A。

本例为鼻咽癌患者，但本次住院主要针对肾占位性质进行确诊并行腹腔镜下左肾肿瘤切除术，肾占位性质病理诊断明确为肾血管平滑肌脂肪瘤（肾错构瘤）。错构瘤是胚胎发育异常使正常的组织在发育过程中出现错误的组合、排列，因而导致的类瘤样畸形。错构瘤不是真性肿瘤，属于先天性的疾病，根据其病因国际疾病分类（ICD-10）将其分类于“先天性畸形、变形和染色体异常”。而临床所说的肾错构瘤多为肾血管平滑肌脂肪瘤，属于良性肿瘤。编码员应结合病理检查结果进行判断，不可仅凭医生诊断名称给予疾病编码。根据病理组织形态学分类，本例主要诊断应为 D17.700x016 肾脂肪瘤，而不是 D30.000 肾良性肿瘤，也不能选择 Q85.903 肾错构瘤作为主要诊断。

144　D18.013 肝血管瘤

患者女性，50 岁。降结肠腺癌术后 7 月余，已行 5 周期 XELOX 方案化疗，为行进一步治疗入院。入院后结肠镜检查示：肠道吻合口溃疡。腹盆部 CT 示：结肠癌术后改变；肾囊肿；肝实质内见多发大小不等略低密度影，最大者 74 mm×61 mm×57 mm。影像诊断：肝脏多发血管瘤。在局麻下行经皮超选择肝动脉造影，使用平阳霉素 8 mg 与聚乙烯醇栓塞微球（100～300 μm，白色型）1 g 混合制成悬浊液，对肝血管瘤供血动脉行栓塞治疗。术后给予水化、抑酸、保护胃黏膜等治疗，患者病情稳定出院。本例主要诊断应选择哪一项？（　　）

选项：

A. 降结肠恶性肿瘤　　B. 肝血管瘤

C. 肾囊肿　　D. 结肠吻合口溃疡

解析：依据《医疗保障基金结算清单填写规范》（修订版）说明一“主要诊断选择要求”第十五条各种原因导致原诊疗计划未执行时主要诊断选择原则第二条细则“当针对某种导致原诊疗计划未执行的疾病（或情况）做了相应的诊疗时，选择该疾病（或情况）作为主要诊断，拟诊疗的疾病为作为其他诊断”，本题答案应选择 B。

本例为降结肠腺癌术后已行 5 周期化疗的患者，入院后查腹部 CT 及结肠镜未见降结肠癌复发、转移迹象，结合 CT 检查及肝动脉造影结果诊断为肝血管瘤，考虑血管瘤巨大，有手术指征，遂行介入治疗。本次住院期间未按原诊疗计划对降结肠腺癌进一步治疗，仅针对“肝血管瘤”进行介入治疗。根据主要诊断选择原则及诊疗经过，不应选择选项 A“降结肠恶性肿瘤”为主要诊断；选项 C“肾囊肿”为本次住院检查发现的疾病，并未进行治疗，也不能作为主要诊断；选项 D“结肠吻合口溃疡”为入院时存在的病理状态，非本次住院主要治疗的疾病。综上，本例应选择本次住院治疗的主要疾病肝血管瘤 D18.013 为主要诊断。

145　D35.100 甲状旁腺良性肿瘤

患者女性，61 岁。因食欲缺乏，偶有恶心、呕吐，伴双下肢骨痛半个月，在当地医院查全段甲状旁腺素 245.17 pg/ml（正常参考值 8～65 pg/ml），血清总钙 3.20 mmol/L（正常参考值 2.2～2.7 mmol/L）。考虑甲状旁腺功能亢进，为求进一步诊疗入院。入院后甲状腺双时相显像＋脏器断层扫描示：甲状腺右叶下极后下方显像剂浓聚影，考虑甲状旁腺腺瘤。在全麻下行右下甲状旁腺摘除术。术后病理报告：甲状旁腺腺瘤。术后患者病情稳定后出院。本例主要诊断应选择哪一项？（　　）

选项：

A. 甲状旁腺功能亢进　　B. 原发性甲状旁腺功能亢进

C. 甲状旁腺腺瘤　　D. 高钙血症

解析：依据《医疗保障基金结算清单填写规范》（修订版）说明一“主要诊断选择要求”第二条主要诊断选择一般原则“① 消耗医疗资源最多；② 对患者健康危害最大；③ 影响住院时间最长”以及第四条“一般情况下，有手术治疗的患者的主要诊断要与主要手术治疗的疾病相一致”，本题答案应选择 C。

根据《内科学（第 9 版）》（全国高等学校教材），甲状旁腺功能亢进症可分为原发性、继发性和散发性三类。原发性甲状旁腺功能亢进症是由于甲状旁腺本身病变引起甲状旁腺激素(PTH)合成与分泌过多,导致血钙增高和血磷降低。原发性甲状旁腺功能亢进症的甲状旁腺组织病理改变包括甲状旁腺腺瘤、增生或腺癌三种。本例考虑为甲状旁腺腺瘤导致原发性甲状旁腺功能亢进,并针对甲状旁腺腺瘤进行手术切除治疗。根据主要诊断选择原则及诊疗经过,本例明确诊断引起甲状旁腺功能亢进的病因是甲状旁腺腺瘤,故不能选择选项 A 和选项 B 作为主要诊断。选项 D“高钙血症”是甲状旁腺腺瘤所致的临床表现之一,也不能作为并发症。因此,应选择甲状旁腺腺瘤为主要诊断,主要诊断编码为 D35.100 甲状旁腺良性肿瘤,同时附加肿瘤形态学编码 M81400/0。

146　C79.507 上肢骨继发恶性肿瘤

患者男性,86 岁。10 天前左上臂疼痛不适,不能活动,在当地医院就诊,X 线检查左侧肱骨中段骨折伴周围骨质坏死,门诊以“肱骨骨折”收住院。入院后行肱骨病损切除及肱骨骨折切开内固定术,术后病理报告提示为转移性肾透明细胞癌。本例主要诊断应选择哪一项?　(　　)

选项:

A. 肾恶性肿瘤　　B. 上肢骨继发恶性肿瘤

C. 肱骨骨折　　D. 肿瘤性病理性骨折

解析: 依据《医疗保障基金结算清单填写规范》(修订版)说明一“主要诊断选择要求”第二条主要诊断选择一般原则“① 消耗医疗资源最多;② 对患者健康危害最大;③ 影响住院时间最长”,第二十三条肿瘤类疾病主要诊断选择原则第一条细则“当住院治疗是针对恶性肿瘤时,恶性肿瘤才有可能成为主要诊断”以及第二十三条第五条细则“当治疗是针对继发部位的恶性肿瘤时,以继发部位的恶性肿瘤为主要诊断。如果原发肿瘤依然存在,原发肿瘤作为其他诊断。如果原发恶性肿瘤在先前已被切除或根除,恶性肿瘤个人史作为其他诊断,用来指明恶性肿瘤的原发部位”,本题答案应选择 B。

患者本次住院对上肢骨继发恶性肿瘤做了手术治疗。根据以上原则,主要诊断不能选择肾恶性肿瘤或肱骨骨折,应选择 C79.507 上肢骨继发恶性肿瘤为主要诊断,其他诊断中再补充填写肿瘤性病理性骨折 D48.903† M90.7*。

147　D48.906† D63.0* 肿瘤性贫血

患者女性,47 岁。确诊宫颈恶性肿瘤 2 年,已完成周期性放疗和化疗。因乏力、食欲缺乏 1 周就诊,门诊查血常规:白细胞计数 18.4×10^9/L,中性粒细胞计数 17.4×10^9/L,血红蛋白 52.0 g/L,血小板计数 290×10^9/L。门诊以“宫颈恶性肿瘤,重度贫血”收住院。入院后给予输注红细胞悬液、营养支持等治疗,患者贫血和症状改善后出院。本例主要诊断应选择哪一项?　(　　)

选项：

A. 宫颈恶性肿瘤　　　　B. 肿瘤性贫血

C. 慢性女性盆腔炎　　　　D. 恶性肿瘤支持治疗

解析：依据《医疗保障基金结算清单填写规范》(修订版)说明一“主要诊断选择要求”第二条主要诊断选择一般原则“① 消耗医疗资源最多；② 对患者健康危害最大；③ 影响住院时间最长”，第二十三条肿瘤类疾病主要诊断选择原则第一条细则“当住院治疗是针对恶性肿瘤时，恶性肿瘤才有可能成为主要诊断”以及第二十三条第六条细则“恶性肿瘤引起的贫血，如果患者为治疗恶性肿瘤相关的贫血而入院，且仅对贫血进行了治疗，应选肿瘤疾病引起的贫血作为主要诊断，恶性肿瘤作为其他诊断”，本题答案应选择B。

本例患者本次入院是因为恶性肿瘤相关的贫血的症状体征，入院后仅对贫血进行了治疗，因此应选择D48.906† D63.0* 肿瘤性贫血作为主要诊断，而不能选择宫颈恶性肿瘤、恶性肿瘤支持治疗等。

148　D61.101 化疗后骨髓抑制

患者女性，37岁。确诊急性单核细胞白血病2月余，因白细胞减低1周入院。2个月前确诊急性单核细胞白血病，给予化疗，化疗结束后1周出现白细胞减低。查体：结膜苍白，贫血貌。血常规：白细胞计数 $0.59\times10^9/L$；中性粒细胞计数 $0.05\times10^9/L$，红细胞计数 $2.66\times10^{12}/L$，血小板计数 $78\times10^9/L$，血红蛋白86 g/L。给予升白细胞、升血小板、输血、预防性抗感染等对症支持治疗，患者病情好转后出院。本例主要诊断应选择哪一项？　（　　）

选项：

A. 化疗后骨髓抑制　　　　B. 急性单核细胞性白血病(M5型)

C. 血小板减少　　　　D. 白细胞减少

解析：依据《医疗保障基金结算清单填写规范》(修订版)说明一“主要诊断选择要求”第二十三条肿瘤类疾病主要诊断选择原则第六条细则“当只是针对恶性肿瘤/或为治疗恶性肿瘤所造成的并发症进行治疗时，选择该并发症作为主要诊断，恶性肿瘤作为其他诊断”，本题答案应选择A。

结合本案例，患者患急性单核细胞性白血病(M5型)，化疗后引起骨髓抑制，且本次住院为治疗化疗后骨髓抑制，且仅对化疗后骨髓抑制进行了升白细胞、升血小板、输血等治疗。血小板减少、白细胞减少只是化疗后骨髓抑制的临床表现，不能作为主要诊断。应选化疗后骨髓抑制D61.101作为主要诊断，恶性肿瘤急性单核细胞性白血病(M5型)C93.003作为第一个其他诊断。

149　D73.100 脾功能亢进

患者男性，68岁。以乏力伴皮肤瘀斑1年入院。既往慢性乙型病毒性肝炎病史20

年，因肝硬化失代偿期反复多次住院治疗。本次入院后查血常规：白细胞计数 $1.13\times10^9/L$，血红蛋白 75 g/L，血小板计数 $41\times10^9/L$。腹部超声检查示脾大。于全麻下行腹腔镜下脾切除术，手术顺利，术后患者恢复良好，病情改善出院。本例主要诊断应选择哪一项？ （ ）

选项：

A. 脾大　　B. 脾功能亢进

C. 乙型肝炎后肝硬化失代偿期　　D. 肝硬化失代偿期

解析：依据《医疗保障基金结算清单填写规范》(修订版)说明一"主要诊断选择要求"第二条主要诊断选择一般原则"① 消耗医疗资源最多；② 对患者健康危害最大；③ 影响住院时间最长"，第四条"一般情况下，有手术治疗的患者的主要诊断要与主要手术治疗的疾病相一致"以及《医疗保障基金结算清单编码填报规范(试行)》第六十三条"脾功能亢进(D73.1)不包括未特指的脾大(R16.1)和先天性脾大(Q89.0)。脾功能亢进和脾大临床未明确病因时，可作为主要编码；有明确病因，针对肝硬化失代偿引起的脾功能亢进手术治疗(脾切除)时，选择脾功能亢进(D73.1)作为主要编码"，本题答案应选择 B。

患者本次入院针对脾功能亢进实施脾切除术。选项 A"脾大"为脾功能亢进的体征之一；选项 C"乙型肝炎后肝硬化失代偿期"为基础性疾病，应作为其他诊断书写；选项 D"肝硬化失代偿期"未明确病因，不应作为其他诊断。综上所述，本例主要诊断应为 D73.100 脾功能亢进。

【第七章习题答案】

习题序号	正确答案选项	习题序号	正确答案选项	习题序号	正确答案选项
123	C	132	C	141	D
124	A	133	D	142	C
125	D	134	D	143	A
126	B	135	B	144	B
127	D	136	C	145	C
128	A	137	B	146	B
129	B	138	C	147	B
130	D	139	B	148	A
131	C	140	B	149	B

第八章　E00—E90 内分泌、营养和代谢疾病

150　E03.202 医源性甲状腺功能减退症

患者女性，59 岁。主因甲状腺功能亢进碘-131（^{131}I）治疗后继发性甲状腺功能减退 6 年，左下肢水肿 6 天入院。既往高血压病史 8 年。入院后颈部超声检查示：甲状腺测值小，回声欠均质。肢体血管超声检查示：双侧小腿肌间静脉未见明显异常。四肢多普勒检查、动脉硬化监测、经皮氧分压检测均未见异常。血常规：白细胞计数 8.90×10^9/L，中性粒细胞 0.793，淋巴细胞 0.143，血红蛋白 115 g/L，血小板计数 317×10^9/L。甲状腺功能 8 项：游离三碘甲状腺原氨酸<1.64 pmol/L，游离甲状腺素<5.15 pmol/L，高灵敏血清促甲状腺激素 32.309 mU/L，甲状腺球蛋白抗体 188.60 U/ml，甲状腺过氧化物酶抗体 25.45 U/ml，三碘甲状腺原氨酸 0.46 nmol/L，甲状腺素<38.61 nmol/L。临床诊断为医源性甲状腺功能减退症、胫前黏液性水肿、高血压病 3 级（极高危）等。给予补充左甲状腺素、局部外用药物治疗，病情好转出院。本例主要诊断应选择哪一项？　（　　）

选项：

A. 医源性甲状腺功能减退症　　B. 黏液性水肿

C. 高血压病 3 级（极高危）　　D. 甲亢碘-131 治疗后

解析： 依据《医疗保障基金结算清单填写规范》（修订版）说明一"主要诊断选择要求"第二条主要诊断选择一般原则"① 消耗医疗资源最多；② 对患者健康危害最大；③ 影响住院时间最长"以及第八条"当住院是为了治疗手术和其他治疗的并发症时，该并发症作为主要诊断，当该并发症被编在 T80—T88 系列时，由于编码在描述并发症方面缺少必要的特性，需要另编码对该并发症进行说明"，本题答案应选择 A。

患者本次住院主要原因为甲状腺功能亢进放射性碘治疗后发生的甲状腺功能减退症，根据以上原则，主要诊断应选择疾病的病因诊断医源性甲状腺功能减退症，编码为 E03.202。

151　E03.802 原发性甲状腺功能减退症

患者女性，58 岁。患者近 6 年来记忆力减退，懒言，畏寒、四肢乏力，尚能行走持物。近 1 个月来四肢乏力加重伴食欲不振，在某诊所治疗（具体不详）无明显改善。门诊完成相关实验室检查：红细胞计数 3.03×10^{12}/L，血红蛋白 101 g/L；总胆固醇 8.60 mmol/L，甘油三酯 2.12 mmol/L；游离三碘甲状腺原氨酸 2.34 pmol/L，游离甲状腺激素 0.01 pmol/L，

超敏促甲状腺激素 >49.100 μU/ml，aTPO >1 300 U/ml，aTG >500U/ml，TRAb 0.62 IU/L。甲状腺超声检查示：甲状腺实质弥漫性病变。门诊拟“桥本甲状腺炎？”收住院进一步治疗。入院后患者拒绝行甲状腺穿刺活组织检查，予补充甲状腺激素及对症治疗等，患者症状改善后出院。本例主要诊断应选择哪一项？（　　）

选项：

A. 桥本甲状腺炎　　B. 原发性甲状腺功能减退症

C. 轻度贫血　　D. 高脂血症

解析：依据《医疗保障基金结算清单填写规范》(修订版)说明一“主要诊断选择要求”第十一条“当有明确的临床症状和相关的疑似诊断时，优先选择明确的临床症状做主要诊断。疑似的诊断作为其他诊断”，本题答案应选择 B。

甲状腺功能减退简称“甲减”，是由各种原因导致的低甲状腺激素血症或甲状腺激素抵抗而引起的全身性低代谢综合征。根据病变发生的部位可分为三类：① 原发性甲减：由甲状腺腺体本身病变引起的甲减，占全部甲减的 95%以上，且 90%以上的原发性甲减是由自身免疫、甲状腺手术和甲亢 ^{131}I 治疗所致；② 中枢性甲减；③ 甲状腺激素抵抗综合征。

成人甲减的主要病因是：① 自身免疫损伤，最常见的原因是自身免疫性甲状腺炎，包括桥本甲状腺炎、萎缩性甲状腺炎、产后甲状腺炎等；② 甲状腺破坏；③ 碘过量；④ 抗甲状腺药物。本例根据临床表现及实验室检查符合原发性甲状腺功能减退症的诊断，且考虑由自身免疫损伤引起，但由于未做甲状腺穿刺活组织检查，具体病因暂无法明确。患者本次住院主要对甲减进行了治疗，而没有针对桥本甲状腺炎进行甲状腺穿刺活组织检查，桥本甲状腺炎只能作为疑诊，所以应优先选择原发性甲状腺功能减退症 E03.802 为主要诊断。

152　E03.802 原发性甲状腺功能减退症

患者女性，51 岁。因疲乏、怕冷、困倦、便秘 3 个月，双下肢水肿 5 天就诊。门诊甲状腺功能检查：游离三碘甲状腺原氨酸 4.44 pmol/L，游离甲状腺激素 8.41 pmol/L，超敏促甲状腺激素 7.340 μU/ml。门诊拟“甲状腺功能减退症”收住院。入院后查尿常规、心功能、头颅 MRI 未见异常，甲状腺超声检查提示甲状腺肿大。给予补充甲状腺素、降脂及对症治疗等，患者症状改善出院。本例主要诊断应选择哪一项？（　　）

选项：

A. 下肢水肿　　B. 甲状腺肿

C. 便秘　　D. 原发性甲状腺功能减退症

解析：依据《医疗保障基金结算清单填写规范》(修订版)说明一“主要诊断选择要求”第十条“当症状、体征和不确定情况有相关的明确诊断时，该诊断应作为主要诊断”，本题答案应选择 D。

甲状腺功能减退症的临床表现主要以代谢率降低和交感神经兴奋性下降为主。典型患者畏寒、乏力、手足有肿胀感、嗜睡、记忆力减退、少汗、关节疼痛、体重增加、便秘，女性月经紊乱或者月经过多、不孕。原发性甲减可见血清促甲状腺激素增高、总甲状腺素和游离甲状腺素均降低。本例患者因疲乏、怕冷、困倦、便秘、下肢水肿等症状入院，经实验室检查确诊甲状腺功能减退症。本题中选项 A“下肢水肿”、选项 B“甲状腺肿”、选项 C“便秘”均由甲状腺功能减退引起的症状、体征，不应作为主要诊断。根据以上原则，本例主要诊断应选择原发性甲状腺功能减退症 E03.802。

153 E04.100 非毒性单个甲状腺结节

患者男性，48 岁。2 年前发现颈前约鹌鹑蛋大小肿块，无明显症状，曾行甲状腺超声检查提示甲状腺结节，未行特殊处理。3 个月前自觉颈前肿块较前明显增大，约鸡蛋大小。来院就诊，查甲状腺功能正常，甲状腺彩色超声检查示：甲状腺右叶结节，大小约 60 mm×38 mm×24 mm。甲状腺穿刺活组织检查病理报告：甲状腺良性病变。为行甲状腺病灶切除术收住院。但入院后第二天，患者因家中有急事，未行手术，自动出院。本例主要诊断应选择哪一项？ (　　)

选项：

A. 非毒性单个甲状腺结节

B. 由于其他和未特指原因而使患者决定不进行操作

C. 甲状腺术后

D. 甲状腺肿物

解析：依据《医疗保障基金结算清单填写规范》(修订版)说明一“主要诊断选择要求”第十五条各种原因导致原诊疗计划未执行时主要诊断选择原则第一条细则“未做其他诊疗情况下出院的，仍选择拟诊疗的疾病为主要诊断，并将影响患者原计划未执行的原因写入其他诊断”，本题答案应选择 A。

患者本次入院原因为单个甲状腺结节，拟行手术治疗，但最终放弃治疗出院，故本例主要诊断应为非毒性单个甲状腺结节 E04.100。患者原因导致未完成治疗的情况，其他诊断应增加补充性编码说明。编码 Z53(为特殊操作而与保健机构接触的人，但操作未进行)用于表示诊疗未按原计划进行，其含义较为特殊。主要运用的场景参考《医疗保障基金结算清单填写规范》(修订版)说明一“主要诊断选择要求”第十五条，作为患者原计划未执行的原因写入其他诊断。Z53 又分为以下几种情况：Z53.0 由于禁忌证而未进行操作；Z53.1 由于信仰或群体压力而使病人决定不进行操作；Z53.2 由于其他和未特指的原因而使病人决定不进行操作；Z53.8 由于其他原因而未进行操作；Z53.9 由于未特指原因而未进行操作。本例患者因家中有急事而未行手术治疗，可归类到 Z53.2 由于其他和未特指的原因而使患者决定不进行操作，并作为其他诊断，编码为 Z53.200x001 因患者原因未进行操作。

154　E05.001 弥漫性甲状腺肿伴甲状腺功能亢进

患者女性，56 岁。主因畏热、心慌、手抖 2 年，双眼发红 1 年，症状加重 2 个月入院。既往高血压病史 10 年，糖尿病病史 2 年。入院后颈部超声检查示：甲状腺双侧叶稍大，腺体回声增粗、不均质。心电图示：窦性心动过速，ST-T 改变。下肢血管超声检查示：双下肢动脉内膜面粗糙，双侧股总动脉粥样硬化斑块形成。常规实验室检查：钾 3.31 mmol/L，磷 1.53 mmol/L；天门冬氨酸氨基转移酶 11.3 U/L，总蛋白 61.7 g/L，球蛋白 17.5 g/L，白蛋白/球蛋白 2.53，甘油三酯 2.11 mmol/L，糖化血红蛋白 6.9%，尿糖(2+)。甲状腺功能：游离三碘甲状腺原氨酸 35.72 pmol/L，游离甲状腺素 43.14 pmol/L，高灵敏血清促甲状腺激素<0.004 mU/L，甲状腺过氧化物酶抗体(TPO-AB)206.00 U/ml，甲状腺结合球蛋白(TG)3.30 μg/L，三碘甲状腺原氨酸 7.77 nmol/L，甲状腺素 239.01 nmol/L。骨代谢相关标志物：甲状旁腺激素 259.60 pg/ml。眼科会诊：球结膜充血(2+)，右眼颞侧、左眼鼻侧球结膜水肿。临床诊断：弥漫性甲状腺肿；甲状腺功能亢进症；甲状腺相关性眼病；高血压病 3 级(极高危)；高脂血症。给予抗甲状腺药物、降糖、降压、调脂等治疗，患者病情好转出院。本例主要诊断应选择哪一项？　(　　)

选项：

A. 弥漫性甲状腺肿伴甲状腺功能亢进

B. 甲状腺功能障碍性突眼

C. 高血压病 3 级(极高危)

D. 高脂血症

解析： 依据《医疗保障基金结算清单填写规范》(修订版)说明一“主要诊断选择要求”第二条主要诊断选择一般原则“① 消耗医疗资源最多；② 对患者健康危害最大；③ 影响住院时间最长”以及第十四条“如果确定有 2 个或 2 个以上诊断同样符合主要诊断标准，在编码指南无法提供参考的情况下，应视具体情况根据原则 2 正确选择主要诊断”，本题答案应选择 A。

导致患者本次就医主要原因的疾病为弥漫性甲状腺肿伴甲状腺功能亢进。甲状腺功能障碍性突眼是临床表现，高血压和高脂血症不是本次住院诊疗的目的，都不宜作为主要诊断。因此，主要诊断应选择本次就医治疗的主要疾病弥漫性甲状腺肿伴甲状腺功能亢进 E05.001。

155　E05.202 结节性甲状腺肿伴甲状腺功能亢进

患者女性，45 岁。因近 4 个月多食易饥，多汗怕热，心悸、活动后气促，易怒，伴睡眠不佳，体重下降约 8 kg 来院就诊。心电图检查示：窦性心动过速。甲状腺超声检查示：甲状腺(右叶)多个实性结节，最大大小约 5 mm×3 mm，TI-RADS 2 类。甲状腺功能检查：三碘甲状腺原氨酸 8.96 nmol/L，甲状腺激素 342.59 nmol/L，游离三碘甲状腺原氨酸 39.88 pmol/L，游离甲状腺激素 68.46 pmol/L，超敏促甲状腺激素 0.001 μU/ml。门诊拟“甲状腺功能亢进”收住院。入院后予甲巯咪唑、普萘洛尔等药物治疗，患者症状改善，病情稳定后出院。本例主要诊断应选择哪一项？（ ）

选项：

A. 甲状腺结节　　B. 甲状腺瘤

C. 原发性甲状腺功能亢进症　　D. 结节性甲状腺肿伴甲状腺功能亢进

解析：依据《医疗保障基金结算清单填写规范》（修订版）说明一“主要诊断选择要求”第二条主要诊断选择一般原则“① 消耗医疗资源最多；② 对患者健康危害最大；③ 影响住院时间最长”，本题答案应选择D。

依据国际疾病分类编码规则，甲状腺功能亢进症合并甲状腺结节时，选择结节性甲状腺肿伴甲状腺功能亢进。选项B“甲状腺瘤”无法准确表达甲状腺肿物性质，也不符合诊断名称标准，故不建议选择其为主要诊断。因此，本例主要诊断应选择结节性甲状腺肿伴甲状腺功能亢进E05.202。

ICD-10中对甲状腺功能亢进伴有甲状腺肿（结节）的情况进行了划分：E05.0甲状腺毒症伴有弥漫性甲状腺肿，E05.1甲状腺毒症伴有毒性单个甲状腺结节，E05.2甲状腺毒症伴有毒性多结节性甲状腺肿。因此，需要根据甲状腺功能亢进伴有甲状腺肿（结节）的具体情况选择主要诊断名称和编码。

156 E06.300 自身免疫性甲状腺炎

患者女性，66岁。主因发现颈部包块3个月，活动后乏力3周入院。既往系统性红斑狼疮病史15年，严重骨质疏松病史13年。入院后颈部超声检查示：甲状腺肿大，腺体回声增粗不均质、呈网格样，符合弥漫性病变，桥本甲状腺炎可能。心电图示：电轴左偏，左前分支传导阻滞，I度房室传导阻滞。甲状腺功能8项：游离三碘甲状腺原氨酸<1.64 pmol/L，游离甲状腺素<5.15 pmol/L，超敏血清促甲状腺激素>100.000 mU/L，甲状腺球蛋白抗体>4 000.00 U/ml，甲状腺过氧化物酶抗体>1 000.00 U/ml，甲状腺结合球蛋白<0.04 μg/L，促甲状腺素受体抗体5.07 U/L，三碘甲状腺原氨酸<0.31 nmol/L，甲状腺素<38.61 nmol/L；25-羟基维生素D 23.50 ng/ml。免疫功能：免疫球蛋白G 28.00 g/L，免疫球蛋白A 6.00 g/L，补体C3 0.47 g/L，补体C4 84 mg/L。直接抗人球蛋白试验（2+）。抗核抗体谱：抗nRNP/Sm抗体（3+），抗核糖P蛋白抗体（2+），抗线粒体M2亚型抗体（2+）。临床诊断：自身免疫性甲状腺炎；甲状腺功能减退；系统性红斑狼疮；严重骨质疏松症等。予以补充左甲状腺素、抑制红斑狼疮活动、抑制骨吸收、补钙治疗，患者病情稳定出院。本例主要诊断应选择哪一项？（ ）

选项：

A. 自身免疫性甲状腺炎　　B. 甲状腺功能减退症

C. 系统性红斑狼疮　　D. 严重骨质疏松症

解析：依据《医疗保障基金结算清单填写规范》（修订版）说明一“主要诊断选择要求”第二条主要诊断选择一般原则“① 消耗医疗资源最多；② 对患者健康危害最大；③ 影响

住院时间最长”以及第十四条“如果确定有 2 个或 2 个以上诊断同样符合主要诊断标准，在编码指南无法提供参考的情况下，应视具体情况根据原则 2 正确选择主要诊断”，本题答案应选择 A。

患者本次住院确诊和治疗的主要疾病为自身免疫性甲状腺炎。根据以上原则，主要诊断不能选择甲状腺功能减退症，因其是自身免疫性甲状腺炎的并发症；系统性红斑狼疮是基础疾病，非本次住院原因及主要治疗疾病。因此，本例主要诊断应选择自身免疫性甲状腺炎 E06.300。

157 E10.002 1 型糖尿病性低血糖昏迷

患者男性，36 岁。于 2 年前出现口干、多饮、多尿，食量增多，伴体重下降，外院诊断为“1 型糖尿病”，长期注射胰岛素治疗。3 小时前患者出现神情淡漠，呼之无应答，被家属送至急诊就诊。查血糖 1.44 mmol/L，诊断低血糖昏迷。予升糖等治疗后患者意识转清，入院进一步予调控血糖及对症治疗，血糖稳定后出院。本例主要诊断应选择哪一项？（　　）

选项：

A. 昏迷　　B. 1 型糖尿病

C. 1 型糖尿病性低血糖昏迷　　D. 1 型糖尿病性低血糖症

解析：依据《医疗保障基金结算清单填写规范》(修订版)说明一“主要诊断选择要求”第一条主要诊断定义“经医疗机构诊治确定的导致患者本次住院就医主要原因的疾病(或健康状况)”以及第二条主要诊断选择一般原则“① 消耗医疗资源最多；② 对患者健康危害最大；③ 影响住院时间最长”，本题答案应选择 C。

根据国际疾病分类与编码规则，糖尿病编码首先要在准确分类的基础上再进行并发症分类，需要使用有并发症的编码，E10—E14 有十个共用亚目：.0 伴有昏迷，.1 伴有酮症酸中毒，.2†伴有肾的并发症，.3†伴有眼的并发症，.4†伴有神经的并发症，.5 伴有周围循环并发症，.6 伴有其他特指的并发症，.7 伴有多个并发症，.8 伴有未特指的并发症，.9 不伴有并发症。本例 1 型糖尿病并发低血糖及昏迷是导致患者本次住院就医主要原因的疾病，应选择 E10.002 1 型糖尿病性低血糖昏迷为主要诊断，而不能选择 1 型糖尿病和 1 型糖尿病性低血糖症。

158 E11.600x051 2 型糖尿病伴血糖控制不佳

患者女性，65 岁。于 10 年前发现空腹血糖升高(最高 13.1 mmol/L)，偶伴口干、多饮多尿，在我院确诊为“2 型糖尿病”，予二甲双胍降糖治疗，未定期监测血糖。近 2 周口干、多饮多尿明显，不伴肢体麻木、视物模糊等。门诊测空腹血糖 17.1 mmol/L，糖化血红蛋白 9%，肌酐 96 μmol/L，尿常规无明显异常。以“2 型糖尿病”收住院。入院后予降糖、对症治疗等，口干、多饮多尿等症状减轻，空腹血糖 7.8 mmol/L，餐后血糖 10.7 mmol/L，患者病情缓解出院。本例主要诊断应选择哪一项？（　　）

选项：

A. 糖尿病　　B. 2 型糖尿病

C. 糖尿病伴血糖控制不佳　　D. 2 型糖尿病伴血糖控制不佳

解析：依据《医疗保障基金结算清单填写规范》(修订版)说明一"主要诊断选择要求"第二条主要诊断选择一般原则"① 消耗医疗资源最多；② 对患者健康危害最大；③ 影响住院时间最长"，本题答案应选择 D。

根据国际疾病分类编码规则，糖尿病的并发症是其临床表现，需要指出糖尿病的类型才能准确分类。糖尿病并发症的编码 E10—E14 有十个共用亚目：.0 伴有昏迷，.1 伴有酮症酸中毒，.2†伴有肾的并发症，.3†伴有眼的并发症，.4†伴有神经的并发症，.5 伴有周围循环并发症，.6 伴有其他特指的并发症，.7 伴有多个并发症，.8 伴有未特指的并发症，.9 不伴有并发症。血糖控制不佳应归类到".6 伴有其他特指的并发症"。本例已明确是 2 型糖尿病，因出现血糖控制不佳入院，故主要诊断应该选择 E11. 600x051 2 型糖尿病伴血糖控制不佳。选项 C"糖尿病伴血糖控制不佳"编码为 E14. 600x051，仅用于糖尿病分型不明确的情况下。

159 E11.503 2 型糖尿病足病

患者男性，54 岁。主因 2 型糖尿病史 20 余年，左足第三趾发黑、破溃、流脓 1 个月入院。日常口服降糖药物，血糖控制不佳。入院四肢 MRI 示：左足第三跖骨远端、第一趾骨远节及第二至第五趾骨骨髓水肿，左足周围软组织明显肿胀，符合糖尿病足改变。外周血管超声检查示：左侧颈总动脉分叉处及颈内动脉起始处粥样硬化斑块形成，左侧椎动脉偏细，阻力指数增高。动脉硬化检测示与同龄人相比右下肢、左下肢外周血管动脉硬化程度比较高。实验室检查：血白细胞计数 14. 93×10^9/L，中性粒细胞 0. 828，血红蛋白 89 g/L；钠 134. 3 mmol/L，氯 98. 5 mmol/L，磷 1. 43 mmol/L，尿素 19. 36 mmol/L，肌酐 502. 9 μmol/L，肾小球滤过率 8 ml/min，糖化血红蛋白 22. 10%。炎性血清标志物：白细胞介素 639. 7 pg/ml，肿瘤坏死因子 α 14. 0 pg/ml。24 小时动态血糖：测定葡萄糖值 858 个，平均值 12 mmol/L，标准差 3. 1 mmol/L，变异系数 25. 5%，最高值、最低值分别为 17. 4 mmol/L、5. 7 mmol/L；平均葡萄糖波动幅度(MAGE)为 4 mmol/L。临床诊断：2 型糖尿病；2 型糖尿病足病；糖尿病性足坏疽；糖尿病性周围血管病；糖尿病性肾病等。在局麻下行左足第三足趾截趾术，术后予以抗感染、降糖、改善微循环、营养神经、抗氧化应激、调脂稳定斑块、延缓肾功能及对症支持治疗。患者病情好转，伤口愈合后出院。本例主要诊断应选择哪一项？　　(　　)

选项：

A. 2 型糖尿病　　B. 糖尿病性足坏疽

C. 2 型糖尿病足病　　C. 糖尿病性周围血管病

解析：依据《医疗保障基金结算清单填写规范》(修订版)说明一"主要诊断选择要求"第二条主要诊断选择一般原则"① 消耗医疗资源最多；② 对患者健康危害最大；③ 影响

住院时间最长”以及第四条“一般情况下，有手术治疗的患者的主要诊断要与主要手术治疗的疾病相一致”，本题答案应选择 C。

患者本次住院的主要原因为 2 型糖尿病足病导致的糖尿病性足坏疽，并针对足坏疽进行 84.1101 趾关节离断术。根据以上原则，本次主要诊断不能选择笼统的诊断 2 型糖尿病伴有并发症或糖尿病性周围血管病；本例 2 型糖尿病病史明确，足坏疽的病因是糖尿病足病，主要诊断也不宜选择 B 选项“糖尿病性足坏疽”；应选择和主要手术治疗一致的 E11.503 2 型糖尿病足病。

160　E11.600x043 2 型糖尿病性低血糖症

患者男性，60 岁。确诊 2 型糖尿病 5 年，规律服用格列齐特片，不定期检查血糖，血糖控制在 6.50～8.50 mmol/L 之间。入院当日晨起出现头晕、心悸、乏力、大汗，被家属送至急诊就诊。即刻查血糖 2.54 mmol/L，静脉注射 50% 葡萄糖 40 ml，拟“药物性低血糖”收住院。入院后予纠正低血糖、调整 2 型糖尿病治疗方案，空腹血糖 8.22 mmol/L，患者病情稳定后出院。本例主要诊断应选择哪一项？　（　　）

选项：

A. 低血糖症　　　　B. 药物性低血糖

C. 2 型糖尿病　　　D. 2 型糖尿病性低血糖症

解析：依据《医疗保障基金结算清单填写规范》（修订版）说明一“主要诊断选择要求”第二条主要诊断选择一般原则“① 消耗医疗资源最多；② 对患者健康危害最大；③ 影响住院时间最长”，本题答案应选择 D。

药物性低血糖常见于应用胰岛素制剂和磺酰脲类药物及非磺酰脲类促胰岛素分泌剂的糖尿病患者。格列齐特属磺酰脲类药物，常见的不良反应为低血糖。导致患者本次住院就医的主要原因是降糖药物格列齐特所致的药物性低血糖，所以主要诊断应选择 2 型糖尿病相关的低血糖，应是 E11.600x043 2 型糖尿病性低血糖症。E16.000x001 药物性低血糖和 2 型糖尿病作为其他诊断。

161　E23.603 空泡蝶鞍综合征

患者女性，31 岁。主因头痛 1 月余，加重伴双侧鼻腔流液 20 余天入院。既往甲状腺腺瘤术后甲状腺功能减退，病情控制尚可。入院后查颅脑 MRI 平扫＋动态增强示空蝶鞍改变。查体：视力下降、双侧视野缺损，可疑脑脊液漏。实验室检查：促肾上腺皮质激素 2.43 ng/ml；睾酮 0.22 nmol/L，催乳素 1.52 ng/ml；三碘甲状腺原氨酸 0.87 nmol/L。临床诊断：空蝶鞍综合征；脑脊液鼻漏；甲状腺功能减退症等。在全麻下行蝶鞍填塞术，术中见脑脊液鼻漏，行脑脊液漏修补术。术后第 3 天出现夜间头痛，复查头颅 CT 示术后脑组织水肿，行鼻蝶孔穿刺引流术，术后给予止血、脱水、营养神经、维持水电解质平衡等对症治疗，患者病情好转出院。本例主要诊断应选择哪一项？　（　　）

选项:

A. 空泡蝶鞍综合征　　B. 脑脊液鼻漏

C. 继发性甲状腺功能减退　　D. 手术后脑积水

解析: 依据《医疗保障基金结算清单填写规范》(修订版)说明一"主要诊断选择要求"第二条主要诊断选择一般原则"① 消耗医疗资源最多;② 对患者健康危害最大;③ 影响住院时间最长",第四条"一般情况下,有手术治疗的患者的主要诊断要与主要手术治疗的疾病相一致"以及第六条"择期手术后出现的并发症,应作为其他诊断填写,而不应作为主要诊断",本题答案应选择 A。

患者本次住院的主要原因为空泡蝶鞍综合征,且针对空泡蝶鞍综合征进行了蝶鞍填塞术 07.7901;术中见脑脊液鼻漏,行脑脊液漏修补术 02.1203。术后出现手术并发症脑积水。根据以上原则,主要诊断不能选择脑脊液鼻漏 G96.001、手术后脑积水 G97.800x006,应选择空泡蝶鞍综合征 E23.603。

162 E24.900 库欣综合征

患者女性,58 岁。主因双侧肾上腺结节 1 年余,腹痛半月余入院。既往高血压病史 1 年,日常口服降压药,血压控制尚可。入院后查肾上腺增强 CTV+CTA 示双侧肾上腺结节样增粗。骨密度检测示重度骨质疏松。皮质醇昼夜节律:8 时 486.38 nmol/L,16 时 283.14 nmol/L,24 时 136.29 nmol/L;ACTH 8 时 10.95 pg/ml;醛固酮(卧位) 44.1 pg/ml,肾素(卧位) 9.52 pg/ml;醛固酮(立位)71.40 pg/ml,肾素(立位)10.77 pg/ml;醛固酮(卡托普利抑制试验后)88.90 pg/ml,肾素(卡托普利抑制试验后) 17.42 pg/ml(被抑制)。1 mg 地塞米松抑制试验后:皮质醇(8 时) 166.64 nmol/L(未被抑制);2 mg 地塞米松抑制试验后:皮质醇(8 时) 89.15 nmol/L(未被抑制)。24 小时动态血压:总平均血压 158/97 mmHg,日间平均血压 156/98 mmHg,夜间平均血压 165/95 mmHg。临床诊断:非 ACTH 依赖性库欣综合征;肾上腺占位;高血压病 2 级(极高危);骨质疏松症等。建议手术切除肾上腺占位以进一步明确病因。患者因焦虑过度放弃治疗,自动出院。本例主要诊断应选择哪一项?　(　　)

选项:

A. 库欣综合征　　B. 肾上腺结节性增生

C. 高血压病 2 级(极高危)　　D. 骨质疏松症

解析: 依据《医疗保障基金结算清单填写规范》(修订版)说明一"主要诊断选择要求"第二条主要诊断选择一般原则"① 消耗医疗资源最多;② 对患者健康危害最大;③ 影响住院时间最长"以及第十五条各种原因导致原诊疗计划未执行时主要诊断选择原则第二条细则"当针对某种导致原诊疗计划未执行的疾病(情况)做了相应的诊疗时,选择该疾病(或情况)作为主要诊断,拟诊疗的疾病作为其他诊断",本题答案应选择 A。

库欣综合征是多种原因引起肾上腺皮质长期分泌过量糖皮质激素所导致的临床症候群,按其病因可分为促肾上腺皮质激素(ACTH)依赖性库欣综合征和非依赖性库欣综合征两种。主要表现为满月脸、多血质外貌、向心性肥胖、痤疮、紫纹、高血压、继发性糖尿病和骨质疏松等。患者本次住院经相关实验室检查，临床诊断为非 ACTH 依赖性库欣综合征，根据主要诊断选择原则，主要诊断选择本次住院确诊的库欣综合征 E24.900。肾上腺占位是导致库欣综合征的病因但无病理诊断依据，作为第一其他诊断；高血压病 2 级(极高危)、骨质疏松症等均为库欣综合征的临床症候群，不作为主要诊断，患者放弃手术治疗建议，故其他诊断应增加因患者原因未进行操作 Z53.200x001。

163 E26.000 原发性醛固酮增多症

患者女性，51 岁。近 3 年来有数次肢体乏力病史，在外院诊断为“低钾血症”。4 天前再次出现四肢乏力、持物不稳，可正常行走，伴轻度头痛。门诊查血钾 2.56 mmol/L，血压 168/105 mmHg。门诊拟“低钾血症、高血压 2 级”收住院。入院后查高血压五项(立位)：血管紧张素Ⅰ(37℃) 1.38 ng/ml，血管紧张素Ⅰ(4℃) 0.47 ng/ml，肾素活性 0.91 ng/ml，血管紧张素Ⅱ 98.10 pg/ml，醛固酮 404.95 pg/ml(正常参考值 40～160 pg/ml)，血浆醛固酮与肾素活性比值(ARR)44.50(正常参考值 0～30)。肾上腺 CT 示：左侧肾上腺内侧结节影，考虑肾上腺腺瘤。患者因经济原因拒绝行肾上腺活组织检查及相关手术，予补钾、降血压及螺内酯治疗，血钾与血压稳定后出院。本例主要诊断应选择哪一项？ ( )

选项：

A. 肾上腺肿物　　B. 原发性醛固酮增多症

C. 低钾血症　　D. 继发性高血压

解析：《医疗保障基金结算清单填写规范》(修订版)说明一“主要诊断选择要求”对这种情况没有详细的说明，但可以参考第十条“当症状、体征和不确定情况有相关的明确诊断时，该诊断应作为主要诊断”以及《医院管理学：病案管理分册》主要诊断选择规则第二条“对于复杂诊断的主要诊断，如果病因诊断能够包含一般的临床表现，则选择病因诊断”，本题答案应选择 B。

高血压及低血钾的患者，血浆及尿醛固酮高，而血浆肾素活性、血管紧张素Ⅱ降低，螺内酯能纠正电解质代谢紊乱并降低高血压，则原发性醛固酮增多症诊断可成立。但需要进一步明确病因，如醛固酮瘤、特发性原发性醛固酮增多症等。本例符合原发性醛固酮增多症，但具体的病因暂无法明确，因此，选择原发性醛固酮增多症为主要诊断。

本例低钾血症和继发性高血压都是由原发性醛固酮增多症引起的一般临床表现，所以选择原发性醛固酮增多症为主要诊断，编码为 E26.000。低钾血症 E87.600 为本例最突出临床表现，作为首选其他诊断；继发性高血压 I15.900 作为第二其他诊断；肾上腺肿物 E27.901 并没有进行手术治疗，可作为第三其他诊断。

164 E26.000 原发性醛固酮增多症

患者女性，62 岁。主因心悸、乏力伴头昏 20 余天入院。既往高血压病史 17 年，口服降压药，血压控制欠佳。入院后腹部超声检查示肾上腺增生。骨密度检查示严重骨质疏松。常规实验室检查：血钾 3.35 mmol/L，糖化血红蛋白 6.2%。皮质醇测定：8 时 384.10 nmol/L，24 时 189.60 nmol/L，16 时 251.30 nmol/L。促肾上腺皮质激素 20.70 ng/L。尿钾 10.70 mmol/L，24 h 尿钾定量 18.19 mmol。临床提示原发性醛固酮增多症可能。予以降压、控制心室率、降糖、营养神经、改善循环、补钙、补充维生素、抗骨质疏松等对症治疗，患者病情好转出院。本例主要诊断应选择哪一项？

选项：

A. 高血压病 3 级(极高危)　　B. 原发性醛固酮增多症

C. 2 型糖尿病　　D. 严重骨质疏松

解析：依据《医疗保障基金结算清单填写规范》(修订版)说明一“主要诊断选择要求”第二条主要诊断选择一般原则“① 消耗医疗资源最多；② 对患者健康危害最大；③ 影响住院时间最长”，本题答案应选择 B。

患者本次因心悸、乏力伴头昏等症状、体征住院，根据临床表现和实验室检查，明确疾病的病因为原发性醛固酮增多症，并进行相关的治疗。根据以上原则，主要诊断应选择病因诊断原发性醛固酮过多症 E26.000。选项 A“高血压病 3 级(极高危)”、选项 D“严重骨质疏松”均为原发性醛固酮增多症的临床症候群，2 型糖尿病是本次住院期间确诊的疾病，但并非本次住院主要治疗的疾病，故不作为主要诊断。

165 E66.900x001 单纯性肥胖

患者女性，47 岁。因产后体重增加 26 kg，体重控制不佳，现体重 109.4 kg，夜间打鼾并憋醒，活动后气促，踝关节疼痛，入内分泌科。既往高血压病史 4 个月，血压控制尚可。入院后行头颅 MRI 检查无垂体病变，血皮质醇、ACTH、生长激素等实验室检查未见异常。转入普通外科行腹腔镜下胃袖状切除术。术后予补充水电解质、止血、镇痛、抑酸、抗感染、降血压及对症支持等治疗，患者病情稳定出院。本例主要诊断应选择哪一项？　(　　)

选项：

A. 单纯性肥胖　　B. 垂体性肥胖

C. 重度睡眠呼吸暂停综合征　　D. 库欣综合征

解析：依据《医疗保障基金结算清单填写规范》(修订版)说明一“主要诊断选择要求”第二条主要诊断选择一般原则“① 消耗医疗资源最多；② 对患者健康危害最大；③ 影响住院时间最长”以及第四条“一般情况下，有手术治疗的患者的主要诊断要与主要手术治疗的疾病相一致”，本题答案应选择 A。

患者本次住院就医的疾病为肥胖，内分泌科排除垂体性肥胖 E23.605 和库欣综合征 E24.900，确诊为单纯性肥胖，转入普外科行腹腔镜下胃袖状切除术 43.8903。根据以上原则，主要诊断选择单纯性肥胖 E66.900x001。

166　E87.600 低钾血症

患者男性，45 岁。近两月情绪不佳、食欲不振，2 天前出现四肢乏力，尚能行走及持物，半天来乏力加重，无法行走，急诊来院。入院时血压 130/82 mmHg。急诊实验室检查：血钾 2.86 mmol/L，肌酐 87 μmol/L，游离三碘甲状腺原氨酸 3.00 pmol/L，游离甲状腺素 5.70 pmol/L，促甲状腺激素 2.961 μU/ml。拟诊“低钾血症”收住院。入院后予补钾、营养支持及对症治疗等。入院第 3 天，患者洗澡时不慎摔倒，致左腕关节、左膝关节扭伤，予对症处理。经治疗，左腕、左膝关节无疼痛，能行走、持物，复查血钾 3.86 mmol/L，患者病情缓解出院。本例主要诊断应选择哪一项？　（　　）

选项：

A. 电解质紊乱　　B. 膝关节扭伤

C. 低钾血症　　D. 腕关节扭伤

解析：依据《医疗保障基金结算清单填写规范》(修订版)说明一“主要诊断选择要求”第二条主要诊断选择一般原则“① 消耗医疗资源最多；② 对患者健康危害最大；③ 影响住院时间最长”以及第三条“除下列规则中特殊约定的要求外，原则上‘入院病情’为‘4’的诊断不应作为主要诊断”，本题答案应选择 C。

本例患者住院期间不慎摔伤导致的腕关节、膝关节扭伤是入院后发生的，“入院病情”为“4”即“无”，所以都不能作为主要诊断。选项 A“电解质紊乱”是一个笼统的诊断，在已明确是低钾血症的情况下，应选择低钾血症 E87.600 为主要诊断。

167　E89.301 手术后垂体功能减退症

患者男性，66 岁。因颅咽管瘤伽马刀术后 13 年，头痛 10 天入院。既往冠心病史 6 年，病情控制尚可。入院后鞍区 MRI 平扫加动态增强示：颅咽管瘤伽马刀术后，鞍区异常信号结节，垂体较薄。常规实验室检查：钠 132.6 mmol/L，氯 96.8 mmol/L；甘油三酯 2.31 mmol/L。性激素六项：睾酮 0.11 nmol/L，雌二醇＜10.00 pg/ml，促卵泡刺激素 0.81 mU/ml，促黄体生成素 0.21 mU/ml。生长激素及相关激素：血清生长激素 0.10 μg/L，胰岛素生长因子 1(IGF-1) 31.50 ng/ml。甲状腺功能 8 项：游离三碘甲状腺原氨酸 2.35 pmol/L，游离甲状腺素 6.51 pmol/L，超敏血清促甲状腺激素 10.235 mU/L，甲状腺球蛋白抗体 970.60 U/ml，甲状腺过氧化物酶抗体 416.84 U/ml，甲状腺球蛋白 0.61 μg/L，甲状腺素＜38.61 nmol/L。尿渗透压 556 mOsm/kg。临床诊断：手术后垂体功能减退症；继发性甲状腺功能减退；生长激素缺乏症；男性性腺功能低下等。予以垂体激素评估，皮质激素、甲状腺激素替代治疗，患者症状缓解出院。本例主要诊断应选择哪一项？　（　　）

选项：

A. 手术后垂体功能减退症　　B. 生长激素缺乏症

C. 继发性甲状腺功能减退　　D. 男性性腺功能低下

解析：依据《医疗保障基金结算清单填写规范》(修订版)说明一“主要诊断选择要求”第二条主要诊断选择一般原则“① 消耗医疗资源最多；② 对患者健康危害最大；③ 影响住院时间最长”以及第八条“当住院是为了治疗手术和其他治疗的并发症时，该并发症作为主要诊断。当该并发症被编在 T80—T88 系列时，由于编码在描述并发症方面缺少必要的特性，需要另编码对该并发症进行说明”，本题答案应选择 A。

患者本次住院就医确诊的疾病为颅咽管瘤术后全垂体功能减退症，且针对其垂体激素缺乏进行了激素替代治疗。根据以上原则，主要诊断应选择手术后垂体功能减退症，编码 E89.301。编码规则：卷三—垂—垂体的—见情况—由于—垂体切除术 E89.3，核对卷一 E89(操作后内分泌和代谢紊乱，不可归类在他处者)。根据住院的检查与治疗情况，明确病因为手术后垂体功能减退，因此，选择病因情况 E89.301 为主要诊断编码。

168　E89.301 手术后垂体功能减退症

患者女性，28 岁。未婚未育。于 10 年前在外院诊断为“垂体瘤”并行“垂体病灶切除术”，诊断和手术情况具体不详。近 1 个月反复出现头晕、乏力，在门诊治疗效果不佳，收入院。入院后查体：眉毛稀疏，未见腋毛、阴毛。查激素水平，雌二醇、皮质醇、腺垂体分泌激素等均不同程度下降。头颅 MRI 示：垂体未见明显显示，垂体窝扩大。予垂体激素替代治疗，补充甲状腺激素，以及对症支持治疗，头晕、乏力改善。患者因经济原因要求出院，予带药出院，嘱门诊随诊。本例主要诊断应选择哪一项？（　　）

选项：

A. 垂体功能减退症　　B. 手术后垂体功能减退症

C. 垂体瘤术后　　D. 席汉综合征

解析：依据《医疗保障基金结算清单填写规范》(修订版)说明一“主要诊断选择要求”第二条主要诊断选择一般原则“① 消耗医疗资源最多；② 对患者健康危害最大；③ 影响住院时间最长”以及第八条“当住院是为了治疗手术和其他治疗的并发症时，该并发症作为主要诊断。当该并发症被编在 T80—T88 系列时，由于编码在描述并发症方面缺少必要的特性，需要另编码对该并发症进行说明”，本题答案应选择 B。

腺垂体功能减退主要表现为各靶腺(性腺、甲状腺、肾上腺)功能减退，临床表现各异，无特异性，往往取决于原发疾病、腺垂体破坏程度、各种垂体激素减退速度以及相应靶腺萎缩程度。本例有垂体手术史及靶腺功能减退的临床表现，结合实验室检查及影像学检查，选择手术后垂体功能减退症为主要诊断。本例垂体功能减退明确，没有产后大出血、休克的病史，主要诊断不能选择选项 D“席汉综合征”。而选项 C“垂体瘤术后”只表达了患者有相关手术史，不能明确表达术后出现的病情变化。综合以上情况，主要诊断应选择手术后垂体功能减退症 E89.301。

【第八章习题答案】

习题序号	正确答案选项	习题序号	正确答案选项	习题序号	正确答案选项
150	A	157	C	164	B
151	B	158	D	165	A
152	D	159	C	166	C
153	A	160	D	167	A
154	A	161	A	168	B
155	D	162	A		
156	A	163	B		

第九章　G00—G99 神经系统疾病

169　G00.902 新生儿化脓性脑膜炎

患儿女性，出生 2 小时。因胎龄 35^{+2} 周早产、生后 2 小时入院。G4P1，在外院因“胎膜早破 2 天”剖宫产出生。出生体重 2 230 g，Apgar 评分 9 分—9 分—9 分(均肤色扣 1 分)。羊水清、量中等，脐带及胎盘无特殊异常。母亲孕期查甲苯胺红不加热血清试验(Trust 试验)1∶2(+)，梅毒特异性抗体阳性。入院后查血常规白细胞偏高，19S-IgM -苍白螺旋体血凝试验、Trust 试验均(−)。予青霉素抗感染，光疗退黄。患儿入院后第二天出现发热，实验室检查显示血 C 反应蛋白、降钙素原增高，脑脊液常规：白细胞计数 12×10^9/L，多核细胞比例 0.45。予青霉素联合美罗培南抗感染治疗 3 周，复查脑脊液白细胞正常，患儿病情稳定出院。本例主要诊断应选择哪一项？　(　　)

选项：

A. 早产儿　　B. 新生儿黄疸

C. 母体梅毒感染新生儿　　D. 新生儿化脓性脑膜炎

解析：依据《医疗保障基金结算清单填写规范》(修订版)说明一“主要诊断选择要求”第一条主要诊断定义“经医疗机构诊治确定的导致患者本次就医主要原因的疾病(或健康状况)”，第二条主要诊断选择一般原则“① 消耗医疗资源最多；② 对患者健康危害最大；③ 影响住院时间最长”以及《住院病案首页数据填写质量规范(暂行)》第十二条“住院过程中出现比入院诊断更为严重的并发症或疾病时，按以下原则选择主要诊断：非手术治疗或出现与手术无直接相关性的疾病，按第十条选择主要诊断”，本题答案应选择 D。

本例因早产入院，其母孕期梅毒血清学检查阳性，患儿入院后完善梅毒相关病原学检查，结果为阴性，但入院后出现发热，CRP 及降钙素原增高，同时脑脊液中白细胞增高，符合新生儿化脓性脑膜炎诊断，给予足量抗生素治疗。本例中消耗医疗资源最多、对患者健康危害最大、住院时间最长的疾病是新生儿化脓性脑膜炎，因此主要诊断选择新生儿化脓性脑膜炎 G00.902。

170　G06.001 脑脓肿

患者男性，60 岁。2 周前无明显诱因出现发热，体温最高可达 39℃，伴发冷、寒战，为求进一步诊治就诊。门诊以“脑脓肿?”收入院。既往脑梗死病史 6 年余，高血压病史 5 年余，最高血压达 160/100 mmHg，冠心病病史 3 年余。入院后积极查找发热病因，同时

给予抗感染治疗，入院后 1 天仍未能明确诊断，患者及家属要求出院，遂办理自动出院。本例主要诊断应选择哪一项？（　　）

选项：

A. 脑脓肿　　B. 高血压病 3 级(极高危)

C. 冠状动脉粥样硬化性心脏病　　D. 陈旧性脑梗死

解析： 依据《医疗保障基金结算清单填写规范》(修订版)说明一"主要诊断选择要求"第一条主要诊断定义"经医疗机构诊治确定的导致患者本次住院就医主要原因的疾病(或健康状况)"，第二条主要诊断选择一般原则"① 消耗医疗资源最多；② 对患者健康危害最大；③ 影响住院时间最长"以及第十二条"如果以某个疑似的诊断住院，出院时诊断仍为'疑似'的不确定诊断，选择该疑似诊断作为主要诊断，编码时应按照确定的诊断进行编码"，本题答案应选择 A。

该患者以疑似诊断"脑脓肿?"收入院，本次住院主要为了明确诊断。但患者住院 1 天后放弃治疗，出院时仍未明确诊断，应选择疑似诊断"脑脓肿?"作为主要诊断，对应编码为脑脓肿 G06.001。选项 B、C、D 均为该患者既往史，均非本次住院主要治疗方向，故不能作为主要诊断。

171　G24.900x003 肌张力障碍

患者男性，57 岁。2 天前无明显诱因出现发作性头颈部、口面部及双手不自主运动，门诊以"肌张力障碍"收入院。既往有高血压病史。入院后积极查找肌张力障碍原因。颈部血管超声提示颈动脉存在不稳定斑块，血电解质结果提示低钾血症，头颅 MRI、动态脑电图等相关检查均未发现明显异常，患者肌张力障碍原因不明。给予松弛肌肉、活血化瘀、营养脑细胞、降压、稳定斑块、补钾等综合治疗，患者症状较前好转，准予出院。本例主要诊断应选择哪一项？（　　）

选项：

A. 肌张力障碍　　B. 高血压病 2 级(极高危)

C. 低钾血症　　D. 颈动脉硬化

解析： 依据《医疗保障基金结算清单填写规范》(修订版)说明一"主要诊断选择要求"第一条主要诊断定义"经医疗机构诊治确定的导致患者本次住院就医主要原因的疾病(或健康状况)"，第二条主要诊断选择一般原则"① 消耗医疗资源最多；② 对患者健康危害最大；③ 影响住院时间最长"以及第九条"当诊断不清时，主要诊断可以是疾病、损伤、中毒、体征、症状、异常发现，或者其他影响健康状态的因素"，本题答案应选择 A。

该患者因"肌张力障碍"入院，本次住院后诊疗主要方向为查明肌张力障碍的病因。住院期间虽未能明确病因诊断，但针对肌张力障碍给予了一系列对症治疗。选项 B"高血压病 2 级(极高危)"、选项 C"低钾血症"及选项 D"颈动脉硬化"虽然在本次住院期间均进行了治疗，但均非患者本次住院就医主要原因，也非本次住院主要治疗的疾病。综上，应选择肌张力障碍 G24.900x003 作为主要诊断。

172 G30.100x003† F00.1* 阿尔茨海默病性痴呆(老年型)

患者女性,78 岁。因记忆力逐渐减退入院。入院后经完善相关检查,临床诊断为阿尔茨海默病性痴呆、大脑动脉粥样硬化、颈椎病、股静脉血栓形成等。经相关药物治疗,患者病情稳定后出院。本例主要诊断应选择哪一项? ( )

选项:

A. 阿尔茨海默病性痴呆　　B. 大脑动脉粥样硬化

C. 阿尔茨海默病性痴呆(老年型)　　D. 阿尔茨海默病

解析: 依据《医疗保障基金结算清单填写规范》(修订版)说明一"主要诊断选择要求"第一条主要诊断定义"经医疗机构诊治确定的导致患者本次住院就医主要原因的疾病(或健康状况)"以及第二条主要诊断选择一般原则"① 消耗医疗资源最多;② 对患者健康危害最大;③ 影响住院时间最长",本题答案应选择 C。

阿尔茨海默病性痴呆是一种未知病因的原发性脑变性疾病,伴有神经病理学和神经化学的特征。本病通常在不知不觉中发作,发展缓慢但持续多年。病理改变主要特征为大脑皮质萎缩、神经元纤维化和脑神经细胞变性及老年斑。根据 ICD-10 编码原则,阿尔茨海默病性痴呆根据年龄分类,以 65 岁为界可分为两类:阿尔茨海默病性痴呆(老年前期型)G30.000x003† F00.0* 和晚发性阿尔茨海默病性痴呆(老年型)G30.100x003† F00.1*。本例年龄 78 岁,故主要诊断应选择阿尔茨海默病性痴呆(老年型)G30.100x003† F00.1*。

173 G31.203 酒精中毒性脑病

患者男性,52 岁。于 18 小时前被家属发现意识不清入院。患者有酗酒史,突发意识不清,伴肢体震颤,全身消瘦,结合头颅影像学表现,诊断为"酒精中毒性脑病"。依据患者症状、实验室检查及胸部 CT 表现,诊断为"肺部感染"。给予改善认知、改善循环、营养神经、抗感染等综合治疗。入院后第 5 天患者突发呼之不应,多次给予多巴胺、肾上腺素及阿托品静脉注射升压、强心治疗,患者生命体征改善不佳,心率、血压、血氧饱和度持续测不出。抢救 35 分钟后,患者心电图提示心脏电生理信号消失,宣布临床死亡。本例主要诊断应选择哪一项? ( )

选项:

A. 肺部感染　　B. 昏迷

C. 呼吸心搏骤停　　D. 酒精中毒性脑病

解析: 依据《医疗保障基金结算清单填写规范》(修订版)说明一"主要诊断选择要求"第一条主要诊断定义"经医疗机构诊治确定的导致患者本次住院就医主要原因的疾病(或健康状况)",第二条主要诊断选择一般原则"① 消耗医疗资源最多;② 对患者健康危害最大;③ 影响住院时间最长",第十条"当症状、体征和不确定情况有相关的明确诊断时,该诊断应作为主要诊断"以及《住院病案首页数据填写质量规范(暂行)》第十一条主要诊断选择的一般原则第五条细则“疾病的临终状态原则上不能作为主要诊断”，本题答案应选择 D。

本例中，该患者因昏迷等临床表现入院。住院期间明确病因为酒精中毒性脑病，并针对病因进行治疗。选项 A“肺部感染”非患者本次住院就医主要原因；选项 B“昏迷”为酒精中毒性脑病的临床表现；选项 C“呼吸心搏骤停”为疾病的临终状态。综合以上主要诊断选择原则，应选择酒精中毒性脑病 G31.203 作为主要诊断。

174 G40.200x006 癫痫复杂部分性发作

患者女性，58 岁。主因间断意识不清伴肢体抽搐 36 年，加重 2 个月后入院。患者于 36 年前无明显诱因出现发作性意识不清，伴咀嚼及吞咽动作，无肢体强直、咬牙及口吐白沫，约 1～2 分钟症状自行缓解，事后不能回忆。近 2 个月发作较前频繁，形式同前，为进一步治疗入院。入院后考虑该患者癫痫发作形式为癫痫部分性发作中的复杂部分性发作，给予解痉、镇静、抗癫痫、补液及对症支持治疗，患者未再发作，病情好转出院。本例主要诊断应选择哪一项？（　　）

选项：

A. 癫痫　　　　B. 癫痫复杂部分性发作

C. 抽搐　　　　D. 癫痫持续状态

解析：依据《医疗保障基金结算清单填写规范》(修订版)说明一“主要诊断选择要求”第十条细则“当症状、体征和不确定情况有相关的明确诊断时，该诊断应作为主要诊断。而 ICD-10 第十八章中的症状、体征和不确定情况则不能作为主要诊断”以及《住院病案首页数据填写质量规范(暂行)》第五条“疾病在发生发展过程中出现不同危害程度的临床表现，且本次住院以某种临床表现为诊治目的，则选择该临床表现作为主要诊断”，本题答案应选择 B。

该患者因抽搐入院，症状的病因已明确为癫痫。选项 C“抽搐”是症状诊断，不能作为主要诊断。临床诊断考虑该患者癫痫发作形式为癫痫部分性发作中的复杂部分性发作，根据以上主要诊断原则，应选择癫痫复杂部分性发作 G40.200x006 作为主要诊断。选项 A“癫痫”为一笼统诊断而未做具体分型，选项 D 与患者临床表现不符，均不能作为该患者的主要诊断。根据国际疾病分类原则，癫痫应该根据发作形式、起源部位进行细分，准确进行疾病分类的前提是临床医师对癫痫患者临床表现进行精准分型。

175 G41.900 癫痫持续状态

患儿男性，4 岁。2 小时前突然出现双上肢屈曲抽搐，呈持续状态发作，急诊入院。入院后完善脑电监测检查，临床确诊为癫痫局灶性发作继发全面强直阵挛性发作、癫痫持续状态。经抗癫痫治疗及对症支持治疗，患儿病情改善出院。本例主要诊断应选择哪一项？（　　）

选项：

A. 癫痫

B. 癫痫全面性发作强直阵挛性发作

C. 癫痫持续状态

D. 癫痫单纯部分性发作继发全面发作

解析：依据《医疗保障基金结算清单填写规范》(修订版)说明一“主要诊断选择要求”第一条主要诊断定义“经医疗机构诊治确定的导致患者本次住院就医主要原因的疾病(或健康状况)”以及第二条主要诊断选择一般原则“① 消耗医疗资源最多；② 对患者健康危害最大；③ 影响住院时间最长”，本题答案应选择C。

癫痫是一种可由多种病因引起的慢性脑部疾病，以脑神经元过度放电导致反复性、发作性和短暂性的中枢神经系统功能失常为特征。2017年国际抗癫痫联盟(ILAE)癫痫分类将癫痫分为四类：局灶性、全面性、全面性合并局灶性、不明类型。临床医师书写疾病诊断及病案编码员进行ICD编码时应注意准确分类。本例患儿呈癫痫持续状态发作，临床确诊为癫痫局灶性发作继发全面强直阵挛性发作、癫痫持续状态。癫痫持续状态(SE)是癫痫连续发作之间意识未完全恢复又频繁再发，或发作持续30分钟以上不自行停止，若不及时治疗，高热、循环衰竭或神经元兴奋毒性损伤可导致不可逆的脑损伤，致残率和病死率很高。在局灶性发作继发全面强直阵挛性发作、癫痫持续状态两个诊断中，癫痫持续状态消耗的医疗资源最多，对患者健康危害最大，因此主要诊断应选择癫痫持续状态G41.900。

176 G45.800x004 锁骨下盗血综合征伴锁骨下动脉狭窄

患者男性，62岁。因间断头晕2年，发现双上肢血压不一致1年，门诊以“锁骨下动脉盗血综合征、锁骨下动脉狭窄”收入院。完善术前准备后，行锁骨下动脉球囊扩张及支架置入术，术后恢复良好，头晕症状明显好转。患者因肾功能异常，完善相关检查发现血清免疫固定电泳阳性，转血液科。骨髓穿刺术检查结果考虑多发性骨髓瘤可能性大，但诊断依据不足。患者放弃进一步检查和治疗，要求出院，嘱随诊。本例主要诊断应选择哪一项？ (   )

选项：

A. 多发性骨髓瘤

B. 锁骨下动脉盗血综合征

C. 锁骨下盗血综合征伴锁骨下动脉狭窄

D. 锁骨下动脉狭窄

解析：依据《医疗保障基金结算清单填写规范》(修订版)说明一“主要诊断选择要求”第一条主要诊断定义和第二条主要诊断选择一般原则，本题答案应选择C。

根据《常用临床医学名称(2019年版)》，“锁骨下盗血综合征伴锁骨下动脉狭窄”为规范的临床诊断名称。临床上，如医师初始未正确使用此合并诊断，病案编码人员应引导临床医师正确书写诊断名称，以便准确进行疾病分类编码。《病案信息学》指出：“当两个疾病或一个疾病伴有相关的临床表现有合并编码时，就要选择合并编码作为主要编码，不能将其分开编码。”

该患者本次住院主要是针对锁骨下盗血综合征伴锁骨下动脉狭窄行锁骨下动脉的球囊扩张及支架置入术，住院过程中虽然发现其他检查异常，考虑多发性骨髓瘤可能性大，但未能进一步确诊及治疗。因此，应选择锁骨下盗血综合征伴锁骨下动脉狭窄 G45.800x004 作为主要诊断。

177　G50.003 原发性三叉神经痛

患者女性，67 岁。于 15 年前无明显诱因出现左侧面部疼痛，呈放电样，主要范围为左侧额部及左侧鼻翼旁区域，多因洗脸、刷牙、吃饭等因素诱发，门诊以“三叉神经痛”收入神经外科，拟行三叉神经手术。既往有甲状腺结节病史。入院后完善术前相关检查，下肢静脉彩色超声检查示下肢深静脉血栓形成。向患者家属交代病情：患者下肢肌间静脉血栓，开颅手术时间较长，麻醉风险大，术后可能出现血栓脱落导致肺栓塞、脑梗死等不确定因素。患者家属商议暂不行手术治疗，待治疗下肢深静脉血栓形成后择期手术，遂办理出院。本例主要诊断应选择哪一项？（　　）

选项：

A. 下肢深静脉血栓形成　　B. 原发性三叉神经痛

C. 由于禁忌证而未进行操作　　D. 甲状腺结节

解析：依据《医疗保障基金结算清单填写规范》（修订版）说明一“主要诊断选择要求”第十五条细则“各种原因导致原诊疗计划未执行时：未做其他诊疗情况下出院的，仍选择拟诊疗的疾病为主要诊断，并将影响患者原计划未执行的原因写入其他诊断”，本题答案应选择 B。

该患者为行三叉神经手术入住神经外科，术前检查发现下肢深静脉血栓形成，患者家属因不能承担手术风险决定出院，患者本次住院对原发性三叉神经痛、下肢深静脉血栓形成及甲状腺结节均未进行治疗，故应选择拟诊疗的疾病原发性三叉神经痛作为主要诊断。选项 C“由于禁忌证而未进行操作”为影响患者原计划未执行的原因，应作为其他诊断书写。故本例的主要诊断应为原发性三叉神经痛 G50.003。

178　G61.000x005 急性运动感觉轴索性神经病

患者男性，70 岁。于 10 余天前无明显诱因出现双下肢无力，但尚可自行站立，走路需他人搀扶，以“吉兰-巴雷综合征（可能性大）”收入院。入院后依据患者病史、查体、脑脊液实验室检查结果及神经电生理检查结果，进一步明确诊断为“急性运动感觉轴索性神经病”。给予免疫球蛋白静脉注射及血浆置换治疗，患者双下肢无力症状较前明显好转，遂出院。本例主要诊断应选择哪一项？（　　）

选项：

A. 吉兰-巴雷综合征　　B. 急性运动轴索性神经病

C. 急性运动感觉轴索性神经病　　D. 急性感觉神经病

解析：依据《医疗保障基金结算清单填写规范》(修订版)说明一“主要诊断选择要求”第一条主要诊断定义，第二条主要诊断选择一般原则，以及《住院病案首页数据填写质量规范(暂行)》第五条“疾病在发生发展过程中出现不同危害程度的临床表现，且本次住院以某种临床表现为诊治目的，则选择该临床表现作为主要诊断”，本题答案应选择 C。

该患者以“吉兰-巴雷综合征(可能性大)”收入院，经一系列检查后明确分型为“急性运动感觉轴索性神经病”。住院期间主要针对急性运动感觉轴索性神经病进行免疫球蛋白静脉注射及血浆置换等治疗，故应选择急性运动感觉轴索性神经病 G61.000x005 作为主要诊断。选项 A“吉兰-巴雷综合征”为笼统诊断而未做具体分型，选项 B 和 D 非该患者吉兰-巴雷综合征的具体分型。

《ICD-10 国家医保版 2.0》中，吉兰-巴雷综合征 G61.0 分型包括急性运动轴索性神经病 G61.000x003、急性炎性脱髓鞘性多发神经根神经病 G61.000x004、急性运动感觉轴索性神经病 G61.000x005、急性感觉神经病 G61.000x006 等。临床医师诊治吉兰-巴雷综合征时，应注意区分其具体类型，并参考医学名词规范书写诊断。编码员编码时应注意 G61.0 相关扩展码的正确应用。

179 G82.300 松弛性四肢瘫痪

患者男性，51 岁。1 年前在工地工作时被重物砸伤颈部，伤后出现头颈部疼痛，四肢麻木无力，就诊于某医院，诊断为“颈椎(颈 4)骨折、颈部脊髓功能损伤”，行颈椎手术后好转出院。现患者遗留四肢瘫痪，为行进一步康复治疗入院。入院后安排针灸、子午流注开穴法、电子生物反馈、运动疗法、作业疗法、关节粘连传统松解术等康复训练，患者病情好转后出院。本例主要诊断应选择哪一项？ ( )

选项：

A. 颈部脊髓功能损伤　　B. 颈椎术后

C. 颈椎骨折 C4　　D. 弛缓性四肢瘫痪

解析：依据《医疗保障基金结算清单填写规范》(修订版)说明一“主要诊断选择要求”第二十二条“当患者住院的目的是为了进行康复，选择患者需要康复治疗的问题作为主要诊断；如果患者入院进行康复治疗的原发疾病已经不存在了，选择相应的后续治疗作为主要诊断”，本题答案应选择 D。

该患者因头颈部外伤 1 年后为行康复治疗入院，选项 A“颈部脊髓功能损伤”、选项 C“颈椎骨折 C4”为 1 年前的原发疾病，本次住院主要针对目前存在的外伤后遗症四肢瘫痪进行康复治疗。主要诊断应选择目前主要康复治疗的外伤后遗症松弛性四肢瘫痪 G82.300，而不应选择 1 年前的原发疾病。

本例中，患者入院时即为外科术后状态，住院期间未针对术后情况进行干预，选项 B“颈椎术后”不能作为主要诊断。一般情况下，“××术后”这类诊断不能表达住院理由，不能作为主要诊断。

180 G91.900 脑积水

患者女性，65 岁。1 个月前因蛛网膜下腔出血行“颅内动脉瘤栓塞术”，2 周前无明显诱因出现智力减退、走路不稳、二便失禁，于当地医院复查头部 CT 提示脑室系统扩张，遂以“脑积水”收入我院。入院后多次行腰椎穿刺术，行腰穿放液试验后，患者症状较前好转，脑脊液颜色清亮，脑脊液常规与生化检查无明显异常。全麻下行脑室-腹腔分流术，术后复查头胸腹部 CT 见置管位置良好。后为明确患者是否有脑血管病变，行脑动脉造影，未发现明显异常。因患者营养状况差，给予肠内营养治疗。经上述治疗后，患者症状明显好转出院。本例主要手术应选择哪一项？ （ ）

选项：

A. 脑室-腹腔分流术　　B. 脑动脉造影

C. 腰椎穿刺术　　D. 肠内营养

解析：依据《医疗保障基金结算清单填写规范》(修订版)说明三“手术和操作填报要求”第一条“主要手术和操作是指患者本次住院期间，针对临床医师为患者做出主要诊断的病症所施行的手术或操作。一般是风险最大、难度最高、花费最多的手术和操作”，本题答案应选择 A。

该患者来院目的及住院期间主要治疗的疾病为脑积水，故主要诊断应为脑积水。其中，选项 A“脑室-腹腔分流术”为临床医师针对患者主要诊断脑积水所施行的手术，且较其他三个选项的术式技术难度更大、过程更复杂、风险更高。因此，应选择脑室-腹腔分流术 02.3400x002 为主要手术。

由《住院病案首页数据填写质量规范(暂行)》第二十二条可知，手术及操作名称一般由部位、术式、入路、疾病性质等要素构成。根据 ICD-9-CM-3 分类原则，脑室-腹腔分流术分类于 02.34，02.34 依据手术入路不同(脑室镜下、腹腔镜下、开放式)进行扩展码的区分。临床医师书写脑室-腹腔分流术时，应准确书写手术入路。

【第九章习题答案】

习题序号	正确答案选项	习题序号	正确答案选项	习题序号	正确答案选项
169	D	173	D	177	B
170	A	174	B	178	C
171	A	175	C	179	D
172	C	176	C	180	A

第十章　H00—H59 眼和附器疾病

181　H02.000 睑内翻和倒睫

患者女性，62 岁。左眼上睑皮肤松弛 10 年余，呈渐进性加重，伴流泪、分泌物增多；右眼视物模糊暗淡，呈渐进性加重 2 月余，门诊以“左眼上睑皮肤松弛、右眼湿性年龄相关性黄斑变性”收入院。入院后完善相关检查，提示左眼睑内翻明显，睫毛倒向角膜摩擦角膜，有手术指征，择期行右眼玻璃体腔穿刺术＋左睑内翻矫正术＋睑重建术＋眼睑除皱术，患者病情好转后出院。本例主要诊断应选择哪一项？　（　　）

选项：

A. 渗出性老年性黄斑变性　　B. 睑内翻和倒睫

C. 萎缩性老年性黄斑变性　　D. 眼睑皮肤松弛症

解析： 依据《医疗保障基金结算清单填写规范》(修订版)说明一“主要诊断选择要求”第一条主要诊断定义“经医疗机构诊治确定的导致患者本次住院就医主要原因的疾病(或健康状况)”，第二条主要诊断选择一般原则“① 消耗医疗资源最多；② 对患者健康危害最大；③ 影响住院时间最长”以及第四条“以手术治疗为住院目的的，选择与手术治疗相一致的疾病作为主要诊断”，本题答案应选择 B。

患者本次住院针对渗出性老年性黄斑变性、睑内翻和倒睫、眼睑皮肤松弛症均做了相应的手术治疗，三种疾病中，渗出性老年性黄斑变性、睑内翻和倒睫对患者眼部健康的危害均较眼睑皮肤松弛症严重，渗出性老年性黄斑变性对应的治疗性操作为玻璃体药物注射术，睑内翻和倒睫对应的手术为睑内翻矫正伴睑重建术。根据以上原则，本例的主要诊断应选 H02.000 睑内翻和倒睫。

182　H25.100 老年核性白内障

患者女性，49 岁。双眼视物模糊半年，门诊拟“右眼年龄相关性白内障”收入院。既往 2 型糖尿病史。入院后完善相关检查，专科检查：右眼晶状体核性混浊，左眼晶状体混浊。术前应用胰岛素调整血糖，排除禁忌证后行右眼白内障超声乳化摘除＋人工晶状体植入术。术后 3 天出现视物模糊重影，怀疑人工晶体移位，进而行“右眼人工晶体悬吊术＋人工晶体复位术”，病情好转后出院。本例主要诊断应选择哪一项？　（　　）

选项：

A. 人工晶体移位　　B. 老年核性白内障

C. 2 型糖尿病　　　　　　　　　　D. 老年性白内障

解析：依据《医疗保障基金结算清单填写规范》(修订版)说明一"主要诊断选择要求"第一条主要诊断定义"经医疗机构诊治确定的导致患者本次住院就医主要原因的疾病(或健康状况)"，第二条主要诊断选择一般原则"① 消耗医疗资源最多；② 对患者健康危害最大；③ 影响住院时间最长"以及《住院病案首页数据填写质量规范(暂行)》第十二条"住院过程中出现比入院诊断更为严重的并发症或疾病时，按以下原则选择主要诊断：手术导致的并发症，选择原发病作为主要诊断"，本题答案应选择 B。

患者本次住院主要针对老年性白内障进行手术治疗，术后出现手术并发症人工晶体移位，并行手术复位及固定治疗。根据以上原则，应选择原发疾病年龄相关性白内障作为主要诊断。根据 ICD-10 分类原则，年龄相关性白内障根据晶状体病变部位分类到不同亚目中。本例属于核硬化性白内障。因此，本例正确的主要诊断应为核硬化性白内障，《ICD-10 国家临床版 2.0》编码为 H25.100x001 核硬化性白内障，《ICD-10 国家医保版 2.0》编码为 H25.100 老年核性白内障。

183 H33.001 孔源性视网膜脱离

患者男性，58 岁。因右眼视物模糊 3 月余，门诊以"右眼孔源性视网膜脱离、玻璃体混浊、并发性白内障"收入院。入院后完善相关检查和对症治疗，待眼部症状缓解后行右眼玻璃体切除术＋巩膜环扎术＋眼内视网膜激光治疗术＋白内障超声乳化摘除＋人工晶状体植入术。术后患者诉右眼视物较术前清晰，无不适后出院。本例主要诊断及主要手术应选择哪一项？　　(　　)

选项：

A. 孔源性视网膜脱离＋巩膜环扎术伴玻璃体切除术

B. 并发性白内障＋白内障摘除伴人工晶体一期置入术

C. 并发性白内障＋巩膜环扎术伴玻璃体切除术

D. 孔源性视网膜脱离＋白内障摘除伴人工晶体一期置入术

解析：依据《医疗保障基金结算清单填写规范》(修订版)说明一"主要诊断选择要求"第一条主要诊断定义"经医疗机构诊治确定的导致患者本次住院就医主要原因的疾病(或健康状况)"，第二条主要诊断选择一般原则"① 消耗医疗资源最多；② 对患者健康危害最大；③ 影响住院时间最长"，第四条"以手术治疗为住院目的的，选择与手术治疗相一致的疾病作为主要诊断"以及《住院病案首页数据填写质量规范(暂行)》第十一条主要诊断选择一般原则的第一条细则"病因诊断能包括疾病的临床表现，则选择病因诊断作为主要诊断"，第二十二条主要手术操作选择原则"多个术式时，主要手术首先选择与主要诊断相对应的手术。一般是技术难度最大、过程最复杂、风险最高的手术，应当填写在首页手术操作名称栏中第一行"，本题答案应选择 A。

患者本次住院针对孔源性视网膜脱离、玻璃体混浊、并发性白内障均做了对应的手术治疗。三种疾病中，视网膜脱离对人体的危害最严重，长期的视网膜脱离可导致玻璃体混浊、并发性白内障等并发症。根据以上原则，本例的主要诊断应选孔源性视网膜脱离 H33.001，对应的主要手术操作应选择巩膜环扎术伴玻璃体切除术 14.4903。

184 H46.x00 视神经炎

患者男性，59 岁。因双眼视物模糊 1 月余，门诊以“双眼视神经炎可能性大”收入院。患者有肺结核病史 3 年，入院后请呼吸科医师会诊，诊断：继发性肺结核？考虑患者目前肺结核可能处于活动期，治疗上予曲安奈德注射液双眼球注射抗炎处理，暂不使用全身糖皮质激素冲击治疗。患者症状好转后出院，嘱其出院后至结核病专科医院进一步诊治。本例主要诊断应选择哪一项？（　　）

选项：

A. 肺结核　　B. 视物模糊

C. 视神经炎　　D. 继发性肺结核

解析：依据《医疗保障基金结算清单填写规范》（修订版）说明一“主要诊断选择要求”第一条主要诊断定义“经医疗机构诊治确定的导致患者本次住院就医主要原因的疾病（或健康状况）”，第二条主要诊断选择一般原则：“① 消耗医疗资源最多；② 对患者健康危害最大；③ 影响住院时间最长”以及第十二条“如果以某个疑似的诊断住院，出院时诊断仍为‘疑似’的不确定诊断，选择该疑似诊断作为主要诊断，编码时应按照确定的诊断进行编码”，本题答案应选择 C。

患者本次住院是为了治疗双眼视物模糊，高度怀疑为视神经炎，且按视神经炎拟定诊疗计划。因怀疑肺结核处于活动期，未对视神经炎进一步确诊并放弃进行全身糖皮质激素治疗，改为局部应用糖皮质激素治疗，并未对肺结核采取治疗。根据以上原则，本例主要诊断应选 H46.x00 视神经炎。

【第十章习题答案】

习题序号	正确答案选项	习题序号	正确答案选项
181	B	183	A
182	B	184	C

第十一章　H60—H95 耳和乳突疾病

185　H65.300x001 慢性分泌性中耳炎

患者男性，51 岁。半年前确诊“鼻咽恶性肿瘤”，行 NPC 放疗后出现双侧耳闷，伴双耳听力下降、耳鸣 2 月余，门诊拟诊“分泌性中耳炎”收入院。入院完善相关检查后，行双侧鼓膜切开术＋双侧鼓膜穿刺术，术后病情好转后出院。本例主要诊断应选择哪一项？（　　）

选项：

A. 分泌性中耳炎　　　　B. 鼻咽恶性肿瘤

C. 急性分泌性中耳炎　　D. 慢性分泌性中耳炎

解析：依据《医疗保障基金结算清单填写规范》(修订版)说明一“主要诊断选择要求”第一条主要诊断定义“经医疗机构诊治确定的导致患者本次住院就医主要原因的疾病(或健康状况)”，第二条主要诊断选择一般原则“① 消耗医疗资源最多；② 对患者健康危害最大；③ 影响住院时间最长”，第四条“以手术治疗为住院目的的，选择与手术治疗相一致的疾病作为主要诊断”以及第二十三条肿瘤类疾病主要诊断选择原则第六条细则“当只是针对恶性肿瘤和/或为治疗恶性肿瘤所造成的并发症进行治疗时，选择该并发症作为主要诊断，恶性肿瘤作为其他诊断首选”，本题答案应选择 D。

患者本次住院主要针对分泌性中耳炎行双侧鼓膜切开术＋双侧鼓膜穿刺术，未对鼻咽恶性肿瘤进行任何治疗。根据以上原则，主要诊断不能选择鼻咽恶性肿瘤，应选分泌性中耳炎。根据现病史，患者的分泌性中耳炎属于慢性分泌性中耳炎，主要诊断应选择 H65.300x001 慢性分泌性中耳炎。

186　H71.x00 中耳胆脂瘤

患者女性，41 岁。以听力下降 4 年入院。入院诊断：中耳胆脂瘤；左耳半规管漏。于全麻下行乳突改良根治术＋鼓室成形术＋外耳道成形术。手术基本过程：做左耳界沟切口，暴露乳突、上鼓室外侧壁，磨开乳突、上鼓室外侧壁，见外耳道后壁破坏与乳突相通，上鼓室塌陷，上鼓室内可见大量胆脂瘤样组织，听骨链被胆脂瘤包绕。去除胆脂瘤，探查听骨链，可见砧骨、锤骨残缺，镫骨完整，清理胆脂瘤组织，行乳突开放手术。磨低面神经嵴，进一步去除病灶，探查半规管，外半规管骨质破坏，取骨粉填塞半规管缺损，取颞肌筋膜覆盖骨粉，并修补鼓膜。取耳甲腔软骨置于筋膜与镫骨头之间，平行外耳道前壁剪开外耳道皮瓣，充填乳突腔。行耳甲腔成形术毕。手术顺利，术后给予抗感染、镇痛等对症处理，患者症状好转后出院。本例正确的手术编码应为哪一项？（　　）

选项：

A. 开放式乳突改良根治术 20.4900x008；鼓室成形术，Ⅲ型 19.53；耳甲腔成形术 18.7906

B. 开放式乳突改良根治术 20.4900x008；鼓室成形术，Ⅱ型 19.52；耳甲腔成形术 18.7906

C. 开放式乳突改良根治术 20.4900x008；鼓室成形术，Ⅱ型 19.52；外耳道成形术 18.6x01

D. 完壁式乳突改良根治术 20.4900x009；鼓室成形术，Ⅲ型 19.53；外耳道成形术 18.6x01

解析：本例主要诊断为中耳胆脂瘤 H71.x00，并有左耳半规管漏，全麻下行乳突改良根治术＋鼓室成形术＋外耳道成形术，本题答案应选择 A。

手术过程分析：① 破坏了外耳道后壁并磨低面神经嵴属于开放式手术，但没有封闭咽鼓管开口，手术范围较小，没有涉及下鼓室及鼓岬，属于开放式乳突改良根治术；② 耳甲腔软骨成形，听骨链及移植物（筋膜）贴近镫骨，重建了鼓室，属于鼓室成形术Ⅲ型；③ 扩大外耳道口进行了耳甲腔成形术。

编码分析：① 开放式乳突改良根治术，编码为 20.4900x008；② 鼓室成形术Ⅲ型，编码为 19.53；③ 耳甲腔成形术，编码为 18.7906。需注意，手术对半规管的处理不是有弹性的开窗而是骨质封闭；如果是内耳开窗术，应编码为鼓室成形术Ⅴ型 19.55。

根据《医疗保障基金结算清单编码填写规范（试行）》第二百八十条“乳突改良根治术(20.49)同时伴有鼓室成形术时，鼓室成形术应根据单纯鼓膜修补、听骨链成形术等，另编码具体的鼓室成形术(19.4—19.55)，乳突病变清除后同时使用移植皮肤行耳甲腔成形术，另编码任何皮肤移植术(18.79)”，本例手术正确编码应为：开放式乳突改良根治术 20.4900x008；鼓室成形术，Ⅲ型 19.53；耳甲腔成形术 18.7906。

187　H83.302 噪音性耳聋

患者男性，34 岁。因 1 月余前打靶后出现左耳耳鸣、耳闷、听力明显下降，门诊以“突发性耳聋”收入院。入院后行耳镜等相关检查，诊断为左耳噪音性聋。予改善微循环、糖皮质激素冲击治疗、利多卡因减轻耳鸣对症治疗，患者病情好转后出院。本例主要诊断应选择哪一项？（　　）

选项：

A. 特发性突聋　　B. 噪音性耳聋

C. 耳鸣　　D. 创伤性耳聋

解析：依据《医疗保障基金结算清单填写规范》（修订版）说明一“主要诊断选择要求”第一条主要诊断定义“经医疗机构诊治确定的导致患者本次住院就医主要原因的疾病

(或健康状况)”,第二条主要诊断选择一般原则:“① 消耗医疗资源最多;② 对患者健康危害最大;③ 影响住院时间最长”以及《住院病案首页数据填写质量规范(暂行)》第十一条主要诊断选择一般原则的第一条细则“病因诊断能包括疾病的临床表现,则选择病因诊断作为主要诊断”,本题答案应选择B。

本例入院诊断为突发性耳聋,主要针对噪音性耳聋及其临床表现耳鸣、耳闷等进行内科治疗。突发性耳聋又称特发性耳聋,是指突然发生的、原因不明的感音神经性听力损失。本例的耳聋有明显诱因即打靶,结合病史明确为噪音性耳聋。根据以上原则,突发性耳聋病因明确且主要治疗病因时,病因作为主要诊断,只有病因不明确时,突发性耳聋才能作为主要诊断。因此,本例主要诊断应选择噪音性耳聋 H83.302。

188 H95.000x001 胆脂瘤术后复发

患者男性,44岁。右耳反复流脓20年,1年前于我院诊断“右侧中耳胆脂瘤”后行乳突根治术,半年后复发,右耳反复流脓,听力差,为再次行手术治疗就诊。门诊以“慢性化脓性中耳炎”收入院。入院后完善相关检查,择期行右耳改良乳突根治术+外耳道成形术+鼓室成形术+部分人工听骨植入术+外耳道病损切除术,术后病理报告:右乳突囊肿,囊壁为复层鳞状上皮,囊内充满脱落上皮、角化物质及胆固醇结晶,符合胆脂瘤型改变。术后患者恢复顺利,病情好转后出院。本例主要诊断应选择哪一项? ( )

选项:

A. 慢性化脓性中耳炎　　B. 中耳胆脂瘤

C. 胆脂瘤术后复发　　D. 乳突囊肿

解析: 依据《医疗保障基金结算清单填写规范》(修订版)说明一“主要诊断选择要求”第一条主要诊断定义“经医疗机构诊治确定的导致患者本次住院就医主要原因的疾病(或健康状况)”,第二条主要诊断选择一般原则“① 消耗医疗资源最多;② 对患者健康危害最大;③ 影响住院时间最长”以及第四条“以手术治疗为住院目的的,选择与手术治疗相一致的疾病作为主要诊断”,本题答案应选择C。

患者本次主要针对右耳慢性化脓性中耳炎施行右耳乳突改良根治术等手术治疗。慢性化脓性中耳炎根据病理类型,可分为单纯型、骨疡型、胆脂瘤型三类,本例属于胆脂瘤型。结合病史,患者本次为胆脂瘤术后复发,根据ICD-10分类原则,胆脂瘤术后复发应分类于耳和乳突操作后疾患,本例的主要诊断应选胆脂瘤术后复发 H95.000x001。

189 R42.x00 头晕和眩晕

患者女性,32岁。因反复眩晕伴右耳听力下降6个月,加重半月就诊,门诊拟“眩晕原因待查”入院。入院后予完善相关检查,结合患者病史、症状、体征,诊断:头晕和眩晕(梅尼埃病?位置性眩晕?)。予改善循环、抗眩晕及对症支持等治疗,住院2天后,患者因个人原因要求出院。本例主要诊断应选择哪一项? ( )

选项：

A. 头晕和眩晕 B. 听力减退

C. 梅尼埃[美尼尔]病 D. 良性阵发性位置性眩晕

解析：依据《医疗保障基金结算清单填写规范》(修订版)说明一“主要诊断选择要求”第十条“当症状、体征和不确定情况有相关的明确诊断时，该诊断应作为主要诊断。而ICD-10第十八章中的症状、体征和不确定情况则不能作为主要诊断”以及《住院病案首页数据填写质量规范(暂行)》第十一条主要诊断选择一般原则的第四条细则“因某种症状、体征或检查结果异常入院，出院时诊断仍不明确，则以该症状、体征或异常的检查结果作为主要诊断”，本题答案应选择A。

本例患者主要为明确眩晕的病因住院，出院时仍未能明确病因，治疗上予以改善循环、抗眩晕及对症支持治疗。根据以上原则，主要诊断不能选择梅尼埃[美尼尔]病或良性阵发性位置性眩晕，应选择头晕和眩晕R42. x00。

【第十一章习题答案】

习题序号	正确答案选项	习题序号	正确答案选项	习题序号	正确答案选项
185	D	187	B	189	A
186	A	188	C		

第十二章　I00—I99 循环系统疾病

190　I08.000x001 风湿性二尖瓣主动脉瓣联合瓣膜病

患者女性，49 岁。因间断心悸胸闷 4 月余入院。入院后查体：双肺呼吸音稍粗，双下肺呼吸音减低，右下肺可闻及明显湿性啰音。心脏超声检查示：风湿性心脏病，二尖瓣病变，二尖瓣中度狭窄并轻度反流，主动脉瓣轻至中度反流，左室舒张功能减低。入院后给予营养心肌、强心利尿等保守对症处理，患者病情稳定出院。本例主要诊断应选择哪一项？　（　　）

选项：

A. 风湿性心脏病

B. 风湿性主动脉瓣狭窄伴关闭不全

C. 风湿性二尖瓣主动脉瓣联合瓣膜病

D. 风湿性二尖瓣狭窄伴关闭不全

解析：依据《医疗保障基金结算清单填写规范》（修订版）说明一“主要诊断选择要求”第一条主要诊断定义、第二条主要诊断选择一般原则，以及《病案信息学》中主要诊断的选择规则第七条“当两个疾病或一个疾病伴有相关的临床表现有合并编码时，就要选择合并编码作为主要编码，不能将其分开编码”，本题答案应选择 C。

患者本次住院针对风湿性主动脉瓣狭窄伴关闭不全和风湿性二尖瓣狭窄伴关闭不全进行内科保守治疗。根据以上原则，本例主要诊断不能单独选择选项 B“风湿性主动脉瓣狭窄伴关闭不全”和选项 D“风湿性二尖瓣狭窄伴关闭不全”。如果本次住院期间行外科手术对主动脉瓣或二尖瓣进行了成形或置换，那么主要诊断可以选择 B 或 D。另外，风湿性心脏病在 ICD-10 中分类于 I09.9 未特指的风湿性心脏病，该编码为残余类目，当其他诊断对疾病性质有更为具体的描述，应选择更具有特异性的疾病作为主要诊断。因此，本例主要诊断应选择风湿性二尖瓣主动脉瓣联合瓣膜病 I08.000x001。

191　I08.306 二尖瓣主动脉瓣狭窄关闭不全伴三尖瓣关闭不全

患者女性，59 岁。主因活动后胸闷 5 年，加重 4 个月入院。入院后经相关检查，诊断为风湿性心脏病、二尖瓣狭窄伴关闭不全、主动脉瓣狭窄伴有关闭不全、三尖瓣关闭不全、心力衰竭、心功能Ⅲ级。完善术前检查后，在心脏导管室行常规冠状动脉造影检查，后转手术室行主动脉瓣机械瓣膜置换术、二尖瓣机械瓣膜置换术、三尖瓣成形术、心脏改

良迷宫术、左心耳内口缝合术。术后患者症状明显好转，医嘱出院。主要诊断编码应选择哪一项？（　　）

选项：

A. 风湿性心脏病

B. 二尖瓣主动脉瓣狭窄关闭不全伴三尖瓣关闭不全

C. 风湿性二尖瓣狭窄伴关闭不全

D. 风湿性三尖瓣关闭不全

解析：依据《医疗保障基金结算清单填写规范》(修订版)说明一"主要诊断选择要求"第一条主要诊断定义"经医疗机构诊治确定的导致患者本次住院就医主要原因的疾病(或健康状况)"，第二条主要诊断选择一般原则："① 消耗医疗资源最多；② 对患者健康危害最大；③ 影响住院时间最长"以及《住院病案首页数据填写质量规范(暂行)》第十一条第五条细则"疾病在发生发展过程中出现不同危害程度的临床表现，且本次住院以某种临床表现为诊治目的，则选择该临床表现作为主要诊断"，本题答案应选择B。

风湿性心脏病又名风湿性心脏瓣膜病，是风湿性炎症过程所致的瓣膜损害而造成的心脏病变。主要表现为心瓣膜狭窄和(或)关闭不全，其中最常受累的是二尖瓣，其次为主动脉瓣，二尖瓣病变可单独存在，也可与主动脉病变同时存在。患者因二尖瓣、主动脉、三尖瓣多个心脏瓣膜病变，行手术治疗。"二尖瓣主动脉瓣狭窄关闭不全伴三尖瓣关闭不全"的诊断名称体现了疾病诊断的具体部位，对疾病性质描述更具体，是风湿性心脏病的具体类型，医师应将其作为病历中的诊断名称书写，也应将其作为病案首页的主要诊断。根据国际疾病分类规则，多个心脏瓣膜疾病编码时应合并编码，这与《诊断学(第9版)》(全国高等学校教材)提及的单一诊断原则要求相同。综上，本例主要诊断应为I05—I09慢性风湿性心脏病下的二尖瓣主动脉瓣狭窄关闭不全伴三尖瓣关闭不全I08.306。

192 I13.200x001 高血压性心脏病和肾脏病伴心力衰竭和肾衰竭

患者男性，65岁。于3年前发现血压升高，未检测及治疗。1月前无明显诱因出现胸闷、气短，自测血压最高达220/80 mmHg。6天前胸闷、气短较前加重，伴夜间不能平卧，坐位时可稍缓解，为进一步诊治入院。入院后排除继发性高血压，心脏彩色超声检查示：左室射血分数减低，左室壁增厚，左心扩大。结合临床表现，考虑高血压性心脏病，心力衰竭可能性大。24小时蛋白定量、血肌酐升高，尿有形成分少，考虑高血压肾损害可能性大。给予降压、抗凝、降脂固斑、改善心功能、肾功能等治疗，患者病情相对平稳出院。本例主要诊断编码应选择哪一项？（　　）

选项：

A. 高血压心脏病伴心力衰竭

B. 高血压性肾衰竭

C. 高血压3级

D. 高血压性心脏病和肾脏病伴心力衰竭和肾衰竭

解析：依据《医疗保障基金结算清单填写规范》(修订版)说明一“主要诊断选择要求”第一条主要诊断定义“经医疗机构诊治确定的导致患者本次住院就医主要原因的疾病(或健康状况)”以及第二条主要诊断选择一般原则“主要诊断一般应该是：① 消耗医疗资源最多；② 对患者健康危害最大；③ 影响住院时间最长”，本题答案应选择 D。

根据《内科学(第 9 版)》(全国高等学校教材)，心脏和血管是高血压病理生理作用的主要靶器官，早期可无明显病理改变。长期高血压引起的心脏改变主要是左心室肥厚和扩大。而全身小动脉病变则主要是壁/腔比值增加和管腔内径缩小，导致重要靶器官如心、脑、肾组织缺血。

ICD-10 第一卷中，高血压病(I10－I15)分类为：特发性(原发性)高血压 I10，高血压心脏病 I11，高血压肾脏病 I12，高血压心脏和肾脏病 I13，继发性高血压 I15。本例患者入院后通过完善相关检查，排除继发性高血压，考虑患者高血压性心脏病和肾脏病，且出现心力衰竭和肾衰竭。ICD-10 第二卷指出：“ICD 提供了某些类目，它们以一个编码表现两种情况或一种情况与一种相关的继发过程，如果记录的是恰当的信息，这样的合并类目应当作为主要情况。”本例应分类至类目“I13 高血压心脏和肾脏病”，该类目分类亚目包含：I13.0 高血压心脏和肾脏病伴有(充血性)心力衰竭，I13.1 高血压心脏和肾脏病伴有肾衰竭，I13.2 高血压心脏和肾脏病同时伴有(充血性)心力衰竭和肾衰竭，I13.9 未特指的高血压心脏和肾脏病。结合本例，患者出现心力衰竭和肾衰竭，因此主要诊断应为 I13.200x001 高血压性心脏病和肾脏病伴心力衰竭和肾衰竭。

193 I15.200x001 原发性醛固酮增多症性高血压

患者女性，50 岁。因发现血压升高 3 月伴晕厥 1 次入院。入院后查体：左臂血压 170/102 mmHg，右臂血压 190/111 mmHg。实验室检查：血钾 2.67 mmol/L，总胆固醇 5.18 mmol/L，甘油三酯 1.71 mmol/L。心脏彩色超声报告：主动脉稍宽，左室舒张功能不全。肾上腺增强 CT 示：左侧肾上腺腺瘤可能。全院会诊考虑诊断原发性醛固酮症增多症，建议转泌尿外科手术治疗，患者及家属要求暂行药物保守治疗，行补钾、降压、改善循环等对症支持治疗，患者病情稳定出院。本例主要诊断应选择哪一项？ ( )

选项：

A. 高血压 3 级　　B. 原发性醛固酮增多症性高血压

C. 继发性高血压　　D. 低钾血症

解析：依据《医疗保障基金结算清单填写规范》(修订版)说明一“主要诊断选择要求”第一条主要诊断定义、第二条主要诊断选择一般原则，本题答案应选择 B。

继发性高血压是一种病因明确的高血压。相对于原发性高血压，当病因解除或得到控制后，高血压可以治愈或明显缓解。继发性高血压既有高血压的临床症状，又有原发疾病的临床表现。继发性高血压最常见的病因包括肾上腺占位、肾动脉狭窄、肾脏的一些基础疾病等；嗜铬细胞瘤、原发性醛固酮增多症等和糖尿病也会导致血压升高。原发性醛固酮增多症是指肾上腺皮质分泌过量的醛固酮，导致体内排钾，血容量增多迅速，血管紧张素活性系统受抑制。其临床主要表现为高血压和低血钾，高血压为最早出现的症状，多数患者血压大幅升高，但恶性高血压罕见。继发性高血压在ICD-10中分类于I15.9未特指的继发性高血压，该残余类目在有明确病因的情况下不使用。其他诊断对疾病性质有更为具体的描述，应选择更具有特异性的疾病作为主要诊断。

患者本次住院针对继发性高血压进行检查治疗，同时合并低钾血症，但低钾血症并非本次主要治疗的疾病，根据以上原则，本次住院针对醛固酮增多症性高血压进行诊疗时，选择I15.200x001原发性醛固酮增多症性高血压为主要诊断，不能选择低钾血症和高血压3级。高血压3级在ICD-10中分类于I10特发性(原发性)高血压，而本例入院后已明确高血压为继发性高血压。

194 I21.001 急性前壁心肌梗死

患者女性，51岁。10年前确诊乳腺癌，既往诊断冠状动脉粥样硬化性心脏病、高血压。本次因突然胸痛3小时急诊入院。入院后经相关检查，确诊急性前壁心肌梗死，患者经抢救无效死亡。本例主要诊断应选择哪一项？ (　　)

选项：

A. 胸痛　　B. 急性前壁心肌梗死

C. 乳腺恶性肿瘤史　　D. 冠状动脉粥样硬化性心脏病

解析：依据《医疗保障基金结算清单填写规范》(修订版)说明一"主要诊断选择要求"第一条主要诊断定义、第二条主要诊断基本要求，以及第十条"当症状、体征和不确定情况有相关的明确诊断时，该诊断应作为主要诊断。而ICD-10第十八章中的症状、体征和不确定情况则不能作为主要诊断"，本题答案应选择B。

胸痛是患者本次住院的主要症状及就诊原因，引起胸痛的原因明确为急性前壁心肌梗死。急性心肌梗死在ICD-10中分类于I21，为双轴心分类。根据梗死的深度，急性心肌梗死可分为ST段抬高型(透壁性)和非ST段抬高型(非透壁性)两类，其中急性非ST段抬高型心肌梗死分类于I21.4。根据梗死部位，急性心肌梗死可分为前壁I21.0、下壁(膈面)I21.1、其他部位I21.2等类型，临床诊断和编码时应结合医技检查结果，明确具体分型。本例患者针对急性前壁心肌梗死进行了一系列抢救治疗，根据以上原则，主要诊断不能选择胸痛。乳房恶性肿瘤史、冠状动脉粥样硬化性心脏病均为既往史，本次未围绕乳腺癌进行任何治疗，故应选择导致本次住院就医的主要原因I21.001急性前壁心肌梗死为主要诊断。

195 I21.003 急性前间壁心肌梗死

患者男性，84岁。因间断胸痛10余月，加重伴不能缓解1小时入院。入院检查示心肌酶、TNT升高，心电图有心律不齐、前间壁心肌梗死等表现，入院诊断为冠状动脉粥样硬化性心脏病、急性前间壁心肌梗死。给予抗凝、调脂、稳定斑块、扩张冠状动脉、改善心功能等治疗。治疗 3 天后，患者心电监护和心电图提示房扑，心率持续 140 次/min 以上，予多次毛花苷 C，心率仍居高不下。次日凌晨患者突然呼吸心搏骤停，经抢救无效，临床死亡。本例主要诊断应选择哪一项？（ ）

选项：

A. 心源性猝死　　B. 心房扑动

C. 冠状动脉粥样硬化性心脏病　　D. 急性前间壁心肌梗死

解析：依据《医疗保障基金结算清单填写规范》（修订版）说明一“主要诊断选择要求”第一条主要诊断定义“经医疗机构诊治确定的导致患者本次住院就医主要原因的疾病（或健康状况）”，第二条主要诊断选择一般原则“① 消耗医疗资源最多；② 对患者健康危害最大；③ 影响住院时间最长”以及《住院病案首页数据填写质量规范》第十一条主要诊断选择的一般原则第五条细则“疾病在发生发展过程中出现不同危害程度的临床表现，且本次住院以某种临床表现为诊治目的，则选择该临床表现作为主要诊断”，本题答案应选择 D。

本例患者住院的理由及住院过程中主要治疗的疾病均为急性前间壁心肌梗死，急性前间壁心肌梗死是冠状动脉粥样硬化性心脏病发展严重阶段的临床表现，患者临终前出现心源性猝死。心源性猝死是指由各种心脏原因引起的难以预料的、进展迅速的自然死亡。本例明确诊断急性心肌梗死，最终发生心源性猝死，明确病因的心源性猝死不应作为主要诊断。患者心肌梗死后期新出现心房扑动，原则上“入院病情”为“4”的诊断不应作为主要诊断。综上，主要诊断应选择 I21.003 急性前间壁心肌梗死。

196 I21.106 急性下后壁心肌梗死

患者男性，59 岁。间断心前区不适 2 月余，为行择期冠状动脉介入治疗入院。患者两个月前因搬重物时出现心前区不适就诊于某院，诊断为“急性下后壁心肌梗死”，冠状动脉造影提示三支病变，行冠状动脉支架置入术，术后好转出院。出院后患者偶有活动后心前区不适，本次为行择期冠状动脉介入治疗再次入院，诊断为“不稳定性心绞痛”。完善术前检查后，行经皮冠状动脉介入治疗。术后患者病情平稳出院。临床医师在病案首页填写的手术操作依次为：两根导管冠状动脉造影，经皮冠状动脉球囊扩张成形术，药物洗脱冠状动脉支架置入术。本例主要手术操作应选择哪一项？（ ）

选项：

A. 冠状动脉支架置入术　　B. 经皮冠状动脉球囊扩张成形术

C. 药物洗脱冠状动脉支架置入术　　D. 两根导管冠状动脉造影

解析：依据《医疗保障基金结算清单填写规范》（修订版）说明三“手术和操作填报要求”的第一条“主要手术和操作是指患者本次住院期间，针对临床医师为患者做出主要诊断的病症所施行的手术或操作。一般是风险最大、难度最高、花费最多的手术和操作”，本题答案应选择 C。

冠状动脉造影为有创性检查手段，是诊断冠心病的重要方法。经皮冠状动脉介入治疗是指在血管造影仪的引导下，通过特制的导管、导丝、球囊、支架等对狭窄或阻塞的冠状动脉进行血运重建的治疗方法。本例因"不稳定心绞痛"行冠状动脉介入治疗，其中冠状动脉支架治疗为与主要诊断相对应的核心的治疗性手术，是风险最大、难度最高、花费最多的手术和操作。手术及操作名称一般由部位、术式、入路、疾病性质等要素构成，药物洗脱冠状动脉支架置入36.0700完整体现了手术操作名称要素，应作为主要手术。

197 I21.103 急性下壁心肌梗死

患者男性，59岁。因发作性胸痛6天入院，入院后经相关检查诊断为冠状动脉粥样硬化性心脏病、急性下壁心肌梗死、Killip心功能Ⅲ级、心律失常、Ⅰ度房室传导阻滞。给予药物治疗，并行冠状动脉造影术、冠状动脉药物洗脱支架置入术、冠状动脉球囊扩张成形术，术后患者病情好转出院。本例主要诊断应选择哪一项？（ ）

选项：

A. 冠状动脉粥样硬化性心脏病　　B. 急性下壁心肌梗死

C. Killip心功能Ⅲ级　　D. Ⅰ度房室传导阻滞

解析：依据《医疗保障基金结算清单填写规范》(修订版)说明一"主要诊断选择要求"第四条"一般情况下，有手术治疗的患者的主要诊断要与主要手术治疗的疾病相一致"以及《住院病案首页数据填写质量规范》第十一条主要诊断选择的一般原则第五条细则"疾病在发生发展过程中出现不同危害程度的临床表现，且本次住院以某种临床表现为诊治目的，则选择该临床表现作为主要诊断"，本题答案应选择B。

根据《内科学(第9版)》(全国高等学校教材)，由于病理解剖和病理生理变化不同，冠心病有不同的临床表现。根据发病特点和治疗原则的不同，冠心病可分为慢性冠状动脉病和急性冠状动脉综合征两大类。前者包括稳定型心绞痛、缺血性心肌病和隐匿性冠心病等；后者包括不稳定型心绞痛、非ST段抬高型心肌梗死和ST段抬高型心肌梗死，也有的文献将冠心病猝死归入这一类型。急性ST段抬高型心肌梗死的基本病因是冠状动脉粥样硬化(偶为冠状动脉栓塞、炎症、先天畸形、痉挛和冠状动脉口阻塞所致)，造成一支或多支血管管腔狭窄和心肌血供不足，而侧支循环未充分建立。在此基础上，一旦血供急剧减少或中断，使心肌严重而持久地急性缺血20分钟以上，即可发生急性心肌梗死。急性心肌梗死是冠心病严重阶段的临床表现。Killip心功能Ⅲ级为患者心肌梗死后心功能分级，Ⅰ度房室传导阻滞非本次整个住院过程中治疗的重点。因此，本例主要诊断应选择I21.103急性下壁心肌梗死。

198 I25.103 冠状动脉粥样硬化性心脏病

患者女性，66岁。主因无明显诱因头昏、心悸、气促就诊。门诊查空腹血糖15 mmol/L，以"糖尿病"收住内分泌科。既往糖尿病病史10年、高血压病史20年。入院后心脏彩色超声检查示：左心房黏液瘤。冠状动脉CTA检查示：冠状动脉粥样硬化性心脏病。实验室检查：空腹血糖 10.19 mmol/L，糖化血红蛋白 10.8%；心肌酶谱、血清电解质、心力衰竭血清标志物未见异常。内分泌科给予胰岛素控制血糖，糖化血红蛋白降至 7.4%。后转入心血管外科，在体外循环下行主动脉-二支冠状动脉旁路移植术、心房病损切除术，术后予呼吸机辅助通气，进行血气分析监测，维持水、电解质及酸碱平衡，强心、利尿、抗感染、抗凝及对症支持等治疗，切口愈合好，患者病情好转出院。本例主要诊断应选择哪一项？（　　）

选项：

A. 糖尿病　　B. 糖尿病性周围神经病

C. 左心房黏液瘤　　D. 冠状动脉粥样硬化性心脏病

解析：依据《医疗保障基金结算清单填写规范》(修订版)说明一"主要诊断选择要求"第二条主要诊断选择一般原则"主要诊断应该是：① 消耗医疗资源最多；② 患者健康危害最大；③ 影响住院时间最长"以及第四条"一般情况下，有手术治疗的患者的主要诊断要与主要手术治疗的疾病相一致"，本题答案应选择 D。

患者本次于内分泌科住院治疗糖尿病，后转入心血管外科针对冠状动脉粥样硬化性心脏病行主动脉-二支冠状动脉的冠状动脉旁路移植术 36.1200，针对心房黏液瘤行心房病损切除术 37.3301。根据以上原则，本例主要诊断不能选择糖尿病 E14.900x001、心房良性肿瘤 D15.101，应选择冠状动脉粥样硬化性心脏病 I25.103。

199　I25.103 冠状动脉粥样硬化性心脏病

患者男性，62 岁。主因劳力性心悸、气促 16 年，10 天前再次出现活动后心悸、气促伴乏力，体力活动受限，收入心血管内科。既往高血压病史 19 年。入院后心脏彩色超声检查示：二尖瓣前瓣脱垂伴重度反流，三尖瓣重度反流，主动脉瓣中度反流；全心增大；主动脉升部及肺动脉增宽。冠状动脉造影示：前降支近段、中段近端、回旋支近段局限性狭窄约 30%～40%，远段节段性狭窄约 50%～60%。心电图示：持续性心房颤动。实验室检查：B 型钠尿肽前体 7 558.00 pg/ml，血糖 9.89 mmol/L，糖化血红蛋白 7.6%；钠 134.4 mmol/L，尿素 9.65 mmol/L，肌酐 111.1 μmol/L，肾小球滤过率 61 ml/min，尿酸 618.3 μmol/L。给予纠正心力衰竭、抗血小板聚集、调节血糖、利尿、强心、控制心室率、抗凝、降压等对症支持治疗后，转入心血管外科。在体外循环下行二尖瓣机械瓣置换术、一根冠状动脉的（主动脉）冠状动脉旁路移植术、三尖瓣瓣环成形术、主动脉内球囊反搏术，术后予呼吸机辅助通气、监测血气分析、血液透析、维持电解质平衡、强心、利尿、抗感染等治疗，患者病情好转出院。按照医保结算清单主要诊断选择原则，本例主要诊断应选择哪一项？（　　）

选项：

A. 冠状动脉粥样硬化性心脏病　　B. 非风湿性三尖瓣关闭不全

C. 二尖瓣脱垂并关闭不全　　D. 心力衰竭

解析：依据《医疗保障基金结算清单填写规范》(修订版)说明一"主要诊断选择要求"第二条主要诊断选择一般原则，第四条"一般情况下，有手术治疗的患者的主要诊断要与主要手术治疗的疾病相一致"以及第十四条"如果确定有 2 个或 2 个以上诊断同样符合主要诊断标准,在编码指南无法提供参考的情况下,应视具体情况根据原则 2 正确选择主要诊断",本题答案应选择 A。

患者本次住院就医对二尖瓣脱垂伴关闭不全进行二尖瓣机械瓣膜置换术 35.2401,同时对冠状动脉粥样硬化性心脏病进行一根冠状动脉的(主动脉)冠状动脉旁路移植术 36.1100(国家卫生健康委《常用临床医学名词(2019 版)》为"主动脉-一支冠状动脉搭桥术")、对三尖瓣关闭不全进行三尖瓣瓣环成形术 35.3300x002。按照病情描述及目前 CHS-DRG 分组标准,体外循环下行二尖瓣机械瓣置换术+一根冠状动脉的(主动脉)冠状动脉旁路移植术+三尖瓣瓣环成形术,无论主要诊断选择选项 A、B、C 哪一项,只要主要诊断与主要手术匹配,均可进入 FB1 组瓣膜手术伴冠脉手术。但根据主要诊断选择"三最"原则,一般情况下冠状动脉粥样硬化性心脏病进行一根冠状动脉的(主动脉)冠状动脉旁路移植术花费会高一些,因此按照医保 DRG/DIP 结算原则,建议选择冠状动脉粥样硬化性心脏病 I25.103 为主要诊断。

200 I25.800x010 冠状动脉支架置入术后再狭窄

患者男性,51 岁。1 年前因急性心肌梗死行急诊 PCI 治疗。本次因复查病情入院。入院后心脏彩色超声检查示:主动脉增宽室间隔增厚,左室舒张功能不全(Ⅰ级)。心电图示:窦性心律,ST-T 改变。冠状动脉造影示:左回旋支开口支架内重度再狭窄。行经皮冠状动脉药物球囊扩张成形术,术后予以抗血小板聚集等对症处理,患者病情稳定出院。本例主要诊断应选择哪一项? (　　)

选项:

A. 冠状动脉狭窄　　B. 陈旧性心肌梗死

C. 冠状动脉支架置入术后再狭窄　　D. 冠状动脉介入术后

解析: 依据《医疗保障基金结算清单填写规范》(修订版)说明一"主要诊断选择要求"第二条主要诊断基本要求,以及第四条"一般情况下,有手术治疗的患者的主要诊断要与主要手术治疗的疾病相一致",本题答案应选择 C。

患者本次住院就医主要原因为冠状动脉介入术后复查,但是在住院复查过程中发现冠状动脉支架内狭窄,并针对新发现的情况进行了治疗,根据以上原则,应选择冠状动脉支架置入术后再狭窄为主要诊断。本例主要诊断应首先排除冠状动脉狭窄、陈旧性心肌梗死或冠状动脉介入术后。选项 A"冠状动脉狭窄"在 ICD-10 中分类于 I25.1 动脉硬化性心脏病,与本例冠状动脉造影显示的左回旋支开口支架内重度再狭窄不相符;选项 B"陈旧性心肌梗死"在 ICD-10 中分类于 I25.2,特指已愈合的心肌梗死(过去由心电图或其他特殊研究诊断的心肌梗死,但近期没有症状),可见该诊断不是本次治疗的疾病;选项 D"冠状动脉介入术后"不能作为主要诊断。而选项 C"冠状动脉支架置入术后再狭窄"分类于 I25.8 其他类型的慢性缺血性心脏病,同时针对该疾病进行了经皮冠状动脉药物球囊扩张成形术。因此,本例主要诊断应选择冠状动脉支架置入术后再狭窄 I25.800x010。

201 I27.801 艾森门格综合征

患者男性，32岁。因发现心脏杂音30年，咯血1天入院。患者2岁时发现心脏杂音，6年前开始出现间断性咯血。入院当日晨再次出现咯血（约5 ml 鲜血），伴针刺样胸痛，遂来院就诊。入院后心脏超声检查示：先天性心脏病，室间隔缺损（膜周型，双向分流），三尖瓣轻至中度反流，肺动脉高压（重度），艾森门格综合征。X线胸片示：符合肺动脉高压，艾森门格综合征。右心导管检查示：重度肺动脉高压。考虑无手术指征，给予肺动脉高压靶向药物、止血等对症治疗，患者症状改善出院。本例主要诊断选择哪一项？（　　）

选项：

A. 咯血　　B. 肺动脉高压

C. 室间隔缺损　　D. 艾森门格综合征

解析：依据《医疗保障基金结算清单填写规范》（修订版）说明一"主要诊断选择要求"第一条主要诊断定义、第二条主要诊断选择的基本要求，以及第十条"当症状、体征和不确定情况有相关的明确诊断时，该诊断应作为主要诊断。而ICD-10第十八章中的症状、体征和不确定情况则不能作为主要诊断"，本题答案应选择D。

咯血是患者本次住院主要症状及就诊原因，引起咯血的原因是未及时矫治室间隔缺损而导致其发展成艾森门格综合征。艾森门格综合征（eisenmenger syndrome，ES）又叫肺动脉高压性右向左分流综合征，是指各种左向右分流性先天性心脏病的肺血管阻力升高，使肺动脉压力达到或超过体循环压力，导致血液通过心内或心外异常通道产生双向甚至右向左反向分流的一种病理生理综合征。各种常见的左向右分流的先天性心脏病，如房间隔缺损、室间隔缺损、动脉导管未闭或主肺动脉间隔缺损等，如果心脏畸形未得到及时矫治，均可能发展成艾森门格综合征。

患者入院后心脏超声提示先天性三尖瓣关闭不全和室间隔缺损，这些情况是引起艾森门格综合征的病因，但诊疗并未围绕其开展，因此选项A"咯血"和选项C"室间隔缺损"不能作为主要诊断。根据艾森门格综合征的发病过程，肺动脉高压只是艾森门格综合征其中的一个阶段。先天性心脏病患者发病晚期出现严重的肺动脉高压，当肺动脉高压高于主动脉压力时，则会出现右向左的逆向分流，导致患者出现发绀，这时候就称为艾森门格综合征，故选项B"肺动脉高压"也不能作为主要诊断。而本次住院后诊疗主要方向为艾森门格综合征的肺动脉高压靶向药物治疗，故应选择艾森门格综合征I27.801为主要诊断。

202 I34.001 二尖瓣反流

患者男性，58岁。主因劳累性心悸、气促10年，晕厥3年入院。入院后心脏超声检查示：左心房增大；室间隔明显增厚；二尖瓣增厚，前瓣脱垂，关闭不全，重度反流；三尖瓣中度反流，反流压差增高，考虑有肺动脉高压；主动脉瓣轻度反流。心脏MRI示：左心房增大，室间隔增厚；二尖瓣重度反流，三尖瓣中度反流；左室壁增厚（室间隔为著）；双侧胸腔积液。心电图示：房颤，陈旧性心肌梗死。右心导管检查：肺动脉压 87/43 mmHg，平均肺动脉压 57 mmHg，肺血管阻力 6.71 Wood。在体外循环下行二尖瓣成形环置入术、三尖瓣成形术、左室流出道疏通术，术后给予强心、利尿、抗感染、抗凝及对症支持等治疗，患者病情稳定出院。本例主要诊断应选择哪一项？（　　）

选项：

A. 梗阻性肥厚型心肌病　　B. 二尖瓣反流

C. 非风湿性三尖瓣关闭不全(中度)　　D. 重度肺动脉高压

解析：依据《医疗保障基金结算清单填写规范》(修订版)说明一"主要诊断选择要求"第一条主要诊断定义，第二条主要诊断选择一般原则，第四条"一般情况下，有手术治疗的患者的主要诊断要与主要手术治疗的疾病相一致"以及第十四条"如果 2 个或 2 个以上诊断同样符合主要诊断标准，在编码指南无法提供参考的情况下，应视具体情况根据原则 2 正确选择主要诊断"，本题答案应选择 B。

导致患者本次住院就医的疾病为二尖瓣反流、三尖瓣关闭不全联合瓣膜病变，梗阻性肥厚型心肌病，同时进行二尖瓣成形术 35.1201、三尖瓣成形术 35.1401、左室流出道疏通术 35.3400x004。从检查结果看，本例二尖瓣与三尖瓣病变以二尖瓣的病理改变更为严重。根据上述原则，本例主要诊断应选择本次消耗医疗资源最多的手术二尖瓣成形环置入术所对应的诊断二尖瓣反流 I34.001，而不宜选择梗阻性肥厚型心肌病 I42.100 和非风湿性三尖瓣关闭不全(中度)I36.100。

203　I35.000 主动脉瓣狭窄

患者男性，64 岁。5 年前诊断冠状动脉粥样硬化性心脏病，半年前当地医院心脏超声检查示：主动脉瓣狭窄，左心房增大，左室肥厚。本次为进一步诊疗入院。入院后行经导管主动脉瓣置换术(TAVR)，术后给予抗炎、强心、利尿、控制血压及化痰等对症处理，患者病情稳定出院。本例主要诊断应选择哪一项？（　　）

选项：

A. 风湿性心脏瓣膜病　　B. 主动脉瓣狭窄

C. Killip 心功能Ⅳ级　　D. 冠状动脉粥样硬化性心脏病

解析：依据《医疗保障基金结算清单填写规范》(修订版)说明一"主要诊断选择要求"第一条主要诊断定义、第二条主要诊断选择的基本要求，以及第四条"一般情况下，有手术治疗的患者的主要诊断要与主要手术治疗的疾病相一致"，本次住院针对主动脉瓣重度狭窄进行介入治疗时，选择主动脉瓣狭窄为主要诊断。本题答案应选择 B。

主动脉瓣狭窄是指主动脉瓣病变引起的主动脉瓣开放受限、狭窄，导致左心室到主动脉内的血流受阻，迫使心脏更努力地搏动泵血。在我国以风湿性主动脉瓣狭窄最常见，风湿性主动脉瓣狭窄大多伴有主动脉瓣关闭不全或二尖瓣病变。根据诊疗经过描述，"主动脉瓣狭窄"是患者本次主要就诊原因，并针对主动脉瓣重度狭窄进行了 TAVR 介入治疗。选项 D"冠状动脉粥样硬化性心脏病"为既往史，本次诊疗未围绕其开展；选项 C“Killip 心功能Ⅳ级”是心功能分级，不能作为主要诊断。根据以上原则，本例主要诊断不能选择 D 和 C。另外，风湿性心脏病在 ICD-10 中分类于 I09.9 未特指的风湿性心脏病，该残余类目一般不使用，当其他诊断对疾病性质有更为具体的描述，应选择更具有特异性的疾病作为主要诊断。综上，本例主要诊断应选择主动脉瓣狭窄 I35.000。

204　I35.100 主动脉瓣关闭不全

患者女性，59 岁。因咳嗽半年，加重伴气促、喘息 10 余天急诊收入心血管内科。入院后胸部 64 层 CT 检查示：主动脉瓣增厚钙化，心影增大；右肺动脉中、下叶分支局部铸型充盈缺损，考虑肺栓塞；左上肺动脉部分分支显示欠清，不除外栓塞；双肺感染可能；双侧胸腔积液并双肺下叶被动性肺段不张。心脏超声检查示：左心房、左心室增大；左室壁增厚，主动脉瓣增厚并钙化，二叶式畸形伴中度狭窄，瓣叶赘生物形成，重度反流；左室舒张功能减退。实验室检查：BNP3 880 pg/ml，肌红蛋白 233 ng/ml；钠 155.1 mmol/L，氯 116.9 mmol/L；丙氨酸氨基转移酶 170.3 U/L，天门冬氨酸氨基转移酶 130.1 U/L，肌酐 163.0 μmol/L，尿酸 697.2 μmol/L；降钙素原 1.38 ng/ml。痰真菌培养有少量白色念珠菌生长。心血管内科给予无创呼吸机辅助通气、纠正心力衰竭、改善氧合、控制感染等治疗后，转入心血管外科，在体外循环下行主动脉瓣机械瓣膜置换术、心脏赘生物清除术，术后行血气分析监测，维持水、电解质及酸碱平衡，予强心、利尿、抗感染及对症支持等治疗，患者病情好转出院。本例主要诊断应选择哪一项？　（　　）

选项：

A. 感染性心内膜炎　　B. 主动脉瓣关闭不全

C. 主动脉瓣赘生物　　D. 心力衰竭

解析：依据《医疗保障基金结算清单填写规范》(修订版)说明一“主要诊断选择要求”第二条主要诊断选择一般原则“① 消耗医疗资源最多；② 对患者健康危害最大；③ 影响住院时间最长”，第四条“一般情况下，有手术治疗的患者的主要诊断要与主要手术治疗的疾病相一致”以及第十四条“如果确定有 2 个或 2 个以上诊断同样符合主要诊断标准，在编码指南无法提供参考的情况下，应视具体情况根据原则 2 正确选择主要诊断”，本题答案应选择 B。

患者本次急诊住院病因为心力衰竭，心血管内科予纠正心力衰竭、抗感染、改善氧合等对症治疗后，转入心血管外科对主动脉瓣关闭不全进行主动脉瓣机械瓣膜置换术 35.2201，同时对主动脉瓣赘生物进行主动脉瓣赘生物清除术 37.3300x026。根据以上原则，本例主要诊断不能选择心内科治疗的心力衰竭 I50.900，亦不能选择主动脉瓣赘生物 I33.009、感染性心内膜炎 I33.000x004，而应选择本次住院期间实施的消耗医疗资源最多的主动脉瓣机械瓣膜置换术相对应的诊断主动脉瓣关闭不全 I35.100。

205 I42.001 扩张型心肌病

患者女性，37 岁。主因间断胸闷、气短 15 天余入院。既往双相情感障碍病史 1 年余，规律口服喹硫平。患者于 15 天余前感冒后出现胸闷、气短，胸部疼痛，伴有双下肢水肿，夜间平卧困难，休息后可缓解，以“胸闷待查”入院。入院后心脏超声检查示：左心增大，左室壁运动幅度弥漫性减低；二尖瓣反流（中至重度），主动脉瓣反流（轻度），三尖瓣反流（轻度），肺动脉高压（轻度），左室射血分数 39%，右心房左右径 36 mm，右心室左右径 36 mm。根据临床表现与检查，诊断考虑扩张型心肌病。给予营养心肌、扩张冠状动脉改善循环、降低心肌氧耗等药物治疗，患者病情好转出院。本例主要诊断应选择哪一项？（　　）

选项：

A. 心脏扩大　　B. 扩张型心肌病

C. 双相情感障碍　　D. 心力衰竭

解析：依据《医疗保障基金结算清单填写规范》（修订版）说明一“主要诊断选择要求”第十条原则“当症状、体征和不确定情况有相关的明确诊断时，该诊断应作为主要诊断。而 ICD-10 第十八章中的症状、体征和不确定情况则不能作为主要诊断”以及《住院病案首页数据填写质量规范》第十一条主要诊断选择的一般原则中第一条细则“病因诊断能包括疾病的临床表现，则选择病因诊断作为主要诊断”，本题答案应选择 B。

根据《诊断学（第 9 版）》（全国高等学校教材），扩张型心肌病是一类以左心室或双心室扩大伴收缩功能障碍为特征的心肌病。临床表现为心脏扩大、心力衰竭、心律失常、血栓栓塞及猝死。心脏扩大、心力衰竭是扩张型心肌病的常规临床表现，积极的病因治疗可减缓心室重构及心肌进一步损伤，逐步改善心功能。双相情感障碍为患者长期治疗的疾病，病情控制尚可，本次入院主要原因为胸闷、气短，并经相关检查确诊扩张型心肌病，所开展的诊断和治疗主要针对心脏疾病。因此，本例主要诊断应选择扩张型心肌病 I42.001。

206 I44.200 Ⅲ度房室传导阻滞

患者男性，65 岁。诊断重叠综合征 2 年，表现为多发性肌炎和系统性硬化症。本次因Ⅲ度房室传导阻滞入院，入院后行永久起搏器植入，患者病情好转出院。本例主要诊断应选择哪一项？（　　）

选项：

A. 重叠综合征　　B. 系统性硬化病

C. Ⅲ度房室传导阻滞　　D. 多发性肌炎

解析：依据《医疗保障基金结算清单填写规范》（修订版）说明一“主要诊断选择要求”第一条主要诊断定义、第二条主要诊断选择一般原则，以及第四条“一般情况下，有手术治疗的患者的主要诊断要与主要手术治疗的疾病相一致”，本题答案应选择 C。

患者本次住院针对Ⅲ度房室传导阻滞行永久起搏器植入，选择Ⅲ度房室传导阻滞为主要诊断。本例尽管有明确的重叠综合征病史，表现为多发性肌炎和系统性硬化症，但选项 A“重叠综合征”、选项 B“系统性硬化病”、选项 D“多发性肌炎”均非患者本次就诊原因，诊疗也未围绕其开展。根据以上原则，本例主要诊断不能选择上述自身免疫性疾病，应选择本次住院就医主要原因Ⅲ度房室传导阻滞 I44.200。

207 I44.200 Ⅲ度房室传导阻滞

患者男性，67 岁。因间断乏力 3 年余，加重 2 天入院。心电图示：Ⅲ度房室传导阻滞。入院后行双腔永久起搏器植入术，手术记录中术中应用的起搏器类型为“双腔永久起搏器”。术后患者病情好转出院。主要手术操作名称应选择哪一项？（　　）

选项：

A. 双腔永久起搏器植入术　　B. 双腔永久起搏器置换术

C. 单腔永久起搏器植入术　　D. 临时起搏器植入术

解析：依据《医疗保障基金结算清单填写规范》(修订版)说明三“手术和操作填报要求”的第一条“主要手术和操作是指患者本次住院期间，针对临床医师为患者做出主要诊断的病症所施行的手术或操作。一般是风险最大、难度最高、花费最多的手术和操作”以及《住院病案首页数据填写质量规范(暂行)》第二十二条“手术及操作名称一般由部位、术式、入路和疾病性质等要素构成”，本题答案应选择 A。

患者因Ⅲ度房室传导阻滞行心脏起搏器植入术，手术记录明确起搏器类型为双腔永久起搏器，主要手术操作应为双腔永久起搏器植入术 37.8301。临床医师应根据《临床医学名词(2019 年版)》及手术操作名称书写要求规范书写起搏器植入的手术名称，体现具体心脏起搏器类型(单腔、双腔、三腔，临时性、永久性)以及具体术式(植入术、置换术)等。

208 I47.106 阵发性房室结内折返性心动过速

患者女性，52 岁。主因劳累后心悸半月，再发 2 小时，以“心悸原因待查”收入院。入院诊断为“阵发性室上性心动过速”。完善相关检查，行电生理检查及经导管心脏射频消融术治疗。结合术中所见，临床修正诊断为“阵发性房室结内折返性心动过速”。术后患者无心悸发作，病情缓解出院。本例主要手术操作应选择哪一项？（　　）

选项：

A. 心脏电生理检查　　B. 经导管心脏射频消融术

C. 心脏射频消融术　　D. 胸腔镜下心脏射频消融术

解析：依据《医疗保障基金结算清单填写规范》(修订版)说明三“手术和操作填报要求”第一条“主要手术和操作是指患者本次住院期间，针对临床医师为患者做出主要诊断的病症所施行的手术或操作。一般是风险最大、难度最高、花费最多的手术和操作”以及

《住院病案首页数据填写质量规范(暂行)》第二十二条“手术及操作名称一般由部位、术式、入路和疾病性质等要素构成”,本题答案应选择B。

患者因阵发性房室结内折返性心动过速I47.106行经导管心脏射频消融术治疗,其中心脏电生理检查是诊断性操作,经导管心脏射频消融术是与主要诊断相对应的核心治疗性手术,是风险最大、难度最高、花费最多的手术和操作,因此本例主要手术应为经导管心脏射频消融术37.3401。根据手术操作分类原则,心脏射频消融术依据手术入路不同(血管内、开放性、胸腔镜)进行具体区分。临床医师书写手术名称时容易忽略手术入路而填写为选项C“心脏射频消融术”。因此,应注意书写手术名称时须完整体现部位、术式、入路和疾病性质四要素。

209 I50.101 急性左心衰竭

患者女性,79岁。20天前因急性下壁心肌梗死在外院行冠状动脉支架置入术,6小时前患者因休息时突发胸闷、喘气伴大汗、不能平卧、胸闷气短,急诊入院。心脏超声检查示:左心室节段性室壁运动异常,左心收缩功能稍减弱,二尖瓣重度关闭不全,左心扩大,升主动脉增宽。查体:血压200/120 mmHg;端坐呼吸,双肺闻及干湿性啰音。临床考虑急性左心衰。给予扩张血管、利尿、平喘等治疗后,患者病情稳定出院。本例主要诊断应选择哪一项? ( )

选项:

A. 急性下壁心肌梗死　　B. 非风湿性二尖瓣关闭不全

C. 急性左心衰竭　　D. 冠状动脉支架置入术后状态

解析: 依据《医疗保障基金结算清单填写规范》(修订版)说明一“主要诊断选择要求”第一条主要诊断定义、第二条主要诊断选择一般原则,本题答案应选择C。

患者本次住院主要针对急性左心衰竭进行纠正心功能治疗,主要诊断不能选择急性下壁心肌梗死或非风湿性二尖瓣关闭不全。急性下壁心肌梗死为上次支架置入就诊的原因,非本次就诊原因;诊疗也未围绕非风湿性二尖瓣关闭不全开展。另外,冠状动脉支架置入术后状态不能作为主要诊断,应选择导致住院就医主要原因的疾病(或健康状况)作为主要诊断。因此,本例主要诊断应选择急性左心衰竭I50.101。

210 I50.101 急性左心衰竭

患者男性,76岁。主因间断胸痛20年,加重1周入院。5年前因急性前壁心肌梗死行经皮冠状动脉介入术(PCI术),于前降支置入2枚支架。1周前患者因活动时出现胸闷、乏力症状入院。入院后心脏超声检查示:冠状动脉支架置入术后,左心室前壁及心尖部变薄,回声增强,运动幅度明显减小,提示左心室心尖部室壁瘤形成,左心室收缩功能降低,左心扩张,肺动脉压增高,左室舒张功能不全Ⅲ级。诊断为急性左心衰竭、冠状动脉粥样硬化性心脏病、冠状动脉支架置入术后状态等。给予强心、利尿、增强心肌收缩

力、抗血小板聚集、降脂、抗凝、改善循环等治疗，患者病情平稳出院。本例主要诊断应选择哪一项？（　　）

选项：

A. 急性左心衰竭　　B. 冠状动脉粥样硬化性心脏病

C. 冠状动脉支架置入术后状态　　D. 陈旧性前壁心肌梗死

解析：依据《医疗保障基金结算清单填写规范》(修订版)说明一"主要诊断选择要求"第一条主要诊断定义"经医疗机构诊治确定的导致患者本次住院就医主要原因的疾病(或健康状况)"，第二条主要诊断选择一般原则"主要诊断一般应该是：① 消耗医疗资源最多；② 对患者健康危害最大；③ 影响住院时间最长"以及《住院病案首页数据填写质量规范》第十一条主要诊断选择的一般原则第五条细则"疾病在发生发展过程中出现不同危害程度的临床表现，且本次住院以某种临床表现为诊治目的，则选择该临床表现作为主要诊断。疾病的临终状态原则上不能作为主要诊断"，本题答案应选择 A。

冠状动脉粥样硬化性心脏病是心力衰竭的最常见病因，可通过心肌血运重建改善存活率。该患者既往急性前壁心肌梗死行 PCI 术，术后恢复可。本次主因活动后胸闷 1 周入院，住院解决的主要问题为心肌梗死后心力衰竭。根据患者入院时临床表现，心功能分级为Ⅲ级，心力衰竭达到较严重阶段，治疗上给予强心、利尿、增强心肌收缩力等治疗，重点以改善心功能为主。心力衰竭是该患者冠心病发展到严重阶段的临床表现，也是本次住院的原因及治疗的重点。因此，本例主要诊断应为急性左心衰竭 I50.101。

271 I51.901 心脏肿物

患者女性，79 岁。主因劳累性心悸、气促 5 个月入院。既往高血压病史、糖尿病病史 17 年。入院后冠状动脉 CTA 示：二尖瓣区团状钙化灶；左冠状动脉前降支近段见钙斑及软斑伴管腔不同程度狭窄；左冠状动脉回旋支散在钙斑影，局部见混合斑伴管腔中重度狭窄；右冠状动脉散在混合斑及钙斑伴管腔不同程度狭窄，近段管腔近全闭塞。心脏超声检查示：二尖瓣后瓣根部增强团状回声，考虑新生物可能，瓣口轻度狭窄、中度反流，三尖瓣微量反流，反流压差增高，考虑肺动脉高压。心电图示：ST-T 改变。实验室检查：抗链球菌溶血素测定与风湿二项未见异常，B 型钠尿肽前体 5 551.61 pg/ml。术前风险评估提示手术风险高，告知患者及其家属，患者拒绝手术治疗，未进一步治疗，自行出院。本例主要诊断应选择哪一项？（　　）

选项：

A. 心脏肿物　　B. 二尖瓣关闭不全

C. 冠状动脉粥样硬化性心脏病　　D. 心功能Ⅲ级

解析：依据《医疗保障基金结算清单填写规范》(修订版)说明一"主要诊断选择要求"第二条主要诊断选择一般原则"① 消耗医疗资源最多；② 对患者健康危害最大；③ 影响住院时间最长"以及第十五条各种原因导致原诊疗计划未执行时主要诊断选择原则第一条细则"未做其他诊疗情况下出院的，仍选择拟诊疗的疾病为主要诊断，并将影响患者原计划执行的原因写入其他诊断”，本题答案应选择 A。

导致患者本次住院就医主要原因的疾病为心脏肿物，因手术风险高，患者放弃治疗出院。根据以上原则，本例主要诊断不能选择二尖瓣关闭不全 I34.000 或冠状动脉粥样硬化性心脏病 I25.103，应选择心脏肿物 I51.901，其他诊断需补充因患者家属原因未进行操作 Z53.800x001。

212 I60.101 大脑中动脉瘤破裂伴蛛网膜下腔出血

患者男性，47 岁。主因突发头痛伴恶心、呕吐 2 天余入院。急诊头颅 CT 检查示：蛛网膜下腔出血，右颞部大脑中动脉走行区类圆形高密度影。头颅 CTA 检查示：右侧大脑中动脉 M1 及 M2 段交界区动脉瘤，直径约 5 mm。临床诊断为蛛网膜下腔出血、大脑中动脉瘤，急诊行介入手术治疗。脑血管造影下见右侧大脑中动脉 M1 段分叉处一动脉瘤，形态不规则，宽颈，大小约 4.1 mm×5.9 mm，考虑右侧大脑中动脉 M1 段分叉处动脉瘤为责任动脉瘤。行动脉瘤栓塞术，依次引入弹簧圈 5 枚，复查脑血管造影见动脉瘤填塞满意。术后予止血、预防癫痫等治疗，患者病情控制良好出院。本例主要诊断应选择哪一项？　（　　）

〖HT5H〗选项：

A. 大脑中动脉瘤破裂伴蛛网膜下腔出血

B. 蛛网膜下腔出血

C. 脑实质出血继发蛛网膜下腔出血

D. 大脑中动脉瘤

解析：依据《医疗保障基金结算清单填写规范》(修订版)说明一“主要诊断选择要求”第一条主要诊断定义、第二条主要诊断选择一般原则，以及第四条“一般情况下，有手术治疗的患者的主要诊断要与主要手术治疗的疾病相一致”，本题答案应选择 A。

患者通过介入手术明确蛛网膜下腔出血的病因为大脑中动脉瘤破裂。根据《诊断学(第 9 版)》(全国高等学校教材)对诊断的要求“尽可能选择单一诊断，以一种疾病去解释多种临床表现，而不用多个诊断分别解释各个不同的症状。若患者的临床表现确实不能用一种疾病解释时，可再考虑有其他疾病的可能性”，可通过单一诊断“大脑中动脉瘤破裂伴蛛网膜下腔出血”明确表达患者病情。ICD-10 第一卷中蛛网膜下出血 I60 的分类轴心为区分责任血管，对应的《ICD-10 国家医保版 2.0》编码为大脑中动脉瘤破裂伴蛛网膜下腔出血 I60.101。临床诊断应与国际疾病分类原则相一致，选项 C“脑实质出血继发蛛网膜下腔出血”中脑实质出血非该患者蛛网膜下腔出血的病因，故不能选。主要诊断应选择大脑中动脉瘤破裂伴蛛网膜下腔出血 I60.101。

213 I61.004 基底节出血

患者男性，55 岁。因突发右侧肢体无力 2 小时，意识不清 1 小时入院。头颅 CT 提示：左侧基底节区出血破入脑室，中线右移约 2 cm。以"基底节出血"收入神经外科。急诊全麻下行左侧脑内血肿清除术、左侧去骨瓣减压术。手术顺利，病情平稳后转入康复科进行康复治疗，患者病情好转出院。本例主要诊断应选择哪一项？（　　）

选项：

A. 基底节出血　　B. 高血压 3 级(极高危)

C. 偏瘫　　D. 吞咽障碍

解析：依据《医疗保障基金结算清单填写规范》(修订版)说明一"主要诊断选择要求"第四条"一般情况下，有手术治疗的患者的主要诊断要与主要手术治疗的疾病相一致"以及第二十二条"当患者住院的目的是进行康复，选择患者需要康复治疗的问题作为主要诊断；如果患者入院进行康复治疗的原发疾病已经不存在了，选择相应的后续治疗作为主要诊断"，本题答案应选择 A。

本例因基底节出血入院，全麻下行左侧脑内血肿清除术、左侧去骨瓣减压术。高血压为患者基础疾病，偏瘫、吞咽障碍为患者脑出血后出现的症状。如患者住院目的是进行康复，应选择患者需要康复治疗的问题作为主要诊断。本例患者住院目的是治疗急性脑血管病"基底节出血"，不能选择偏瘫、吞咽障碍作为主要诊断。因此本例主要诊断应选择基底节出血 I61.004。

214　I63.208 椎动脉狭窄脑梗死

患者女性，58 岁。主因头晕伴恶心、呕吐 5 小时入院。既往高血压病史 10 余年，2 型糖尿病病史 3 年。入院后头颅 MRI 提示右侧延髓背外侧脑梗死。脑血管造影提示左侧椎动脉 V4 段重度狭窄。考虑脑梗死与椎动脉病变有关，行经皮左侧椎动脉球囊扩张血管成形术、经皮左侧椎动脉支架置入术，手术过程顺利，术后给予改善循环、醒脑开窍、降压、抗血小板聚集等药物综合对症治疗，患者病情好转出院。本例主要诊断应选择哪一项？（　　）

选项：

A. 2 型糖尿病　　B. 椎动脉狭窄

C. 脑梗死　　D. 椎动脉狭窄脑梗死

解析：依据《医疗保障基金结算清单填写规范》(修订版)说明"主要诊断选择要求"第一条主要诊断定义"经医疗机构诊治确定的导致患者本次住院就医主要原因的疾病(或健康状况)"以及第四条"一般情况下，有手术治疗的患者的主要诊断要与主要手术治疗的疾病相一致"，本题答案应选择 D。

根据国际疾病分类原则，ICD-10 脑梗死类目 I63 是一个双轴心分类，首先区分责任血管，再区分病因。责任血管包括入脑前动脉(颈动脉、基底动脉和椎动脉)、大脑动脉(大脑前、中、后动脉及小脑动脉)、大脑静脉、其他和未特指。病因包括血栓形成、栓塞、未特指的闭塞或狭窄、其他和未特指。本例患者因脑梗死入院，入院完善头颅 MRI 及脑血管造影，考虑左侧椎动脉为此次脑梗死的责任血管，主要诊断应使用合并编码椎动脉狭窄脑梗死I63.208完整表达病情。

《诊断学(第9版)》(全国高等学校教材)指出:“尽可能选择单一诊断,以一种疾病去解释多种临床表现,而不用多个诊断分别解释各个不同的症状。若患者的临床表现确实不能用一种疾病解释时,可再考虑有其他疾病的可能性。”因此,临床医师应了解ICD-10的基本分类原则,规范书写诊断名词,以提升病案首页的编码准确率。

215 I63.300大脑动脉血栓形成引起的脑梗死

患者女性,48岁。因头晕、头痛就诊,门诊完善相关检查,以“大脑动脉粥样硬化型脑梗死”收入院治疗。患者既往有糖尿病史,入院后呈进行性发展,出现左侧肢体无力、瘫痪、吞咽困难情况,在神经内科经药物治疗后病情平稳,转康复科进行肢体偏瘫、吞咽困难等相关康复治疗,症状有所缓解出院。本例主要诊断应选择哪一项? ( )

选项:

A. 松弛性偏瘫

B. 吞咽困难

C. 脑血管病后遗症

D. 大脑动脉血栓形成引起的脑梗死

解析:依据《医疗保障基金结算清单填写规范》(修订版)说明一“主要诊断选择要求”第一条主要诊断定义“经医疗机构诊治确定的导致患者本次住院就医主要原因的疾病(或健康状况)”,第二条主要诊断选择一般原则“① 消耗医疗资源最多;② 对患者健康危害最大;③ 影响住院时间最长”以及第二十二条“当患者住院的目的是为了进行康复,选择患者需要康复治疗的问题作为主要诊断;如果患者入院进行康复治疗的原发疾病已经不存在了,选择相应的后续治疗作为主要诊断”,本题答案应选择D。

脑梗死为患者本次住院就医的主要原因,因此主要诊断应选择大脑动脉血栓形成引起的脑梗死I63.300,同时偏瘫作为其他诊断进行附加编码,并注意分型。

216 I63.902大面积脑梗死

患者男性,83岁。主因左侧肢体无力4小时入院。既往有高血压、2型糖尿病、慢性阻塞性肺气肿等病史。头颅MRI检查示:右侧大脑半球大面积脑梗死。给予促进侧支循环、改善循环、抗血小板聚集、脱水降颅压等药物治疗。住院第5天患者突发心跳、呼吸停止,紧急给予心肺复苏、气管插管等积极抢救措施,无自主心律,血氧饱和度不能维持,经抢救无效,临床死亡。本例主要诊断应选择哪一项? ( )

选项:

A. 呼吸循环衰竭

B. 2型糖尿病

C. 大面积脑梗死

D. 慢性阻塞性肺气肿

解析:依据《医疗保障基金结算清单填写规范》(修订版)说明一“主要诊断选择要求”第二条主要诊断选择一般原则“① 消耗医疗资源最多;② 对患者健康危害最大;③ 影响住院时间最长”以及《住院病案首页数据填写质量规范》第十一条主要诊断选择的一般原

则第五条细则“疾病在发生发展过程中出现不同危害程度的临床表现，且本次住院以某种临床表现为诊治目的，则选择该临床表现作为主要诊断。疾病的临终状态原则上不能作为主要诊断”，本题答案应选择 C。

患者高龄，本次右侧大脑半球大面积脑梗死入院，病情危重，完善头颅 MRI 等检查，给予多种药物治疗，脑梗死消耗医疗资源最多。2 型糖尿病、慢性阻塞性肺气肿为患者既往基础疾病，非本次住院治疗重点。患者突发呼吸心搏骤停，临终前出现呼吸循环衰竭，经抢救无效死亡。临床医师填写病案首页时，常常按照习惯的思维逻辑将死亡患者临终状态作为主要诊断，忽略“疾病的临终状态原则上不能作为主要诊断”的原则。综上，本例主要诊断应选择大面积脑梗死 I63.902。

217 I66.002 大脑中动脉闭塞

患者男性，32 岁。患者 1 月余前无明显诱因突发左上肢及左侧面部麻木、口角左歪、口齿不清，就诊于当地医院。头颅 MRI 示：左侧大脑中动脉闭塞可能。予以保守治疗。本次为明确血管病变入院，术前检查无明显手术禁忌，行经皮脑血管造影术，诊断为：脑血管病、左侧大脑中动脉近全闭塞。建议患者进一步行颅内动脉搭桥手术，家属表示暂行保守治疗，准予出院。本例主要诊断应选择哪一项？（ ）

选项：

A. 脑血管病　　B. 大脑动脉闭塞

C. 左侧大脑中动脉近全闭塞　　D. 大脑中动脉闭塞

解析： 依据《住院病案首页数据填写质量规范（暂行）》第十一条第五条细则“疾病在发生发展过程中出现不同危害程度的临床表现，且本次住院以某种临床表现为诊治目的，则选择该临床表现作为主要诊断”以及第九条“诊断名称一般由病因、部位、临床表现、病理诊断等要素构成”，本题答案应选择 D。

脑血管疾病是脑血管病变导致脑功能障碍的一类疾病的总称。它包括血管腔闭塞或狭窄、血管破裂、血管畸形、血管壁损伤或通透性改变等各种脑血管病变引发的局限性或弥漫性脑功能障碍。诊断名称一般由病因、部位、临床表现、病理诊断等要素构成。左侧大脑中动脉近全闭塞是脑血管病的一种具体类型，临床表现严重，对疾病性质描述更具体，应作为病程记录中的主要诊断，而不作为病案首页和医疗保障基金结算清单的主要诊断。

根据国际疾病分类原则，大脑动脉的闭塞和狭窄按病变血管分为 I66.0 大脑中动脉闭塞和狭窄、I66.1 大脑前动脉闭塞和狭窄、I66.2 大脑后动脉闭塞和狭窄、I66.3 小脑动脉闭塞和狭窄、I66.4 多个和双侧大脑动脉闭塞和狭窄等类型。本例主要诊断编码为大脑中动脉闭塞 I66.002。

218 I72.000x036 颈内动脉眼动脉段动脉瘤

患者女性，47 岁。主因突发头晕及头顶部压迫感 20 小时入院。头颅 MRA、头颅 DWI 示：右侧颈内动脉眼动脉段动脉瘤，左侧大脑前动脉狭窄。入院诊断：右侧颈内动脉眼动脉段动脉瘤；癫痫？分析患者目前的症状与颅内动脉瘤无明显相关性，但颅内动脉瘤存在一定破裂风险，完善术前检查后，行经皮脑血管造影术、经皮颅内动脉瘤栓塞术、经皮颅内动脉瘤支架辅助栓塞术。患者脑电图未见异常，除外癫痫。结合术前及术后患者头晕、胸闷、双手抽动间断发作等症状表现，考虑焦虑性障碍，给予药物治疗，患者病情好转出院。本例主要诊断应选择哪一项？（　　）

选项：

A. 大脑前动脉狭窄　　　　B. 癫痫

C. 颈内动脉眼动脉段动脉瘤　　　　D. 焦虑性障碍

解析：依据《医疗保障基金结算清单填写规范》(修订版)说明一“主要诊断选择要求”第一条主要诊断定义、第二条主要诊断选择一般原则，以及第四条“一般情况下，有手术治疗的患者的主要诊断要与主要手术治疗的疾病相一致”，本题答案应选择 C。

本例患者住院期间针对颈内动脉眼动脉段动脉瘤进行了经皮脑血管造影术、经皮颅内动脉瘤栓塞术、经皮颅内动脉瘤支架辅助栓塞术。术后对焦虑性障碍给予药物保守治疗。根据以上原则，颈内动脉眼动脉段动脉瘤为消耗医疗资源最多、对患者健康危害最大、对患者住院时长影响最大的疾病诊断，且与主要手术经皮颅内动脉瘤栓塞术相对应，故本例主要诊断应为颈内动脉眼动脉段动脉瘤 I72.000x036。

219 I67.601 颅内静脉窦非脓性血栓形成

患者男性，20 岁。半月前无明显诱因出现头痛，呈全头部疼痛，性质无法描述。偶伴恶心，无呕吐。当时未予诊治。患者头痛症状逐渐加重，伴双眼部胀痛，来院就诊。门诊以“头痛原因(待查)”收入院。入院后行腰椎穿刺术明确病因，头颅 MRI 示：颅内静脉窦血栓形成。遂于脑血管造影下行颅内静脉窦取栓术，术后患者病情平稳出院。本例主要手术编码应为哪一项？（　　）

选项：

A. 经皮颅内动脉取栓术 39.7400x002　　　　B. 经皮颅内静脉取栓术 39.7400x001

C. 脑血管造影 88.4101　　　　D. 腰椎穿刺术 03.3101

解析：依据《医疗保障基金结算清单填写规范》(修订版)说明三“手术和操作填报要求”第一条“主要手术和操作是指患者本次住院期间，针对临床医师为患者做出主要诊断的病症所施行的手术或操作。一般是风险最大、难度最高、花费最多的手术和操作”，本题答案应选择 B。

根据患者诊治经过，完善检查后，明确诊断为颅内静脉窦非脓性血栓形成 I67.601，住院期间依次行腰椎穿刺术、脑血管造影下颅内静脉窦取栓术。腰椎穿刺术为明确诊断的操作，脑血管造影为取栓手术的辅助性操作，经皮颅内静脉取栓术为与颅内静脉窦血栓形成对应的核心术式。根据以上主要手术选择原则，应选择经皮颅内静脉取栓术39.7400x001为主要手术。

《住院病案首页数据填写质量规范（暂行）》第二十二条指出："手术及操作名称一般由部位、术式、入路、疾病性质等要素构成。"根据ICD-9-CM-3分类规则，手术操作细目"头和颈部血管梗阻的血管内去除术39.74"依据去除血栓的部位（颅内动脉、颅内静脉、颈动脉、颈静脉）进行扩展码的区分。临床医师书写头和颈部血管梗阻的血管内去除术相关手术操作名称时，应准确书写手术操作部位，编码员应准确编码至扩展码。

220 I70.200x062 股动脉粥样硬化

患者女性，73岁。因双下肢疼痛1年余，右下肢水肿1月余入院。既往高血压病史25年，冠状动脉粥样硬化性心脏病病史20年。入院后下肢血管彩色超声检查示：双侧股动脉多发粥样硬化斑块形成伴左侧股动脉浅面分支栓塞，右侧股动脉浅面分支轻至中度狭窄；双侧腘动脉粥样硬化小斑点形成。腹部及下肢CTA示：腹主动脉下端多发混合斑块伴管腔轻度狭窄；双侧髂动脉多发混合斑块伴管腔轻度狭窄，左侧股浅动脉多发软斑影及混合斑影伴管腔闭塞，右侧股浅动脉、腘动脉多发软斑及混合斑伴管腔轻至重度狭窄，右侧股深动脉近段见软斑及钙斑伴管腔轻度狭窄。行双侧股动脉支架置入术、双侧股动脉球囊血管成形术、右侧髂动脉支架置入术、右侧髂动脉球囊血管成形术、右侧腘动脉支架置入术、右侧腘动脉球囊血管成形术。术后予抗凝、抗血小板及对症支持等治疗，术后患者四肢温暖，活动好，伤口愈合良好，出院。本例主要诊断应选择哪一项？（　　）

选项：

A. 双侧股动脉粥样硬化　　B. 右侧腘动脉粥样硬化

C. 右侧髂总动脉狭窄　　D. 冠状动脉粥样硬化性心脏病

解析： 依据《医疗保障基金结算清单填写规范》（修订版）说明一"主要诊断选择要求"第二条主要诊断选择一般原则"① 消耗医疗资源最多；② 对患者健康危害最大；③ 影响住院时间最长"，第四条"一般情况下，有手术治疗的患者的主要诊断要与主要手术治疗的疾病相一致"以及第十四条"如果确定有2个或2个以上诊断同样符合主要诊断标准，在编码指南无法提供参考的情况下，应视具体情况根据原则2正确选择主要诊断"，本题答案应选择A。

患者本次住院就医对双侧股动脉粥样硬化进行（双侧）股动脉支架置入术39.9009、（双侧）股动脉球囊血管成形术39.5004，同时对（右侧）髂总动脉狭窄、（右侧）右侧腘动脉粥样硬化进行了支架置入术和球囊血管成形术等治疗。根据以上原则，本例主要诊断编码不能选择基础疾病冠状动脉性粥样硬化性心脏病，亦不能选择髂总动脉狭窄I77.125、腘动脉粥样硬化I70.200x063，应选择股动脉粥样硬化I70.200x062。

221 I70.214 下肢动脉硬化闭塞症伴坏疽

患者女性，60 岁。2 型糖尿病病史 6 年余，5 天前患者出现右下肢和右足疼痛，右足第二趾出血、变黑，为求进一步治疗入院。入院后经相关检查，诊断为 2 型糖尿病足、下肢动脉硬化闭塞症，经抗感染、降糖治疗，患者血糖控制平稳，考虑患者足趾坏疽严重，遂转血管外科进一步治疗。患者下肢动脉硬化闭塞症伴足坏疽诊断明确，且存在坏疽不愈合，有手术指征。完善术前检查，行右胫前动脉、右胫后动脉球囊扩张术。术后患者恢复可，医嘱出院。本例主要诊断应选择哪一项？（ ）

选项：

A. 下肢动脉硬化闭塞症　　B. 下肢动脉硬化闭塞症伴坏疽

C. 2 型糖尿病性足坏疽　　D. 2 型糖尿病足

解析：依据《医疗保障基金结算清单填写规范》(修订版)说明一“主要诊断选择要求”第一条主要诊断定义“经医疗机构诊治确定的导致患者本次住院就医主要原因的疾病(或健康状况)”，第二条主要诊断选择一般原则“① 消耗医疗资源最多；② 对患者健康危害最大；③ 影响住院时间最长”以及第四条“一般情况下，有手术治疗的患者的主要诊断要与主要手术治疗的疾病相一致”，本题答案应选择 B。

本例患者因 2 型糖尿病足、下肢动脉硬化闭塞症住院治疗，血糖控制平稳后转血管外科进一步治疗下肢动脉硬化闭塞症伴足坏疽。诊断名称一般由病因、部位、临床表现、病理诊断等要素构成，“下肢动脉硬化闭塞症伴坏疽”完整体现了诊断名称要素，为消耗医疗资源最多、对患者健康危害最大、对住院时长影响最大的疾病诊断，且为与主要手术治疗的疾病相一致的疾病，故应选择下肢动脉硬化闭塞症伴坏疽作为主要诊断，《ICD-10 国家临床版 2.0》编码为 I70.200x073，《ICD-10 国家医保版 2.0》编码为 I70.214。

222 I71.000x011 主动脉夹层 A 型

患者男性，66 岁。主因活动后气促 5 年，1 天前外院检查提示主动脉夹层，为进一步治疗入院。既往高血压病史 5 年。入院后胸腹主动脉 CTA 示：升主动脉至主动脉弓夹层形成(DeBakey Ⅰ型)。心脏彩色超声检查示：主动脉窦部增宽、升部瘤样扩张，主动脉瓣关闭不全，二尖瓣重度反流，三尖瓣重度反流，左心房血栓，全心增大。术中经食管超声心动图示主动脉窦部及升部瘤样增宽，主动脉夹层(Sanford A 型)。于体外循环下行 Bentall 手术、孙氏手术、二尖瓣瓣环成形术、三尖瓣瓣环成形术、心房血栓清除术。术后呼吸机辅助通气，监测血气分析，维持水、电解质及酸碱平衡，适当给予强心、利尿、抗感染及对症支持治疗，术后患者病情好转出院。本例主要诊断应选择哪一项？（ ）

选项：

A. 主动脉夹层 A 型　　B. 非风湿性主动脉瓣关闭不全

C. 非风湿性二尖瓣关闭不全　　D. 非风湿性三尖瓣关闭不全

解析：依据《医疗保障基金结算清单填写规范》(修订版)说明一“主要诊断选择要求”

第二条主要诊断选择一般原则“① 消耗医疗资源最多;② 患者健康危害最大;③ 影响住院时间最长”,第四条“一般情况下,有手术治疗的患者的主要诊断要与主要手术治疗的疾病相一致”以及第十四条“如果 2 个或 2 个以上诊断同样符合主要诊断标准,在编码指南无法提供参考的情况下,应视具体情况根据原则 2 正确选择主要诊断”,本题答案应选择 A。

患者本次住院就医主要疾病为主动脉夹层 A 型,且针对主动脉夹层进行主动脉瓣和升主动脉置换和冠状动脉移植术(Bentall 手术)38.4503、全主动脉弓人工血管置换并支架象鼻手术(Sun's 手术)38.4504。根据以上原则,本例主要诊断不能选择非风湿性主动脉瓣关闭不全 I35.100、非风湿性二尖瓣关闭不全 I34.000x001、非风湿性三尖瓣关闭不全 I36.100,应选择主动脉夹层 A 型 I71.000x011。

223 I74.304 股动脉栓塞

患者女性,72 岁。8 小时前无明显诱因突然出现左下肢疼痛,主要表现为左下肢憋胀痛,不敢站立及行走,伴左侧膝以下及左足皮温发凉,伴恶心,无呕吐,症状持续不缓解。下肢血管超声检查示:左侧股动脉闭塞,血栓形成。诊断为急性左侧股动脉栓塞。完善术前检查后,急诊行左下肢动脉造影术、经皮股动脉取栓术。术后患者症状缓解,好转出院。临床医师在病案首页填写的主要手术为“股动脉取栓术”,请问未体现手术名称的哪个要素? ( )

选项:

A. 入路　B. 部位　C. 疾病性质　D. 术式

解析: 依据《住院病案首页数据填写质量规范(暂行)》第二十二条“手术及操作名称一般由部位、术式、入路和疾病性质等要素构成”,本题答案应选择 A。

本例因急性左侧股动脉栓塞行经皮股动脉取栓术。根据手术操作分类原则,下肢血管取栓术依据手术入路不同(血管内、开放性)进行具体区分。在不同入路时,再根据具体病变血管进行细分,如经皮股动脉取栓术 39.7900x032、经皮髂动脉取栓术 39.7900x034。临床医师书写下肢血管取栓术时,应准确书写手术入路和病变血管。“股动脉取栓术”未体现手术入路。疾病性质对手术编码没有影响,没有必要再指出,故不选 C。

224 I77.126 髂外动脉狭窄

患者男性,50 岁。2 型糖尿病病史 1 年,口服降糖药物治疗,空腹血糖控制在 10~20 mmol/L。5 个月前无明显诱因出现四肢乏力,伴双下肢憋胀感,为进一步诊治入内分泌科。入院后根据患者双下肢 CTA 结果及血管外科会诊意见,补充诊断:左侧髂外动脉重度狭窄。血糖控制平稳后转血管外科,行左侧髂动脉球囊扩张成形术、左侧髂动脉支架置入术。术后患者症状较前明显改善出院。本例主要手术操作应选择哪一项? ( )

选项:

A. 超声引导下股动脉穿刺置管术　　B. 下肢动脉造影术

C. 髂动脉球囊扩张成形术　　D. 髂动脉支架置入术

解析: 依据《医疗保障基金结算清单填写规范》(修订版)说明三“手术和操作填报要求”第一条“主要手术和操作是指患者本次住院期间,针对临床医师为患者做出主要诊断的病症所施行的手术或操作。一般是风险最大、难度最高、花费最多的手术和操作”,本题答案应选择D。

患者本次住院期间行多项手术操作。下肢动脉造影为有创性检查手段,是诊断下肢动脉狭窄的重要方法。经皮腔内血管成形术(PTA)辅以支架置入术是治疗局部髂动脉狭窄病变的有效手段。本例药物治疗2型糖尿病,血糖控制平稳后转血管外科,针对左侧髂外动脉重度狭窄行介入治疗。髂动脉支架置入术39.9004为与主要诊断髂外动脉狭窄I77.126相对应的核心术式,是风险最大、难度最高、花费最多的手术,应作为主要手术。

225 I83.001大隐静脉曲张伴有溃疡

患者男性,51岁。30年前出现左下肢迂曲样肿物。1年前左小腿足靴区出现皮肤破溃,伴局部疼痛不适,范围逐渐增大。5个月前出现左下肢肿胀不适,无憋胀感,皮肤破溃处仍存在疼痛,未予特殊治疗。患者左小腿皮肤破溃持续不愈,以“下肢静脉曲张”收入院。完善术前检查,行左髂静脉造影、左下肢大隐静脉主干射频消融术、曲张静脉点式剥脱术,术后定期给予左下肢溃疡面换药,创面愈合,患者病情平稳出院。本例主要诊断应选择哪一项?　　(　　)

选项:

A. 下肢静脉曲张　　B. 下肢静脉曲张伴有溃疡

C. 大隐静脉曲张伴有溃疡　　D. 大隐静脉曲张

解析: 依据《医疗保障基金结算清单填写规范》(修订版)说明一“主要诊断选择要求”第一条主要诊断定义,第二条主要诊断选择一般原则,第四条“一般情况下,有手术治疗的患者的主要诊断要与主要手术治疗的疾病相一致”以及《住院病案首页数据填写质量规范(暂行)》第九条“诊断名称一般由病因、部位、临床表现、病理诊断等要素构成”,本题答案应选择C。

本例因下肢静脉曲张行介入治疗,术中明确曲张静脉为大隐静脉,编码时应归类至具体血管即大隐静脉。根据国际疾病分类规则,下肢静脉曲张分类于类目I83,根据临床表现具体分类为I83.0下肢静脉曲张伴有溃疡、I83.1下肢静脉曲张伴有炎症、I83.2下肢静脉曲张伴有溃疡和炎症、I83.9下肢静脉曲张不伴有溃疡和炎症。根据以上原则,大隐静脉曲张伴有溃疡I83.001完整体现了本例的诊断名称要素,应作为主要诊断书写。

226 I85.000x001 食管静脉曲张破裂出血

患者女性，37 岁。主因间断呕血、柏油样便 3 年余，呕血 1 天入院。既往脾切除病史 3 年余。入院后相关检查提示目前无病毒性肝病、肝硬化支持证据。行胃镜检查：食管距门齿 20 cm 始至齿状线可见四条结节样蓝色曲张静脉，红色征阳性，直径 1.2 cm，曲张静脉向贲门大弯侧及小弯侧延伸，直径 1.0 cm。内镜下应用套扎器自齿状线始螺旋上升套扎 7 个点，套扎后曲张静脉明显塌陷，于大弯侧及小弯侧曲张静脉血管来源支行聚桂醇"三明治夹心法"注射治疗，曲张静脉变硬。术中顺利，术后给予预防性抗感染、抑酸、补液、降门脉压等治疗，患者病情好转出院。出院病案首页主要诊断为"食管静脉曲张破裂出血"。本例主要手术应选择哪一项？ （　　）

选项：

A. 食管静脉曲张结扎术　　B. 内镜下食管静脉曲张结扎术

C. 内镜下食管静脉曲张硬化剂注射术　　D. 内镜下胃底静脉曲张组织胶注射术

解析：依据《医疗保障基金结算清单填写规范》(修订版)说明三"主要手术和操作填报要求"第一条"主要手术和操作是指患者本次住院期间，针对临床医师为患者做出主要诊断的病症所施行的手术或操作。一般是风险最大、难度最高、花费最多的手术和操作"，本题答案应选择 B。

本例入院目的及住院期间主要治疗的疾病为上消化道出血。根据上述主要手术和操作填报要求，应选择针对主要诊断食管静脉曲张破裂出血 I85.000x001 所实施的手术或操作。规范的手术名称应体现入路＋(范围)部位＋疾病性质＋术式，本例的手术名称应为：胃镜下(入路)＋食管(部位)＋静脉曲张(疾病性质)＋结扎术(术式)。选项 A"食管静脉曲张结扎术"未体现入路，选项 C"内镜下食管静脉曲张硬化剂注射术"术式名称错误，选项 D"内镜下胃底静脉曲张组织胶注射术"部位及术式错误，因此主要手术应为内镜下食管静脉曲张结扎术 42.3307。

227 I97.800x016 心脏机械瓣膜置换术后功能障碍

患者女性，52 岁。主因二尖瓣机械瓣置换术后 17 年，双下肢水肿、眼睑水肿 2 年入院。既往子宫肌瘤病史 8 年。入院后心脏彩色超声检查示：二尖瓣机械瓣置换术后，三尖瓣关闭不全。实验室检查：天门冬氨酸氨基转移酶 75.6 U/L，磷酸肌酸激酶 479.6 U/L，乳酸脱氢酶 664.3 U/L，α-羟丁酸脱氢酶 505 U/L，尿素 9.04 mmol/L，尿酸 438.8 μmol/L；血常规白细胞、中性粒细胞百分比异常。经食管心脏超声检查示：人工二尖瓣瓣膜功能障碍。在体外循环下行二尖瓣机械瓣膜置换术、三尖瓣瓣环成形术。术后给予持续性机械性通气、强心、利尿、抗感染及抗凝治疗，患者病情好转出院。本例主要诊断应选择哪一项？ （　　）

选项：

A. 心脏机械瓣膜置换术后功能障碍　　B. 二尖瓣机械瓣置换术后

C. 三尖瓣关闭不全　　D. 心功能Ⅲ级

解析：依据《医疗保障基金结算清单填写规范》(修订版)说明一“主要诊断选择要求”第二条主要诊断选择一般原则“① 消耗医疗资源最多；② 对患者健康危害最大；③ 影响住院时间最长”，第四条“一般情况下，有手术治疗的患者的主要诊断要与主要手术治疗的疾病相一致”以及第八条“当住院是为了治疗手术和其他治疗的并发症时，该并发症作为主要诊断。当该并发症被编在 T80—T88 系列时，由于编码在描述并发症方面缺少必要的特性，需要另编码对该并发症进行说明”，本例答案应选择 A。

患者本次住院是为了纠正心脏机械瓣膜置换术后功能障碍，住院期间进行了二尖瓣机械瓣膜置换术 35.2401，同时对三尖瓣关闭不全进行三尖瓣成形术 35.1401。根据以上原则，本例主要诊断不能选择三尖瓣关闭不全 I07.100，应选择心脏机械瓣膜置换术后功能障碍 I97.800x016，国家卫生健康委《常用临床医学名词(2019 版)》使用的名词为机械瓣功能障碍。

【第十二章习题答案】

习题序号	正确答案选项	习题序号	正确答案选项	习题序号	正确答案选项
190	C	203	B	216	C
191	B	204	B	217	D
192	D	205	B	218	C
193	B	206	C	219	B
194	B	207	A	220	A
195	D	208	B	221	B
196	C	209	C	222	A
197	B	210	A	223	A
198	D	211	A	224	D
199	A	212	A	225	C
200	C	213	A	226	B
201	D	214	D	227	A
202	B	215	D		

第十三章　J00—J99 呼吸系统疾病

228　J10.000x001 已知病毒的流感性肺炎

患儿女性，4 岁。因发热 3 天，咳嗽 2 天来诊。查体：肺部听诊可闻及少量湿啰音，双肺呼吸音粗。急诊拟诊“肺部感染”收入院。入院后完善相关检查，初步诊断为社区获得性肺炎，予经验性抗感染治疗，并完善痰培养等相关检查。13 种呼吸道病原体多重检测提示甲型流行性感冒病毒阳性，结合患儿症状体征，确诊为：甲型流感；社区获得性肺炎；白细胞减少症；中性粒细胞减少症。予阿莫西林克拉维酸钾抗感染，磷酸奥司他韦颗粒＋干扰素抗病毒，以及升粒细胞、雾化吸入减轻气道高反应、调节肠道菌群等对症治疗，患儿病情好转出院。本例主要诊断应选择哪一项？（　　）

选项：

A. 社区获得性肺炎(非重症)　　B. 甲型 H1N1 流行性感冒

C. 中性粒细胞减少　　D. 已知病毒的流感性肺炎

解析：依据《医疗保障基金结算清单填写规范》(修订版)说明一“主要诊断选择要求”第一条主要诊断定义“经医疗机构诊治确定的导致患者本次就医主要原因的疾病(或健康状况)”，第二条主要诊断选择一般原则“① 消耗医疗资源最多；② 对患者健康危害最大；③ 影响住院时间最长”以及《住院病案首页数据填写质量规范(暂行)》第十一条主要诊断选择的一般原则第一条细则“病因诊断能包括疾病的临床表现，则选择病因诊断作为主要诊断”，本题答案应选择 D。

患儿本次住院主要针对甲型流行性感冒及其并发症和合并症进行抗感染及对症支持治疗。根据上述原则，结合国际疾病分类原则“当两个疾病或一个疾病伴有相关的临床表现有合并编码时，就要选择合并编码作为主要编码，不能将其分开编码”，本例的主要诊断不能选择甲型 H1N1 流行性感冒 J10.101 或社区获得性肺炎(非重症)J15.902，应选择已知病毒的流感性肺炎 J10.000x001。

229　J10.000x001 已知病毒的流感性肺炎

患者男性，40 岁。因咳嗽、咽痛 2 周，发热 4 天(体温最高 39℃)，于急诊就诊。查体：体温 38.6℃。咽红充血；双肺呼吸音稍粗，未闻及明显干湿啰音。血白细胞计数 $2.72\times10^9/L$，中性粒细胞 0.595；乙型流感病毒抗原检测(＋)。胸部 CT 检查示：右肺下叶可疑少许炎症。急诊拟诊“乙型流行性感冒、肺炎”，收入院治疗。入院后给予奥司他韦抗病毒、头孢呋辛抗感染及对症治疗等，患者症状缓解，体温正常，出院。本例主要诊断应选择哪一项？

选项：

A. 肺炎　　B. 细菌性肺炎

C. 流行性感冒伴有其他呼吸道表现　　D. 已知病毒的流感性肺炎

解析：依据《医疗保障基金结算清单填写规范》(修订版)说明一“主要诊断选择要求”第二条主要诊断选择一般原则“① 消耗医疗资源最多；② 对患者健康危害最大；③ 影响住院时间最长”以及第十四条“如果确定有 2 个或 2 个以上诊断同样符合主要诊断标准，在编码指南无法提供参考的情况下，应视具体情况根据原则 2 正确选择主要诊断”，本题答案应选择 D。

患者本次住院确诊为乙型流行性感冒及肺炎，并给予抗病毒、抗感染治疗，两个诊断同样符合主要诊断标准，根据编码规则，主要诊断应选择已知病毒的流感性肺炎。流行性感冒的编码在 ICD-10 中分为如下几类：禽流感引起 J09；被标明的其他流感病毒引起 J10；流行性感冒，病毒未标明 J11。本例为乙型流感，应编码到 J10。J10 根据临床表现，又可划分为：伴有肺炎 J10.0，伴有其他呼吸道表现 J10.1，伴有其他表现 J10.8 等。本例是乙型流感伴有肺炎，应编码至 J10.0，主要诊断编码为已知病毒的流感性肺炎 J10.000x001。

230　J13.x00 肺炎链球菌性肺炎

患儿男性，3 岁 10 个月。因发热、咳嗽 5 天，加重伴喘息 1 天入院。既往有多次上呼吸道感染、喘息病史。入院查体：肺部叩诊呈浊音，触觉语颤增强，并可闻及支气管呼吸音和湿啰音。实验室结果提示炎性指标升高。外周血细胞形态检查：红细胞形态呈轻度正细胞均一性贫血，中性杆状核粒细胞比例增高。痰细菌培养有肺炎链球菌生长。胸部 X 线检查示：多个肺段炎性浸润。临床诊断：支气管肺炎；轻度贫血。予阿莫西林钠克拉维酸钾、哌拉西林钠舒巴坦、克拉霉素抗感染，纤维支气管镜肺泡灌洗，雾化吸入治疗，口服苯海拉明、孟鲁司特、西替利嗪，盐水冲洗鼻腔等对症支持治疗。经上述治疗后，患儿病情好转出院。本例主要诊断应选择哪一项？　（　　）

选项：

A. 急性喘息性支气管炎　　B. 支气管肺炎

C. 肺炎链球菌性肺炎　　D. 细菌性肺炎

解析：依据《医疗保障基金结算清单填写规范》(修订版)说明一“主要诊断选择要求”第一条主要诊断定义“经医疗机构诊治确定的导致患者本次就医主要原因的疾病(或健康状况)”，第二条主要诊断选择一般原则“① 消耗医疗资源最多；② 对患者健康危害最大；③ 影响住院时间最长”以及《住院病案首页数据填写质量规范(暂行)》第十条“主要诊断一般是患者住院的理由，原则上应选择本次住院对患者健康危害最大、消耗医疗资源最多、住院时间最长的疾病诊断”，本题答案应选择 C。

患者本次住院主要目的是针对肺炎进行抗感染治疗，住院期间进行病原学检查，已明确病原体，并施行了纤维支气管镜肺泡灌洗术。故根据以上原则，本例主要诊断不能直接选择支气管肺炎、急性喘息性支气管炎、细菌性肺炎，应选择肺炎链球菌性肺炎，《ICD-10 国家临床版 2.0》编码为 J13.x00x001，《ICD-10 国家医保版 2.0》编码为 J13.x00。

231 J15.500 大肠杆菌性肺炎

患者男性，38 岁。因发热 2 天，体温最高达 39℃，伴有咳嗽，咳少量黄白色黏痰，于急诊就诊。胸部 CT 检查示：右肺上叶炎症。急诊拟“肺炎”收入院。入院后痰培养提示多重耐药大肠埃希菌生长，予美罗培南、头孢噻肟钠舒巴坦钠等药物抗感染及对症治疗，患者咳嗽缓解，体温正常，复查胸部 CT 提示右肺上叶炎症较前大部分吸收，出院。本例主要诊断应选择哪一项？（ ）

选项：

A. 细菌性肺炎

B. 大肠杆菌性肺炎

C. 大肠杆菌感染

D. 耐多种抗生素的菌株

解析：依据《医疗保障基金结算清单填写规范》(修订版)说明一“主要诊断选择要求”第二条主要诊断选择一般原则“① 消耗医疗资源最多；② 对患者健康危害最大；③ 影响住院时间最长”，本题答案应选择 B。

肺炎在 ICD-10 中的分类轴心为病原体，即根据引起肺炎的不同病原体给予对应的编码，如：J12 病毒性肺炎，不可归类在他处者；J13 链球菌性肺炎；J14 流感嗜血杆菌性肺炎；J15 细菌性肺炎，不可归类在他处者等。其中 J15 细菌性肺炎又可根据不同的细菌分为 J15.0 肺炎杆菌性肺炎、J15.1 假单孢菌性肺炎、J15.2 葡萄球菌性肺炎等类型。大肠杆菌性肺炎编码为 J15.5。本例肺炎诊断明确，痰培养提示多重耐药大肠埃希菌感染，因此，选择大肠杆菌性肺炎 J15.500 为主要诊断。耐多种抗生素的菌株编码为 U88，不能作为主要编码，只能作为补充或附加编码使用。选项 C“大肠杆菌感染”为感染部位未知时使用，本例已明确感染部位，所以主要诊断不能选择选项 C。

232 J15.900 细菌性肺炎

患者男性，55 岁。确诊右主支气管淋巴上皮样癌 2 年余，既往多次住院行化疗联合靶向治疗，情况稳定。本次因发热、咳嗽、头晕、声嘶入院。入院后完善相关检查，CT 提示：① 支气管恶性肿瘤，并两侧锁骨上、纵隔、双肺门多发淋巴结转移，呈治疗后改变；② 双肺炎症(感染?)，双侧胸膜腔少量积液；③ 心包少量积液；④ 主动脉及冠状动脉硬化。实验室检查提示各项炎症指标升高，痰培养示厌氧菌生长。住院期间患者出现低血压，考虑肺部感染引起感染性休克，予头孢噻肟钠联合乳酸左氧氟沙星抗感染治疗，并予补液、止咳化痰、纠正电解质、营养支持治疗。本次入院暂停用化疗及免疫治疗。经上述治疗后，患者病情好转出院。出院诊断：右主支气管淋巴上皮样癌并多发淋巴结转移；感

染性休克；细菌性肺炎；胸腔积液。本例主要诊断应选择哪一项？（　　）

选项：

A. 感染性休克　　B. 恶性肿瘤靶向治疗

C. 革兰阴性细菌性肺炎　　D. 细菌性肺炎

解析：依据《住院病案首页数据填写质量规范（暂行）》第十条主要诊断选择的基本原则，第十一条主要诊断选择的一般原则的第一条细则“病因诊断能包括疾病的临床表现，则选择病因诊断作为主要诊断”，以及第十三条肿瘤类疾病选择主要诊断原则的第四条细则“本次住院针对肿瘤并发症或肿瘤以外的疾病进行治疗的，选择并发症或该疾病为主要诊断”，本题答案应选择D。

本例尽管为联合治疗案例，但患者本次因咳嗽、发热入院治疗，主要针对细菌性肺炎进行抗感染治疗，住院期间进行病原学检查提示厌氧菌生长，但未明确具体病原体。根据以上主要诊断选择原则，本例主要诊断应选择细菌性肺炎J15.900。细菌性肺炎，其他的J15.800是明确了病原体，但无法分类在J15.0—J15.7的细菌性肺炎，本例未明确病原体，应编码J15.9未特指的细菌性肺炎。选项C“革兰阴性细菌性肺炎”为需氧病原体所致，不适合作为本例主要诊断。

233 J15.600x005 鲍曼不动杆菌性肺炎

患者男性，84岁。主因喘息、气促、咳嗽、咳痰10余天入院。既往有高血压病史，病情控制尚可。入院后查肺部CT示：慢性支气管炎伴肺气肿，肺部感染伴有肺不张。心电图示：房性早搏，完全性右束支阻滞。实验室检查：白细胞计数$10.36\times10^9/L$，淋巴细胞0.084，单核细胞0.196，血红蛋白116 g/L，血小板计数$93\times10^9/L$；肾小球滤过率69 ml/min，阴离子间隙6 mmol/L，总蛋白54.7 g/L，白蛋白30.3 g/L，前白蛋白(PA)166 mg/L。血气分析：PCO_2 33.40 mmHg。糖化血红蛋白7.0%。结核抗体阴性。粪便常规＋隐血试验：查见真菌，真菌G试验＋细菌内毒素未见异常。结合外院支气管镜下肺泡灌洗液宏基因组测序(NGS)肺炎链球菌、粪肠球菌、鲍曼不动杆菌、卡他莫拉菌阳性，外周血白细胞、中性粒细胞等感染指标明显升高，社区获得性肺炎CURB-65评分＞3分，达到重症社区获得性肺炎诊断标准。予以抗感染、雾化解痉平喘、化痰、补充白蛋白、控制血压等治疗，患者病情稳定出院。本例主要诊断应选择哪一项？（　　）

选项：

A. 重症社区获得性肺炎　　B. 鲍曼不动杆菌性肺炎

C. 链球菌性肺炎　　D. 肠球菌肺炎

解析：依据《医疗保障基金结算清单填写规范》(修订版)说明一“主要诊断选择要求”第二条主要诊断选择一般原则“① 消耗医疗资源最多；② 对患者健康危害最大；③ 影响住院时间最长”，本题答案应选择B。

患者本次住院主要因喘息、气促、咳嗽、咳痰等呼吸道感染症状，肺部影像学检查提示肺部感染，肺泡灌洗液NGS检查提示多项病原体阳性，血液感染指标明显升高，依据中华医学会《成人社区获得性肺炎诊疗指南》,CURB－65 评分>3 分,明确患者病因为重症社区获得性肺炎。本例肺部感染病原体明确,主要诊断不能笼统诊断重症社区获得性肺炎,NGS 提示多重感染,按照疾病分类规则,每种病原体所致肺炎均应编码。在本例多重感染中,主要诊断可依据医师建议选择最易发生耐药性且治疗更为棘手、消耗医疗资源可能更多的鲍曼不动杆菌性肺炎 J15.600x005,其他病原体作为其他诊断给予编码。

主编点评: 该案例中有两个易错点值得大家关注:第一是社区获得性肺炎,重症 J15.903。社区获得性肺炎是指在医院外罹患的感染性肺实质炎症,包括具有明确潜伏期的病原体感染而在入院后平均潜伏期内发病的肺炎,其分类含义为病原体不明的细菌性肺炎。临床上多根据专科指南做出重症肺炎的诊断,但在进行疾病分类时,主要诊断容易直接照搬临床做出的重症肺炎诊断将其编码在 J15.903。肺炎的分类轴心是病原体,如肺炎病原体明确的情况下不可使用 J15.903。社区获得性肺炎,非重症 J15.902 的使用也应遵照这一编码规则。第二是多重感染的肺炎 J18.800x001。老年人多重病原体感染亦常见。该编码表达的并非临床简单从字面上理解的"具有多种病原体感染的严重性肺炎",而是病原体不明、同时由多种病原体感染的肺炎,所以需慎重使用该编码。总之,实际编码过程中,编码员要与临床医师沟通,根据主要诊断选择原则和疾病分类原则来确定主要诊断,不能望文生义。

234　J18.803 阻塞性肺炎

患者女性,52 岁。因干咳 1 个月,以夜间为主,加重 3 天就诊。胸部 CT 增强扫描示:左肺上叶团块影,拟中央型肺癌伴周围阻塞性炎症。门诊拟诊"肺癌"收住院。入院后计划行支气管镜下肺活组织检查以进一步诊断,患者家属拒绝,予抗感染、祛痰等治疗,咳嗽减轻,患者家属要求转上级医院进一步诊治,自动出院。本例主要诊断应选择哪一项?　(　　)

选项:

A. 阻塞性肺炎　　B. 肺恶性肿瘤

C. 中央型肺癌　　D. 肺部阴影

解析: 依据《医疗保障基金结算清单填写规范》(修订版)说明一"主要诊断选择要求"第二十三条肿瘤类疾病主要诊断选择原则第一条细则"当住院治疗是针对恶性肿瘤时,恶性肿瘤才有可能成为主要诊断"以及第六条细则"当只是针对恶性肿瘤和/或为治疗恶性肿瘤所造成的并发症进行治疗时,选择该并发症作为主要诊断,恶性肿瘤作为其他诊断首选",本题答案应选择 A。

病理学诊断为目前确定肿瘤的直接而可靠的依据,而肺癌的治疗方法主要有外科手术治疗、放射治疗、化学药物治疗、靶向治疗、免疫治疗等。患者及其家属的因素导致患者本次住院没有针对肺癌进行病理学检查,也没有做相应的治疗,主要是针对肺癌的常见并发症阻塞性肺炎进行抗感染治疗。根据以上原则,应选择阻塞性肺炎为主要诊断,《ICD-10 国家临床版 2.0》编码为 J18.800x003,《ICD-10 国家医保版 2.0》编码为 J18.803。

235 J20.000 肺炎支原体急性支气管炎

患儿女性，6岁。主因受凉后日间反复单声咳嗽2月余，加重伴咳痰3天入院。既往有特发性肺动脉高压病史、支气管哮喘病史。入院后X线胸片示：双肺支气管肺炎，右肺中叶炎症，部分肺不张，肺动脉段突出。心电图示：Ⅰ、Ⅱ导联P波直立；aVR导联P波倒置，心率＞正常范围；Ⅱ、Ⅲ、aVF导联P波尖锐，振幅≥正常高值；V1导联P波正向。实验室检查：血白细胞计数11.13×10^9/L，中性粒细胞0.781；肺炎支原体IgM阳性。予以头孢曲松抗感染、氨溴索化痰、多索茶碱平喘、安立生坦降低肺动脉高压等治疗，患儿一般情况好，无明显咳嗽，予以出院。本例主要诊断应选择哪一项？（　　）

选项：

A. 特发性肺动脉高压　　B. 上呼吸道感染

C. 肺炎支原体急性支气管炎　　D. 支气管哮喘

解析：依据《医疗保障基金结算清单填写规范》(修订版)说明一"主要诊断选择要求"第一条主要诊断定义"经医疗机构诊治确定的导致患者本次就医主要原因的疾病(或健康状况)"，第二条主要诊断选择一般原则"① 消耗医疗资源最多；② 对患者健康危害最大；③ 影响住院时间最长"以及第十四条"如果2个或2个以上诊断同样符合主要诊断标准，在编码指南无法提供参考的情况下，应视具体情况根据原则2正确选择主要诊断"，本题答案应选择C。

导致本次患者住院就医主要原因的疾病为支气管肺炎，虽然同时对支气管哮喘进行治疗，但支气管哮喘不是本次住院的主要原因，从消耗医疗资源看也以支气管肺炎为主。故根据以上原则，本例主要诊断不能选择支气管哮喘J45.900x001，应选择支气管肺炎。但由于患者年龄小于15岁，未明确急慢性，应假定为急性支气管炎，同时明确感染病病原体为肺炎支原体，因此本例主要诊断为肺炎支原体急性支气管炎J20.000。

236 J20.200 链球菌急性支气管炎

患儿男性，5岁。1年前发现右侧腹股沟区一包块，常于用力或哭闹时突出，不伴疼痛、呕吐、发热等，平卧后包块可自行还纳消失，未行诊治。因包块逐渐增大，突出频繁，来院就诊。门诊以"右侧腹股沟斜疝"收住院拟手术治疗。入院后第2天，患儿出现咳嗽、咳少许痰，发热(体温最高39.2℃)。胸部X线检查示双肺纹理稍粗，肺炎链球菌(SP)DNA定性(＋)，予头孢曲松、雾化祛痰及对症治疗等，咳嗽缓解，体温正常，家属要求办理出院，待症状好转后再择期手术。本例主要诊断应选择哪一项？（　　）

选项：

A. 单侧腹股沟斜疝　　B. 由于禁忌证而未进行操作

C. 链球菌急性支气管炎　　D. 急性支气管炎

解析：依据《医疗保障基金结算清单填写规范》(修订版)说明一"主要诊断选择要求"第十五条"各种原因导致原诊疗计划未执行时：① 未做其他诊疗情况下出院的，仍选择拟诊疗的疾病为主要诊断，并将影响患者原计划未执行的原因写入其他诊断。② 当针对某种导致原诊疗计划未执行的疾病(或情况)做了相应的诊疗时，选择该疾病(或情况)作为主要诊断，拟诊疗的疾病为作为其他诊断”，本题答案应选择 C。

患者此次住院原因虽然为腹股沟斜疝，并拟针对腹股沟斜疝行手术治疗。但实际诊疗过程中只对入院后发现的链球菌急性支气管炎进行了治疗，而未对右侧腹股沟斜疝进行手术治疗，根据以上原则，主要诊断应选择链球菌急性支气管炎 J20.200。本例如果没有治疗链球菌急性支气管炎，也未对右侧腹股沟斜疝进行手术治疗，而是直接给予办理自动出院，则选择选项 A“单侧腹股沟斜疝”为主要诊断，选项 B 可作为影响患者原计划未执行的原因写入其他诊断，但不能作为主要诊断。

237　J20.200 链球菌急性支气管炎

患儿女性，6 岁。因咽痛、咳嗽并发热 7 天，体温最高 38.8℃，在门诊给予抗感染及雾化吸入等治疗后症状仍有反复，拟诊“急性支气管炎”收入院。查体：体温 37.8℃，咽充血(+)，双侧扁桃体Ⅰ度肿大，可见散在脓点。双肺呼吸音粗。胸部 X 线检查示双肺纹理稍粗。肺炎链球菌(SP)DNA 定性(+)。予头孢曲松抗感染、雾化吸入祛痰及对症治疗等，患儿痊愈出院。本例主要诊断应选择哪一项？　(　　)

选项：

A. 急性化脓性扁桃体炎　　B. 链球菌性扁桃体炎

C. 急性支气管炎　　D. 链球菌急性支气管炎

解析：依据《医疗保障基金结算清单填写规范》(修订版)说明一“主要诊断选择要求”第二条主要诊断选择一般原则“① 消耗医疗资源最多；② 对患者健康危害最大；③ 影响住院时间最长”，本题答案应选择 D。

患儿本次住院消耗医疗资源最多、对健康危害最大的疾病都是链球菌急性支气管炎。急性支气管炎在 ICD-10 中的分类轴心是病原体(支原体、流感嗜血杆菌、链球菌等)。本例肺炎链球菌(SP)DNA 定性(+)，考虑由肺炎链球菌感染引起急性支气管炎，因此选择链球菌急性支气管炎 J20.200 为主要诊断。急性支气管炎 J20.9 是在病原体不明的情况下使用的，不适用于本例。

238　J32.801 上颌窦筛窦炎

患者女性，70 岁。因头痛 6 年入院。鼻窦 CT 检查示：双侧上颌窦及左侧筛窦炎；双侧鼻甲肥大，鼻中隔偏曲。临床诊断：慢性鼻窦炎；鼻中隔偏曲；慢性肥厚性鼻炎。于全麻下行经鼻内镜鼻窦开窗术+鼻中隔偏曲矫正手术+鼻甲成形术，手术顺利。术后给予抗感染、对症治疗，患者病情稳定，出院。本例主要诊断及主要手术应选择哪一项？　(　　)

选项：

A. 慢性鼻窦炎；鼻内窥镜下多个鼻窦开窗术

B. 鼻中隔偏曲；鼻内窥镜下鼻中隔黏膜下部分切除术

C. 上颌窦筛窦炎；鼻内窥镜下多个鼻窦开窗术

D. 肥大性鼻炎；鼻内窥镜下鼻甲成形术

解析：根据《医疗保障基金结算清单填写规范》(修订版)说明一“主要诊断选择要求”第一条主要诊断定义“经医疗机构诊治确定的导致患者本次住院就医主要原因的疾病(或健康状况)”，第二条主要诊断选择一般原则“① 消耗医疗资源最多；② 对患者健康危害最大；③ 影响住院时间最长”，第四条“以手术治疗为住院目的的，选择与手术治疗相一致的疾病作为主要诊断”以及说明三“手术和操作填报要求”第一条“主要手术操作是指患者本次住院期间，针对临床医师为患者做出主要诊断的病症所施行的手术或操作。一般是风险最大、难度最高、花费最多的手术及操作”，本题答案应选择 C。

鼻窦炎一般分为急性和慢性两类，本例为慢性鼻窦炎，该诊断编码为未特指的慢性鼻窦炎 J32.900，结合本例的检查结果可以明确鼻窦炎具体部位在上颌窦及筛窦，主要诊断应编码为上颌窦筛窦炎 J32.801，对应的主要手术应为鼻内窥镜下多个鼻窦开窗术 22.5300x004。

239 J35.100 扁桃体肥大

患者男性，31 岁。因睡眠呼吸暂停低通气综合征入院治疗，通过等离子辅助腭咽成型术＋双侧扁桃体切除术的手术治疗出院，临床诊断：睡眠呼吸暂停低通气综合征；扁桃体肥大；高血压。本例主要诊断应选择哪一项？（　　）

选项：

A. 睡眠呼吸暂停低通气综合征　　B. 扁桃体肥大

C. 高血压　　D. 睡眠呼吸暂停

解析：依据《医疗保障基金结算清单填写规范》(修订版)说明一“主要诊断选择要求”第一条主要诊断定义“经医疗机构诊治确定的导致患者本次就医主要原因的疾病(或健康状况)”，第二条主要诊断选择一般原则“① 消耗医疗资源最多；② 对患者健康危害最大；③ 影响住院时间最长”以及第四条“一般情况下，有手术治疗的患者的主要诊断要与主要手术治疗的疾病相一致”，本题答案应选择 B。

本例虽然因睡眠呼吸暂停低通气综合征入院，但其病因是扁桃体肥大，并针对扁桃体肥大进行了离子辅助腭咽成型术＋双侧扁桃体切除术治疗。因此，本例主要诊断选择扁桃体肥大 J35.100，睡眠呼吸暂停低通气综合征 G47.300x001 应作为其他诊断。

240 J35.300 扁桃体肥大伴有腺样体肥大

患者男性，7 岁。因夜间睡眠时张口呼吸、打鼾 3 个月入院。鼻咽镜示：鼻咽部腺样体肥大，堵塞后鼻孔约 1/2，扁桃体肥大。临床诊断：鼾症；腺样体肥大；扁桃体肥大。于全麻下行扁桃体伴腺样体切除术，手术顺利，术后给予抗感染、抗炎消肿等治疗，病情稳

定出院。主要诊断应选择　　　　　　　　　　　　　　　　　　　　　　　　　　　　（　　）

选项：

A. 鼾症　　　　　　　　　　　　　　　　B. 扁桃体肥大

C. 腺样体肥大　　　　　　　　　　　　　D. 扁桃体肥大伴有腺样体肥大

解析：依据《医疗保障基金结算清单填写规范》(修订版)说明一"主要诊断选择要求"第四条"以手术治疗为住院目的的，选择与手术治疗相一致的疾病作为主要诊断"以及《医疗保障基金结算清单编码填报规范(试行)》主要诊断选择原则第八条"症状、体征和不确定情况有相关的明确病因诊断时，明确病因诊断应作为主要诊断。当病因诊断不明确时，主要诊断可以是疾病、损伤、中毒、体征、症状、异常发现，或者其他影响健康状态的因素"，本题答案应选择 D。

鼾症是临床常见的症状之一，可由咽部疾病引起，也可由先天解剖畸形或鼻部疾病所致。咽部疾病所致鼾症常见病因一般为舌体肥大、扁桃体和腺样体肥大、慢性鼻炎、软腭肥大及悬雍垂低垂等。在实际编码工作中需要注意：鼾症 R06.501 所在的疾病分类章节为第十八章"症状、体征和临床与实验室异常所见，不可归类在他处者(R00—R99)"，一般不作为主要诊断。综上，本例主要诊断应选择扁桃体肥大伴有腺样体肥大 J35.300。

241　J43.900x001 大疱性肺气肿

患者男性，59 岁。因反复气胸 8 年余，加重 6 天入院。既往多次因自发性气胸住院并行胸腔闭式引流术。入院后胸部 CT 检查示：双肺少许慢性炎症；双肺肺气肿，伴有多发性肺大疱形成；左侧胸壁积气；左侧胸腔闭式引流管术后；左侧胸膜腔积液。临床诊断：肺大疱；液气胸；肺气肿；肺炎；皮下气肿。分析病情，患者有手术指征，排除手术禁忌证后于全麻下行胸腔镜下右肺减容术＋肺大疱切除术＋肺大疱结扎术＋胸膜粘连烙断术。术后病理报告：右肺上叶肺大疱。术后予对症支持治疗，复查 X 线胸片未见明显新发液气胸，患者病情好转出院。本例主要诊断应选择哪一项？　　　　　　　　（　　）

选项：

A. 肺大疱　　　　　　　　　　　　　　　B. 液气胸

C. 肺气肿　　　　　　　　　　　　　　　D. 大疱性肺气肿

解析：依据《医疗保障基金结算清单填写规范》(修订版)说明一"主要诊断选择要求"第一条主要诊断定义"经医疗机构诊治确定的导致患者本次就医主要原因的疾病(或健康状况)"，第二条主要诊断选择一般原则"① 消耗医疗资源最多；② 对患者健康危害最大；③ 影响住院时间最长" 以及第四条"一般情况下，有手术治疗的患者的主要诊断要与主要手术治疗的疾病相一致"，同时依据《住院病案首页数据填写质量规范(暂行)》第十条主要诊断选择基本原则、第十一条主要诊断选择的一般原则第二条细则"以手术治疗为住院目的的，则选择与手术治疗相一致的疾病作为主要诊断"，本题答案应选择 D。

患者因反复气胸为行手术治疗入院，本次住院主要针对肺气肿施行肺减容术，针对肺大疱施行肺大疱切除术＋肺大疱结扎术。根据 ICD-10 分类原则"当两个疾病或一个疾病伴有相关的临床表现有合并编码时，就要选择合并编码作为主要编码，不能将其分开编码”，本例主要诊断不能直接选择肺大疱 J43.901 或肺气肿 J43.900，而应选择合并诊断大疱性肺气肿 J43.900x011。

242 J44.000 慢性阻塞性肺疾病伴有急性下呼吸道感染

患者男性，61 岁。因反复咳嗽、咳痰伴气促 8 年余，加重 5 天入院。既往有吸烟史 40 年。入院后查血 CRP 46 mg/L。肺功能检查：极重度阻塞性通气功能障碍，支气管舒张试验阴性。胸部 X 线检查示：右下肺炎症？经抗生素、糖皮质激素及解痉等药物治疗后，患者咳嗽、咳痰明显减少，呼吸困难明显好转，出院。本例主要诊断应选择哪一项？（　　）

选项：

A. 慢性阻塞性肺疾病伴有急性下呼吸道感染

B. 慢性阻塞性肺疾病急性加重

C. 肺炎

D. 慢性阻塞性肺疾病

解析：依据《医疗保障基金结算清单填写规范》（修订版）说明一“主要诊断选择要求”第十四条“如果确定有 2 个或 2 个以上诊断同样符合主要诊断标准，在编码指南无法提供参考的情况下，应视具体情况根据原则 2 正确选择主要诊断”，本题答案应选择 A。

慢性阻塞性肺疾病与慢性支气管炎和肺气肿有密切关系。慢性支气管炎是指在除外慢性咳嗽的其他已知原因后，患者每年咳嗽、咳痰 3 个月以上并连续 2 年者。肺气肿则指肺部终末细支气管远端气腔出现异常持久的扩张，并伴有肺泡壁和细支气管的破坏，而无明显的肺纤维化。当慢性支气管炎、肺气肿患者肺功能检查出现持续气流受限时，则能诊断为慢性阻塞性肺疾病。本例结合临床表现及肺功能检查，诊断为慢性阻塞性肺疾病。本例为慢性阻塞性肺疾病合并下呼吸道感染，2 个诊断同样符合主要诊断标准，依据编码规则，当慢性阻塞性肺疾病出现急性下呼吸道感染时，主要诊断应选择慢性阻塞性肺疾病伴有急性下呼吸道感染。

慢性阻塞性肺疾病在 ICD-10 中分为以下几种情况：慢性阻塞性肺疾病伴有急性下呼吸道感染 J44.0，不包括伴有流感（J10—J11）；未特指的慢性阻塞性肺疾病伴有急性加重 J44.1；其他特指的慢性阻塞性肺疾病 J44.8；未特指的慢性阻塞性肺疾病 J44.9。本例胸部 X 线检查提示伴有肺炎，因此主要诊断需要选择慢性阻塞性肺疾病伴有急性下呼吸道感染 J44.000。

243 J44.000 慢性阻塞性肺疾病伴有急性下呼吸道感染

患者男性，69 岁。因反复咳嗽、咳痰、气促 5 年，再发加重 10 天，急诊拟诊“慢性阻塞性肺疾病急性加重期、呼吸衰竭”收入院。患者有慢性阻塞性肺疾病病史 5 年，入院后经相关检查，诊断为慢性阻塞性肺疾病急性加重期、肺炎及Ⅱ型呼吸衰竭，予头孢哌酮钠他唑巴坦抗感染、氟康唑抗真菌，以及化痰止咳、解痉平喘、高流量吸氧等对症治疗。经治疗后患者病情改善出院。本例主要诊断应选择哪一项？（　　）

选项：

A. 慢性阻塞性肺疾病伴有急性加重

B. 慢性阻塞性肺疾病伴有急性下呼吸道感染

C. Ⅱ型呼吸衰竭

D. 细菌性肺炎

解析：依据《医疗保障基金结算清单填写规范》(修订版)说明一“主要诊断选择要求”第一条主要诊断定义“经医疗机构诊治确定的导致患者本次就医主要原因的疾病(或健康状况)”，第二条“主要诊断一般应该是：① 消耗医疗资源最多；② 对患者健康危害最大；③ 影响住院时间最长”，同时根据《住院病案首页数据填写质量规范(暂行)2016 版》主要诊断选择的一般原则第一条细则“病因诊断能包括疾病的临床表现，则选择病因诊断作为主要诊断”以及第五条细则“疾病的临终状态原则上不能作为主要诊断”，一般情况下“呼吸衰竭”不能作为主要诊断，如果指明了呼吸衰竭的病因并且针对病因做了治疗，则应选择病因作为主要诊断。本题答案应选择 B。

本例患者为慢性阻塞性肺疾病急性加重伴肺炎、呼吸衰竭入院，住院期间主要进行了抗感染及对症支持治疗，根据上述原则及 ICD-10 编码原则，本例应选择病因慢性阻塞性肺疾病伴有急性下呼吸道感染作为主要诊断。急性下呼吸道感染是指气管、支气管、肺组织发生急性的感染，包括急性气管炎、急性支气管炎和肺炎等，因此本例的主要诊断编码应为慢性阻塞性肺疾病急性加重及肺炎的合并编码：慢性阻塞性肺疾病伴有急性下呼吸道感染 J44.000。

244　J44.100 慢性阻塞性肺疾病急性加重

患者男性，69 岁。因咳嗽、咳痰 6 年，加重伴喘息 1 个月入院。既往有吸烟史 30 年。入院后查血 CRP 2.11 mg/L。肺功能检查示：重度混合性通气功能障碍，支气管舒张试验阴性。胸部 CT 示：慢性支气管炎、肺气肿并肺大疱形成。予抗感染、解痉及祛痰等治疗后，患者咳嗽、咳痰症状明显好转，呼吸困难明显改善，活动耐量好转，出院。本例主要诊断应选择哪一项？（　　）

选项：

A. 慢性阻塞性肺疾病伴有急性下呼吸道感染

B. 慢性阻塞性肺疾病伴有急性加重

C. 肺气肿

D. 慢性阻塞性肺疾病

解析：依据《医疗保障基金结算清单填写规范》(修订版)说明一“主要诊断选择要求”第二条主要诊断选择一般原则“① 消耗医疗资源最多；② 对患者健康危害最大；③ 影响住院时间最长”以及《住院病案首页填写数据质量规范》第十一条第五条细则“疾病在发

生发展过程中出现不同危害程度的临床表现，且本次住院以某种临床表现为诊治目的，则选择该临床表现作为主要诊断”，本题答案应选择B。

本例慢性阻塞性肺疾病诊断明确，本次因咳嗽、咳痰加重及伴喘息的症状住院，但入院后结合临床表现及肺功能检查，并无合并急性下呼吸道感染征象，故选项A“慢性阻塞性肺疾病伴有急性下呼吸道感染”不宜作为主要诊断。依据编码规则，当慢性阻塞性肺疾病出现急性加重时，应选择慢性阻塞性肺疾病急性加重。选项D“慢性阻塞性肺疾病”适宜在未明确是否处于伴有急性下呼吸道感染、急性加重或稳定期等情况下使用，本例已明确为急性加重期，且无急性下呼吸道感染征象，不宜将其作为主要诊断。综上，本例主要诊断应为慢性阻塞性肺疾病伴有急性加重J44.100。

245 J45.900x021 支气管哮喘(急性发作期)

患者男性，58岁。因反复喘息、气促2年，再发20天急诊就诊。急诊予解痉、平喘治疗后症状稍缓解，拟诊“喘息原因待查”收入院。查体：呼吸急促，双肺可闻及哮鸣音。胸部X线检查未见明显异常。肺功能检查：支气管舒张试验阳性。入院后予抗感染、解痉、祛痰等治疗，症状缓解，双肺未闻及哮鸣音，出院。本例主要诊断应选择哪一项？（　　）

选项：

A. 支气管哮喘急性发作　　　　B. 过敏性鼻炎

C. 喘息　　　　D. 慢性阻塞性肺疾病急性加重

解析： 依据《医疗保障基金结算清单填写规范》(修订版)说明一“主要诊断选择要求”第十条“当症状、体征和不确定情况有相关的明确诊断时，该诊断应作为主要诊断”，本题答案应选择A。

喘息属于症状，临床上需找出导致喘息的病因，明确诊断。本例患者有喘息症状，双肺可闻及哮鸣音，支气管舒张试验阳性，明确诊断喘息由支气管哮喘急性发作引起，临床诊断为支气管哮喘急性发作，此时治疗便围绕支气管哮喘急性发作展开，本例主要诊断应选择支气管哮喘(急性发作期) J45.900x021。

246 J47.x01 支气管扩张伴咯血

患者男性，25岁。主因受凉后出现间断咯血，伴胸闷、偶有干咳1周入院。既往过敏性鼻炎病史10年。入院胸部CT检查示：右肺片状磨玻璃影，考虑肺泡出血可能，感染不除外；右肺中下叶支气管扩张伴管腔内积血可能。实验室检查：白细胞计数 $10.94\times10^9/L$，中性粒细胞计数 $6.85\times10^9/L$，淋巴细胞计数 $0.87\times10^9/L$，血红蛋白110 g/L，红细胞计数 $3.56\times10^{12}/L$。pH 7.38，PCO_2 35.00 mmHg(吸氧2 L/min条件下)，PO_2 98.00 mmHg(吸氧2 L/min条件下)，HCO^{3-} 20.70 mmol/L；血清胰岛素7.7 μU/ml，血清胰岛素(30 min)38.2 μU/ml、(60 min)71.1 μU/ml、(120 min)103.5 μU/ml、(180 min)100.8 μU/ml；血清C肽1.96 ng/ml，C肽(30 min)4.67 ng/ml、(60 min)8.26 ng/ml、

(120 min)12.10 ng/ml、(180 min)12.22 ng/ml。行支气管镜检查并支气管肺泡灌洗术，镜下见右肺中叶内侧段 a 亚段自发性出血，未见新生物；肺泡灌洗液纤维支气管镜刷片抗酸染色阴性，肿瘤标志物(肺癌)未见异常。给予左氧氟沙星抗感染、氨甲环酸和垂体后叶素止血及对症等治疗，患者病情好转出院。本例主要诊断应选择哪一项？　(　　)

选项：

A. 支气管扩张伴咯血　　B. 右中叶肺炎

C. 慢性鼻炎　　D. 2 型糖尿病

解析：依据《医疗保障基金结算清单填写规范》(修订版)说明一“主要诊断选择要求”第一条主要诊断定义“经医疗机构诊治确定的导致患者本次就医主要原因的疾病(或健康状况)”，第二条主要诊断选择一般原则“① 消耗医疗资源最多；② 对患者健康危害最大；③ 影响住院时间最长”以及第四条“一般情况下，有手术治疗的患者的主要诊断要与主要手术治疗的疾病相一致”，本题答案应选择 A。

本次患者住院就诊主要原因为支气管扩张伴咯血，并进行纤维支气管镜检查伴肺泡灌洗术 33.2403、氨甲环酸和垂体后叶素等止血治疗。根据以上原则，主要诊断不能选择肺炎 J18.900，应选择支气管扩张伴咯血 J47.x01。

247　J70.001 放射性肺炎

患者女性，58 岁。主因活动后喘息、气促、咳嗽、咳痰 10 天入院。既往史：右下肺小细胞癌 13 个月，行肺放射治疗 13 次；糖尿病病史 10 年。入院后胸部 CT 检查示：左肺下叶阻塞性炎症，左侧胸腔积液。实验室检查：血白细胞计数 5.12×10^9/L，中性粒细胞 0.70，淋巴细胞 0.188，血红蛋白 113 g/L，红细胞计数 3.74×10^{12}/L，红细胞压积 34.8%，网织红细胞 0.023 2，网织红细胞计数 86.80×10^9/L；C 反应蛋白 9.3 mg/L。PO_2 77.00 mmHg，血糖 7.20 mmol/L，乳酸 2.30 mmol/L，碳氧血红蛋白 1.90%；淋巴细胞亚群：淋巴绝对数($CD3^+ 19^+ 16^+ 56^+$)900/μl，总 T 淋巴细胞($CD3^+$ T)绝对数目 612/μl，辅助/诱导 T 淋巴细胞($CD4^+$ T)绝对数 296/μl。给予抗感染、抗炎、降血糖、止咳、祛痰等对症治疗，复查肺部 CT 示病灶较前吸收，患者症状好转出院。本例主要诊断应选择哪一项？　(　　)

选项：

A. 右肺恶性肿瘤　　B. 放射性肺炎

C. 肺部感染　　D. 高血压 3 级(极高危)

解析：依据《医疗保障基金结算清单填写规范》(修订版)说明一“主要诊断选择要求”第二条主要诊断选择一般原则“① 消耗医疗资源最多；② 对患者健康危害最大；③ 影响住院时间最长”以及第二十三条肿瘤相关性疾病主要诊断选择原则第六条细则“当只是针对恶性肿瘤和/或为治疗恶性肿瘤所造成的并发症进行治疗时，选择该并发症作为主要诊断，恶性肿瘤作为其他诊断”，本题答案应选择 B。

导致患者本次住院就诊主要原因的疾病是肺炎，系右肺下叶恶性肿瘤多次放射治疗后引起的并发症，本次住院对右下肺叶恶性肿瘤仅行相关检查，未进行治疗。根据以上原则，本例主要诊断不能选择右肺下叶恶性肿瘤C34.300x004，因肺炎病因明确，也不能选择肺部感染，应选择放射性肺炎J70.001。

248 J80.x01 急性呼吸窘迫综合征

患者男性，53岁。因打球后休息时突发呼吸心搏骤停，呼之不应，呈叹息样呼吸，现场紧急心肺复苏术后1小时入院。入院后予VA-ECMO辅助治疗、持续呼吸机辅助通气，予去甲肾上腺素、多巴胺维持循环及组织灌注，予达托霉素＋亚胺培南抗感染治疗，血液净化、护肝、护胃、维持内环境稳定治疗，予低温脑保护及人血白蛋白减轻脑水肿。患者ECMO流量不稳定，大剂量血管活性药物难以维持血压，每5分钟静脉推注肾上腺素等处理后均无改善。入院23小时后患者呼吸、心跳仍未恢复，瞳孔散大固定，对光反射消失，心电监护波形呈直线，抢救无效，宣布临床死亡。临床诊断：呼吸心搏骤停；急性呼吸窘迫综合征；多器官功能障碍综合征；代谢性酸中毒；缺氧缺血性脑病。本例主要诊断应选择哪一项？（　　）

选项：

A. 呼吸心搏骤停　　B. 急性呼吸窘迫综合征

C. 多器官功能障碍综合征　　D. 缺血缺氧性脑病

解析：依据《医疗保障基金结算清单填写规范》（修订版）说明一"主要诊断选择要求"第一条主要诊断定义"经医疗机构诊治确定的导致患者本次就医主要原因的疾病（或健康状况）"，第二条主要诊断选择一般原则"① 消耗医疗资源最多；② 对患者健康危害最大；③ 影响住院时间最长"以及《住院病案首页数据填写质量规范（暂行）》第十一条主要诊断选择的一般原则第五条细则"疾病在发生发展过程中出现不同危害程度的临床表现，且本次住院以某种临床表现为诊治目的，则选择该临床表现作为主要诊断。疾病的临终状态原则上不能作为主要诊断"，本题答案应选择B。

本例患者起病急、病情危重、住院时间短，住院期间主要予抢救及生命支持治疗。根据以上原则，本例主要诊断不能选择疾病的临终状态呼吸心搏骤停或多器官功能障碍综合征作为主要诊断，应选择相应的病因急性呼吸窘迫综合征作为主要诊断，国家临床版2.0编码为J80.x00x002，国家医保版2.0编码为J80.x01。

249 J85.100 肺脓肿伴有肺炎

患者男性，60岁。因咳嗽，咳较多黄色黏痰半个月来门诊就诊。2型糖尿病病史5年，日常服用二甲双胍治疗，空腹血糖波动在7.00～8.00 mmol/L之间。门诊查空腹血糖8.80 mmol/L，糖化血红蛋白7.50%。胸部X线检查示：右下肺野炎症，脓肿形成。门诊拟"肺脓肿；肺炎；2型糖尿病"收入院。入院后痰培养无致病菌生长，予左氧氟沙星、头孢噻肟钠舒巴坦钠抗感染，二甲双胍降糖，患者咳嗽、咳痰缓解，复查胸部X线片基本

正常，空腹血糖 7.20 mmol/L，出院。本例主要诊断应选择哪一项？（　　）

选项：

A. 肺脓肿　　B. 肺炎

C. 肺脓肿伴有肺炎　　D. 2 型糖尿病

解析：依据《医疗保障基金结算清单填写规范》(修订版)说明一"主要诊断选择要求"第二条主要诊断选择一般原则"① 消耗医疗资源最多；② 对患者健康危害最大；③ 影响住院时间最长"以及第十四条"如果确定有 2 个或 2 个以上诊断同样符合主要诊断标准，在编码指南无法提供参考的情况下，应视具体情况根据原则 2 正确选择主要诊断"，本题答案应选择 C。

本例为肺脓肿及肺炎，2 个诊断同样符合主要诊断标准。肺脓肿按 ICD-10 编码规则可分为如下几类：阿米巴肺脓肿 A06.5† J99.8*，肺脓肿伴有肺炎 J85.1(不包括伴有由于特指病原体引起的肺炎)，肺脓肿不伴有肺炎 J85.2 等。本例是肺脓肿伴有肺炎，且痰培养提示无致病菌生长，因此，选择肺脓肿伴有肺炎 J85.100 为主要诊断。

250　J86.019 纵隔瘘

患者男性，76 岁。主因咳嗽渐加重 20 余天入院。既往史：慢性阻塞性肺疾病史 20 年；高血压病史 10 年；右肺腺癌病史 1 年余，已行免疫治疗 7 次。入院后肺动静脉 CTA 检查示：纵隔淋巴结肿大，局部与上腔静脉关系紧密；双肺气肿，双肺肺大疱；右肺中叶内侧段及左肺上叶下舌段少许慢性炎症。支气管镜检查示：气管下段及右主开口右侧壁纵隔瘘形成。实验室检查：血白细胞计数 8.35×10^9/L，中性粒细胞 0.816，淋巴细胞 0.079，血红蛋白 110 g/L，红细胞计数 3.85×10^{12}/L，血小板 456×10^9/L；PO_2 77.80 mmHg；白细胞介素 6(IL-6)27 pg/ml，白细胞介素 8(IL-8)162 pg/ml，肿瘤坏死因子 α 9 pg/ml。行气管支架置入术、气管球囊扩张术，特瑞普利单抗 240 mg 治疗，并给予抗炎、减轻水肿、镇痛、止咳等对症处理。患者病情好转出院。本例主要诊断应选择哪一项？（　　）

选项：

A. 恶性肿瘤免疫治疗　　B. 纵隔恶性肿瘤

C. 纵隔瘘　　D. 慢性阻塞性肺疾病

解析：依据《医疗保障基金结算清单填写规范》(修订版)说明一"主要诊断选择要求"第二条主要诊断选择一般原则"① 消耗医疗资源最多；② 对患者健康危害最大；③ 影响住院时间最长"以及第四条"一般情况下，有手术治疗的患者的主要诊断要与主要手术治疗的疾病相一致"，本题答案应选择 C。

本次患者住院期间虽然进行了针对肺恶性肿瘤的免疫治疗(特瑞普利单抗)，但导致就诊主要原因的疾病是纵隔瘘，并对纵隔瘘进行气管镜支气管支架置入术 33.7901、气管球囊扩张术 31.9903。根据以上原则，本例主要诊断不能选择恶性肿瘤免疫治疗 Z08.800x002，应选择消耗医疗资源最大的、手术治疗的疾病纵隔瘘 J86.019。

251 J86.902 包裹性脓胸

患者男性，67 岁。主因喘息 1 月，右侧胸腔积液 1 周入院。入院后胸部螺旋 CT 检查示：右肺下叶内侧基底段团片状高密度影，不除外新生物；右肺、左上肺舌段感染可能，双肺散在结节影；纵隔淋巴结增大，右侧胸腔积液。血液实验室检查：白细胞计数 12.94×10^{9}/L，中性粒细胞 0.859，血红蛋白 101 g/L，红细胞计数 3.47×10^{12}/L，红细胞沉降率 49.00 mm/h；PCO_2 56.00 mmHg，PO_2 70.00 mmHg；血钠 135.00 mmol/L，乳酸 4.20 mmol/L。胸腔积液实验室检查：腺苷脱氨酶 323 U/L，乳酸脱氢酶 17 875.0 U/L，李凡他反应阳性，癌胚抗原 141.46 ng/ml，抗酸杆菌阴性，结核抗体阴性。胸腔积液细菌培养：表皮葡萄球菌生长，结核分枝杆菌阴性。支气管镜活检病理报告：慢性炎性变，纤维组织增生。临床分析病情，结合胸腔积液为脓性并恶臭，考虑病原菌为革兰阴性杆菌及厌氧菌，表皮葡萄球菌为污染菌。行超声引导下右侧胸腔穿刺置管引流、胸腔内冲洗、抗生素抗感染等治疗，胸腔积液引流液逐渐清亮，复查 X 线胸片示胸腔积液明显减少，患者病情好转出院。本例主要诊断应选择哪一项？（　　）

选项：

A. 包裹性脓胸

B. 结核性渗出性胸膜炎待诊

C. 右下叶原发性支气管肺癌待诊

D. 胸腔积液

解析：依据《医疗保障基金结算清单填写规范》(修订版)说明一“主要诊断选择要求”第一条主要诊断定义“经医疗机构诊治确定的导致患者本次就医主要原因的疾病(或健康状况)”，第二条主要诊断选择一般原则“① 消耗医疗资源最多；② 对患者健康危害最大；③ 影响住院时间最长”以及第十一条“当有明确的临床症状和相关的疑似诊断时，优先选择明确的临床症状做主要诊断。疑似的诊断作为其他诊断”，本题答案应选择 A。

患者本次住院就医主要原因的疾病为脓胸，且呈包裹性，并针对脓胸进行超声引导下胸腔穿刺术 34.9103。根据以上原则，主要诊断不能选择结核性渗出性胸膜炎 A16.503 或胸腔积液 J94.804，应选择包裹性脓胸 J86.902。

252 J93.100x001 自发性气胸

患者男性，68 岁。主因无明显体力活动下气促、胸闷 20 天入院。入院后胸部 CT 检查示：双侧颈部、左侧肩部、胸腹壁皮下大量积气，左侧气胸，肺组织压缩约 90%；慢性支气管炎，肺气肿；左侧肋膈角胸膜粘连可能。颅脑 MRI 示：腔隙性脑梗死。颈动脉 64 层 CT 扫描示：左侧颈总动脉起始处混合斑形成，管腔轻度狭窄；右侧锁骨下动脉起始处混合斑形成，管腔轻度狭窄；双侧颈动脉窦部混合斑形成，管腔轻度狭窄。给予胸腔闭式引流术、胸膜腔药物注射治疗，以及抗感染、镇痛、营养支持、改善循环等药物治疗。复查 X 线胸片，气胸基本吸收，患者病情好转出院。本例主要诊断应选择哪一项？（　　）

选项：

A. 自发性气胸　　B. 慢性支气管炎

C. 肺气肿　　D. 动脉粥样硬化性心血管病

解析：依据《医疗保障基金结算清单填写规范》（修订版）说明一"主要诊断选择要求"第二条主要诊断选择一般原则"① 消耗医疗资源最多；② 对患者健康危害最大；③ 影响住院时间最长"以及第四条"一般情况下，有手术治疗的患者的主要诊断要与主要手术治疗的疾病相一致"，本题答案应选择 A。

导致本次患者住院就诊主要原因的疾病为自发性气胸，且针对自发性气胸进行胸腔闭式引流术 34.0401、胸膜腔药物注射治疗 34.9202。根据以上原则，主要诊断不能选择慢性支气管炎 J42.x00、肺气肿，应选择自发性气胸 J93.100x001。

253　J94.804 胸腔积液

患者女性，69 岁。主因咳嗽、咳痰伴气促 10 余天入院。既往史：慢性支气管炎病史 20 年，胃体非霍奇金淋巴瘤手术史 10 年，甲状腺功能减退症病史 9 年。入院后胸部 CT 检查示：右侧大量胸腔积液伴右肺被动性肺不张，双肺散在炎症及钙化灶，纵隔向左移位，右侧胸膜增厚，局部呈结节影，右侧胸腔见少许气体影。胸部超声检查示右侧胸腔积液。实验室检查：红细胞沉降率 51.0 mm/h；pH 7.46，PCO_2 38.00 mmHg，PO_2 66.00 mmHg，HCO_3^- 27.00 mmol/L；糖类抗原 CA15－3 34.30 U/ml，细胞角蛋白 19 片段（cyfra21－1）2.77 ng/ml，糖类抗原 CA125 236.6 U/ml。痰涂片革兰染色检查：见革兰阳性球菌，呈链状，位于白细胞外；查见散在革兰阴性杆菌，位于白细胞外；白细胞＞25/LP，上皮细胞＞10/LP。结核抗体阴性。临床分析病情，患者既往有胃体非霍奇金淋巴瘤病史，不排除有复发或者其他肿瘤转移于胸膜或者原发胸膜肿瘤、特殊感染可能，建议胸腔积液穿刺引流明确诊断。患者与家属拒绝行胸腔积液穿刺引流及其他进一步检查与治疗，自动要求出院。本例主要诊断应选择哪一项？（　　）

选项：

A. 肺不张　　B. 胸腔积液

C. 非霍奇金淋巴瘤　　D. 肺部感染

解析：依据《医疗保障基金结算清单填写规范》（修订版）说明一"主要诊断选择要求"第十五条各种原因导致原诊疗计划未执行时主要诊断选择原则第二条细则"未做其他诊疗情况下出院的，仍选择拟诊疗的疾病为主要诊断，并将影响患者原计划未执行的原因写入其他诊断"，本题答案应选择 B。

患者本次住院就医的主要原因为胸腔积液所致咳嗽、咳痰等症状体征，结合既往史，应进一步确诊胸腔积液的病因，但患者与家属放弃进一步的检查与治疗。根据以上原则，主要诊断不能选择既往确诊的非霍奇金淋巴瘤、肺不张和肺部感染，应选择胸腔积液 J94.804，并且在其他诊断中填写因患者家属原因未进行操作 Z53.800x001。

254 J98.900 肺炎

患者男性，51 岁。主因体检发现右肺结节（大小约 20 mm×16 mm）1 年，偶有咳嗽，少有咳痰，为进一步确诊入院。既往史：酒精性肝硬化病史、脾切除史 11 年。入院后胸部螺旋 CT 检查示：右肺下叶背段结节影，炎性病变可能；双肺多个肺大疱，双肺散在多个结节影。纤维支气管镜检查：刷片病理细胞学检查未见肿瘤细胞。肺泡灌洗液白细胞分类：单核-巨噬细胞 0.603，淋巴细胞 0.306，中性粒细胞 0.091；涂片抗酸染色未查见抗酸杆菌；肺泡灌洗液革兰染色未查见细菌。病原微生物宏基因组测序 mNGS+结核分枝杆菌 Xpert 检查未见明显异常。纤维鼻咽镜示：慢性鼻炎、慢性咽喉炎。给予左氧氟沙星抗感染治疗，患者要求出院。本例主要诊断应选择哪一项？（ ）

选项：

A. 肺部阴影　　B. 肺炎　　C. 肺部感染　　D. 肺大疱

解析： 依据《医疗保障基金结算清单填写规范》（修订版）说明一“主要诊断选择要求”第一条主要诊断定义“经医疗机构诊治确定的导致患者本次就医主要原因的疾病（或健康状况）”，第二条主要诊断选择一般原则“① 消耗医疗资源最多；② 对患者健康危害最大；③ 影响住院时间最长”以及第十二条“如果以某个疑似的诊断住院，出院时诊断仍为‘疑似’的不确定诊断，选择该疑似诊断为主要诊断，编码时应按照确定的诊断进行编码”，本题答案应选择 B。

患者本次就医主要为了确诊肺结节性质，进行纤维支气管检查未查见肿瘤细胞、抗酸杆菌及细菌，临床考虑肺部感染可能性大，并主要针对肺部感染进行了抗感染治疗。根据以上原则，主要诊断不能选择症状体征肺部阴影 R91.x00x001。肺部感染 J98.4 指肺的其他疾患，故应选择疑似诊断肺炎，本次住院期间并未明确肺炎病原体，故主要诊断编码应为肺炎 J98.900。

255 J98.400x016 肺炎性肿物

患者女性，51 岁。因乳腺癌术后定期复查入院。胸部 CT 示：右侧乳腺恶性肿瘤术后改变，右侧腋窝多发小淋巴结，复查大致同前；右肺中叶外侧段结节，考虑转移瘤可能性大；左肺上叶前段结节；右肺中、上叶放射性肺炎待排除；双肺少许慢性炎症。临床诊断考虑乳腺癌肺转移，排除相关手术禁忌证后于全麻下行胸腔镜下右肺中叶切除术。术后病理报告：右肺中叶炎性结节，未见恶性细胞。术后予对症支持治疗，患者病情好转出院。本例主要诊断应选择哪一项？（ ）

选项：

A. 肺继发恶性肿瘤　　B. 肺良性肿瘤

C. 肺结节病　　D. 肺炎性肿物

解析： 依据《医疗保障基金结算清单填写规范》（修订版）说明一“主要诊断选择要求”第一条主要诊断定义“经医疗机构诊治确定的导致患者本次就医主要原因的疾病（或健

康状况)”,第二条主要诊断选择一般原则“① 消耗医疗资源最多;② 对患者健康危害最大;③ 影响住院时间最长”,第四条“一般情况下,有手术治疗的患者的主要诊断要与主要手术治疗的疾病相一致”,同时依据《住院病案首页数据填写质量规范(暂行)》第十一条第二条细则“以手术治疗为住院目的的,则选择与手术治疗相一致的疾病作为主要诊断”以及第十三条肿瘤类疾病主要诊断选择原则第四条细则“本次住院针对肿瘤并发症或肿瘤以外的疾病进行治疗的,选择并发症或该疾病为主要诊断”,本题答案应选择 D。

本例患者因肺占位入院,考虑乳腺癌肺转移,主要针对肺部肿物施行胸腔镜下肺叶切除术,术后病理提示肺部病变为炎性肿物,排除了转移癌。根据以上原则,本例主要诊断不能笼统诊断为肺良性肿瘤 D14.300x001,而应选择肺炎性肿物 J98.400x016。

256　J98.417 支气管囊肿

患者女性,58 岁。因纵隔肿物入院。入院后胸部 CT 检查示:前纵隔至胸骨柄后方占位性病灶,考虑胸腺瘤可能性大。患者有手术指征,排除手术禁忌证,择期行胸腔镜下纵隔肿物切除术。术后病理报告:(纵隔肿瘤)符合支气管囊肿,囊壁周围脂肪组织中见少量胸腺组织,未见异型。(纵隔脂肪组织)查见脂肪组织、少量胸腺组织及 10 枚淋巴结,均未见异型。术后予对症支持治疗,患者病情好转出院。本例主要诊断应选择哪一项?　(　　)

选项:

A. 支气管囊肿　　B. 纵隔囊肿

C. 支气管源性囊肿　　D. 纵隔肿瘤

解析:依据《医疗保障基金结算清单填写规范》(修订版)说明一“主要诊断选择要求”第一条主要诊断定义“经医疗机构诊治确定的导致患者本次就医主要原因的疾病(或健康状况)”,第二条主要诊断选择一般原则“① 消耗医疗资源最多;② 对患者健康危害最大;③ 影响住院时间最长”以及第四条“一般情况下,有手术治疗的患者的主要诊断要与主要手术治疗的疾病相一致”,本题答案应选择 A。

患者因前纵隔肿物入院行手术切除,术后病理提示支气管囊肿。支气管囊肿为良性病变,最常发生于纵隔,大部分见于气管隆凸区,多数成人纵隔支气管囊肿是因体检或其他原因行影像学检查偶然发现。本例手术病理明确为支气管囊肿,主要诊断不能选择纵隔囊肿 J98.505。支气管源性囊肿通常是先天性疾病,与胚胎发育有关,患者 58 岁,新发现纵隔肿物,不符合先天性支气管囊肿诊断。故本例主要诊断宜选择支气管囊肿 J98.417。

257　M33.103† J99.1* 皮肌炎性肺间质性纤维化

患者女性,63 岁。主因咳嗽、咳痰、气促、心慌、出汗,伴胸骨后疼痛、四肢关节痛半月余入院。入院胸部 CT 检查示:慢性支气管炎肺气肿,双下肺多发感染;纵隔淋巴结稍大;双侧胸膜增厚、粘连。心脏彩色超声检查示:二尖瓣、三尖瓣微量反流,左室舒张功能减弱。冠状动脉 CTA 示:冠状动脉呈右优势型,心脏增大。实验室检查:免疫球蛋白

G 17.60 g/L，免疫球蛋白 M 3.06 g/L，免疫球蛋白 E 498 U/ml；D-二聚体 0.475 mg/L；pH 7.37，PCO_2 38.00 mmHg、PO_2 67.00 mmHg，HCO_3^- 22.00 mmol/L；空腹血糖 8.71 mmol/L，糖化血红蛋白 7.5%；癌胚抗原 7.12 ng/ml；红细胞沉降率 35.00 mm/h，抗链球菌溶血素 O 26.3 U/ml，类风湿因子<20.0 U/ml，C 反应蛋白 5.1 mg/L，抗环瓜氨酸肽抗体<0.50 U/ml；抗 MDA5 抗体阳性(1∶300)；抗核抗体谱、抗肾小球基底膜抗体等未见明显异常；DNA 病原微生物宏基因检测均阴性。行右下叶后基底支气管镜下径向超声引导经支气管肺活检术(R-EBUS-D-TBLB)，病理报告：慢性炎性变，伴纤维组织增生、淋巴细胞聚集，未见癌细胞。临床诊断皮肌炎、结缔组织相关性间质性肺疾病。给予抗感染、抗炎、止咳、化痰、降糖、补钙等对症支持治疗，患者病情好转出院。本例主要诊断应选择哪一项？ (   )

选项：

A. 结缔组织病肺间质纤维化　　B. 皮肌炎

C. 皮肌炎性肺间质性纤维化　　D. 肺部感染

解析：依据《医疗保障基金结算清单填写规范》(修订版)说明一“主要诊断选择要求”第一条主要诊断定义“经医疗机构诊治确定的导致患者本次就医主要原因的疾病(或健康状况)”以及第二条主要诊断选择一般原则“① 消耗医疗资源最多；② 对患者健康危害最大；③ 影响住院时间最长”，本题答案应选择 C。

导致患者本次住院就医主要原因的疾病是皮肌炎导致的肺间质纤维化。根据以上主要诊断选择原则，主要诊断不能选择结缔组织病肺间质纤维化 M35.904† J99.1*、皮肌炎 M33.101，应选择皮肌炎性肺间质性纤维化 M33.103† J99.1*。本病在国家卫生健康委《常用临床医学名词术语(2019 版)》中的诊断名称为“结缔组织病所致间质性肺病”。

【第十三章习题答案】

习题序号	正确答案选项	习题序号	正确答案选项	习题序号	正确答案选项
228	D	238	C	248	B
229	D	239	B	249	C
230	C	240	D	250	C
231	B	241	D	251	A
232	D	242	A	252	A
233	B	243	B	253	B
234	A	244	B	254	B
235	C	245	A	255	D
236	C	246	A	256	A
237	D	247	B	257	C

第十四章　K00—K93 消化系统疾病

258　K22.205 食管狭窄

患者女性，69 岁。于 6 个月前确诊食管恶性肿瘤并手术切除治疗，术后一般状况良好。1 个月前再次出现进食、吞咽困难，入院进一步诊治。电子胃镜检查示：食管距门齿约 27～31 cm 处右侧壁见一溃疡型肿物，周围黏膜结节样，占据管腔约 1/3。活检病理报告：食管高—中分化鳞状细胞癌。分析病情，考虑为食管肿瘤复发导致食管狭窄，全麻下行食管支架置入术，术后患者症状有所缓解，出院。本例主要诊断应选择哪一项？　（　　）

选项：

A. 食管恶性肿瘤　　B. 恶性肿瘤支持治疗

C. 食管狭窄　　D. 食管支架置入术后

解析： 依据《医疗保障基金结算清单填写规范》(修订版)说明一“主要诊断选择要求”第一条主要诊断定义“经医疗机构诊治确定的导致患者本次就医主要原因的疾病(或健康状况)”，第二条主要诊断选择一般原则“① 消耗医疗资源最多；② 对患者健康危害最大；③ 影响住院时间最长”，第四条“一般情况下，有手术治疗的患者的主要诊断要与主要手术治疗的疾病相一致”以及第二十三条肿瘤类疾病主要诊断选择原则第六条细则“当只是针对恶性肿瘤和/或为治疗恶性肿瘤所造成的并发症进行治疗时，选择该并发症作为主要诊断，恶性肿瘤作为其他诊断首选”，本题答案应选择 C。

患者本次入院主要为了解决恶性肿瘤复发导致的食管狭窄，住院期间进行了食管支架置入术，故主要诊断不能选择食管恶性肿瘤、恶性肿瘤支持治疗，应该选择食管狭窄 K22.205 为主要诊断。

259　K22.205 食管狭窄

患者男性，59 岁。因食管癌放疗、化疗后并食管支架置入术后反复出现吞咽困难入院。入院后完善相关检查，考虑吞咽困难为食管狭窄所致。行胃造瘘术协助肠内营养，以及对症支持治疗，患者病情好转后出院。出院诊断：食管胸中段鳞状细胞癌；化疗后骨髓抑制；营养性消瘦；食管狭窄；食管支架置入术后。本例主要诊断应选择哪一项？（　　）

选项：

A. 食管胸中段恶性肿瘤　　B. 食管狭窄

C. 营养性消瘦　　D. 吞咽困难

解析：依据《医疗保障基金结算清单填写规范》(修订版)说明一“主要诊断选择要求”第一条“经医疗机构诊治确定的，导致患者本次住院就医主要原因的疾病(或健康状况)”，第二条主要诊断选择一般原则“① 消耗医疗资源最多；② 对患者健康危害最大；③ 影响住院时间最长”，第二十三条肿瘤类疾病主要诊断选择原则第六条细则“当只是针对恶性肿瘤和/或为治疗恶性肿瘤所造成的并发症进行治疗时，选择该并发症作为主要诊断，恶性肿瘤作为其他诊断首选”以及《住院病案首页数据填写质量规范(暂行)》第十三条第四条细则“本次住院针对肿瘤并发症或肿瘤以外的疾病进行治疗的，选择并发症或该疾病为主要诊断”，本题答案应选择 B。

本例患者属于食管癌晚期，食管癌性狭窄导致其吞咽困难，无法自行经口进食，引起营养不良，本次住院主要原因是吞咽困难无法进食，行胃造瘘术协助肠内营养，替代口-食管通路提供身体所需要能量，未对食管恶性肿瘤进行治疗。根据以上原则，主要诊断不应选择食管胸中段恶性肿瘤，应选择食管狭窄 K22.205。

260 K22.601 食管贲门黏膜撕裂综合征

患者男性，36 岁。因呕血 15 小时急诊就诊，经消化内科医师会诊后考虑“上消化道出血”，收入院。入院后行胃镜检查提示：食管贲门撕裂综合征；胃窦多发溃疡(A2 期)；十二指肠球炎。行胃镜下钛夹止血术，术后予抑酸、护胃、补液等处理，患者未再呕血，出院。本例主要诊断应选择哪一项？ (　　)

选项：

A. 十二指肠球炎　　B. 急性胃溃疡

C. 食管贲门黏膜撕裂综合征　　D. 上消化道出血

解析：依据《医疗保障基金结算清单填写规范》(修订版)说明一“主要诊断选择要求”第一条“经医疗机构诊治确定的，导致患者本次住院就医主要原因的疾病(或健康状况)”以及《住院病案首页数据填写质量规范(暂行)》第十一条主要诊断选择一般原则第一条细则“病因诊断能包括疾病的临床表现，则选择病因诊断作为主要诊断”，本题答案应选择 C。

患者因上消化道出血入院，入院后胃镜检查明确为食管贲门黏膜撕裂综合征，并行内镜下胃钛夹止血术。患者的胃溃疡处于 A2 期，不伴有活动性出血，因此上消化道出血属于食管贲门黏膜撕裂综合征的临床表现。综上所述，本例的主要诊断不应选择上消化道出血、急性胃溃疡、十二指肠球炎，应选择食管贲门黏膜撕裂综合征 K22.601。

261 K22.601 食管贲门黏膜撕裂综合征

患者男性，75 岁。于半个月前进食大量水果后出现呕吐、腹泻，就诊于当地医院，对症治疗后未见好转，为进一步治疗入院。入院后给予对症治疗后症状稍有好转，住院第 3 天突发剧烈恶心后呕鲜血 50 ml，行急诊胃镜检查：胃小弯侧偏后壁一长约 3 cm 纵行溃疡，并可见活动性出血。应用钛夹 4 枚夹闭创面，应用浓度为 1∶10 000 肾上腺素分 4 点行 4 象限注射，每点注射约 2 ml，镜下观察出血停止。内镜诊断：贲门黏膜撕裂伴出血。术后给予对症治疗后，患者恢复饮食，医嘱出院。病案首页主要诊断为食管贲门黏膜撕裂综合征 K22.601，主要手术操作应选择如下哪一项？（　　）

选项：

A. 内镜下注射止血术　　B. 内镜下胃钛夹止血术

C. 胃镜下胃出血止血术　　D. 胃镜检查术

解析：依据《医疗保障基金结算清单填写规范》(修订版)说明三"手术和操作填报要求"第一条"主要手术和操作是指患者本次住院期间，针对临床医师为患者做出主要诊断的病症所施行的手术或操作。一般是风险最大、难度最高、花费最多的手术和操作"，本题答案应选择 C。

手术及操作名称一般由部位、术式、入路、疾病性质等要素构成。贲门黏膜撕裂综合征是指以用力不协调的呕吐、大量的呕血以及食管胃连接部纵行为主要特征的综合征，内镜的普遍使用大大提高了此病的诊断率。本病的内镜下手术操作已得到广泛的应用。书写内镜下操作名称时，应注意区分具体治疗部位及术式。本例中，选项 A"内镜下注射止血术"是错误的手术名称；选项 B"内镜下胃钛夹止血术"只体现了内镜下钛夹止血治疗过程，而没有体现注射止血的治疗；选项 D"胃镜检查术"没有体现治疗过程。故主要手术操作应选择胃镜下胃出血止血术 44.4300x002。

262　K25.400x002 胃窦部溃疡伴出血

患者男性，81 岁。因便血 6 小时急诊入院。患者 6 小时前无明显诱因出现便血数次，为暗红色血便，其中 3 次出血量较大，出血速度较快(具体不详)，无呕血，无明显心慌、气短。入院后粪便常规示：红色便，隐血阳性。血常规提示血红蛋白 96 g/L。病情稳定后行胃镜检查：镜下见胃窦多发不规则溃疡，覆盖白苔，周围黏膜充血水肿。肠镜检查：镜下见回肠末端黏膜多发充血。病理报告：(胃窦活检组织)黏膜轻度慢性炎症，轻度活动性出血，局部溃疡形成。(回肠末端活检组织)黏膜重度慢性炎症。给予对症治疗，患者病情好转出院。临床诊断胃窦多发溃疡合并出血，病案首页主要诊断为胃窦部溃疡合并出血 K25.400x002，主要手术操作应选择哪一项？（　　）

选项：

A. 胃镜检查　　B. 肠镜检查

C. 胃镜下活组织检查　　D. 肠镜下回肠活组织检查

解析：依据《医疗保障基金结算清单填写规范(修订版)》说明三"手术和操作填报要求"第一条"主要手术和操作是指患者本次住院期间，针对临床医师患者做出主要诊断的病症所施行的手术或操作。一般是风险最大、难度最高、花费最多的手术和操作"以及第四条"仅有操作时，首先填写与主要诊断相对应的主要的治疗性操作(特别是有创的治疗性操作)，后依时间顺序逐行填写其他操作"，本题答案应选择 C。

手术操作名称一般由部位、术式、入路、疾病性质等要素构成。手术操作名称要素的改变可能会影响内镜操作编码的准确性。书写内镜操作名称时，首先应注意区分术式是内镜检查、内镜下活组织检查，还是内镜下治疗；其次还应区分操作部位。患者本次因消化道出血住院，行胃镜检查及肠镜检查。临床医师根据胃镜检查结果明确消化道出血的病因是胃窦多发溃疡合并出血，主要手术操作应选择与主要诊断胃窦部溃疡合并出血 K25.400x002 相对应的胃镜下活组织检查 44.1401。

263 K26.001 十二指肠球部溃疡伴出血

患者女性，86 岁。因柏油样便、乏力 4 天急诊入院。患者 4 天前无明显诱因出现柏油样便，为不成形稀便，每日 2～5 次，量不详。自觉乏力、心悸，无恶心、呕吐，未诊治。因乏力逐渐加重，就诊急诊科，以“消化道出血”收入院治疗。入院后粪便常规提示隐血阳性，血常规检查提示血红蛋白 105 g/L。病情稳定后行胃镜检查示：慢性非萎缩性胃炎，十二指肠球部溃疡(A1 期)。给予对症治疗，患者出血停止，病情缓解出院。本例主要诊断应选择哪一项？（　　）

选项：

A. 便血　　B. 上消化道出血

C. 十二指肠溃疡球部溃疡伴出血　　D. 急性十二指肠球部溃疡伴出血

解析：依据《医疗保障基金结算清单填写规范》(修订版)说明一“主要诊断选择要求”第一条主要诊断定义“经医疗机构诊治确定的导致患者本次就医主要原因的疾病(或健康状况)”，第二条主要诊断选择一般原则“① 消耗医疗资源最多；② 对患者健康危害最大；③ 影响住院时间最长”以及第十条“当症状、体征和不确定情况有相关的明确诊断时，该诊断应作为主要诊断”，本题答案应选择 D。

上消化道出血指屈氏韧带以上的消化道，包括食管、胃、十二指肠、胆管和胰腺等病变引起的出血。常见病因为消化性溃疡、食管胃底静脉曲张破裂、急性糜烂出血性胃炎和上消化道肿瘤。书写消化道出血诊断时，应注意区分具体部位及出血病因。本例患者以上消化道出血为症状就诊，通过胃镜检查明确其出血部位为十二指肠球部，出血病因为溃疡。十二指肠球部溃疡伴急性出血是上消化道出血的病因诊断。根据主要诊断选择原则及诊疗经过，本例急性上消化道出血已明确病因诊断，主要诊断应选择急性十二指肠球部溃疡伴出血 K26.001。按照疾病分类规则，选项 C“十二指肠溃疡球部溃疡伴出血”(K25.401)用于十二指肠球部溃疡所致慢性非特指的伴有出血时。

264 K31.100x002 幽门梗阻

患者男性，71 岁。2 年前确诊为胃窦癌，行奥沙利铂＋替吉奥化疗。10 天前患者无明显诱因出现恶心、呕吐，呕吐物为胃内容物，进食固体食物后明显，可进食少量流食。门诊胃镜检查示：胃窦癌伴幽门梗阻、反流性食管炎。收入院治疗。完善术前检查后行内镜

下幽门支架置入术，术后患者恢复饮食，医嘱出院。本例主要诊断应选择哪一项？　(　　)

选项：

A. 胃窦恶性肿瘤　　　B. 柏油样便

C. 幽门梗阻　　　D. 反流性食管炎

解析：依据《医疗保障基金结算清单填写规范》(修订版)说明一"主要诊断选择要求"第一条主要诊断定义"经医疗机构诊治确定的导致患者本次就医主要原因的疾病(或健康状况)"，第四条"一般情况下，有手术治疗的患者的主要诊断要与主要手术治疗的疾病相一致"以及第二十三条肿瘤类疾病主要诊断选择原则第六条细则"当只是针对恶性肿瘤和/或为治疗恶性肿瘤所造成的并发症进行治疗时，选择该并发症作为主要诊断，恶性肿瘤作为其他诊断首选"，本题答案应选择 C。

患者系胃窦癌完成周期性化疗，本次住院就医的主要原因是幽门梗阻导致的恶心、呕吐等症状。经胃镜检查明确为幽门梗阻、反流性食管炎。幽门梗阻是胃窦癌导致的并发症，住院期间针对幽门梗阻进行了内镜下幽门支架置入术 44.2202。根据主要诊断选择原则及诊疗经过，不应选择胃窦恶性肿瘤 C16.301 为主要诊断，应选择手术治疗的胃窦癌并发症幽门梗阻 K31.100x002 为主要诊断。

265　K31.703 胃息肉

患者女性，48 岁。发现胃多发息肉 2 年余，本次为行胃镜检查及进一步治疗入院。入院后行胃镜检查示：胃体黏膜呈颗粒样改变，质软；胃体中小弯、胃体下小弯前壁可见直径约 4 mm 山田Ⅱ型息肉，NBI 近聚焦观察呈胃底腺型。镜下行胃息肉切除术。镜下诊断：慢性非萎缩性胃炎；胃息肉。病理诊断：胃体中小弯与胃体下小弯活检组织均为胃底腺息肉。临床诊断胃底多发腺息肉，病案首页主要诊断为胃息肉 K31.7。主要手术操作应选择哪一项？　(　　)

选项：

A. 胃镜检查　　　B. 胃镜下胃息肉切除术

C. 胃镜下活组织检查术　　　D. 胃镜下胃息肉硬化术

解析：依据《医疗保障基金结算清单填写规范》(修订版)说明三"手术和操作填报要求"第一条"主要手术和操作是指患者本次住院期间，针对临床医师为患者做出主要诊断的病症所施行的手术或操作。一般是风险最大、难度最高、花费最多的手术和操作"，第二条主要诊断选择一般原则"填写手术和操作时，优先填写主要手术或操作"以及第三条"填写一般手术和操作时，如果既有手术又有操作，按手术优先原则"，本题答案应选择 B。

本例住院期间针对胃息肉在胃镜下于胃体小弯处依次行胃镜下活组织检查术、胃镜下胃息肉切除术。其中，胃镜下活组织检查术为诊断性操作，胃镜下胃息肉切除术为治疗性操作。根据主要手术操作选择原则，主要手术操作应选择与主要诊断胃息肉相对应的治疗性操作胃镜下胃息肉切除术。手术及操作名称一般由部位、术式、入路、疾病性质等要素构成。书写内镜下操作名称时，应注意区分具体治疗部位及术式。根据胃镜检查报告单，本例规范书写主要手术操作应为胃镜下胃息肉切除术 43.4105。

266 K35.800x001 急性化脓性阑尾炎

患者男性，39 岁。2 天前无明显诱因出现右下腹痛，为持续性，不向其他部位放射，与呼吸、体位无关，疼痛无缓解，无发热。入院后诊断为急性化脓性阑尾炎，于全麻下行腹腔镜下阑尾切除术＋腹腔镜下腹腔粘连松解术。术后给予对症治疗，患者病情好转出院。病案首页主要诊断为急性化脓性阑尾炎，主要手术应选择哪一项？（　）

选项：

A. 腹腔镜下阑尾切除术　　B. 阑尾切除术

C. 腹腔镜下腹腔粘连松解术　　D. 腹腔粘连松解术

解析：依据《医疗保障基金结算清单填写规范》(修订版)说明三“手术和操作填报要求”第一条“主要手术和操作是指患者本次住院期间，针对临床医师为患者做出主要诊断的病症所施行的手术或操作。一般是风险最大、难度最高、花费最多的手术和操作”，本题答案应选择 A。

手术及操作名称一般由部位、术式、入路、疾病性质等要素构成，其中手术入路是影响手术操作编码准确性的关键要素。腹腔镜下阑尾切除术 47.0100 与阑尾切除术 47.0901、腹腔镜下腹腔粘连松解术 54.5100x005 与腹腔粘连松解术 54.5901 均因入路不同，分别分类于 47.0 阑尾切除术、54.5 腹膜粘连松解术中不同的细目。本例主要诊断为急性化脓性阑尾炎(《ICD-10 国家临床版 2.0》编码为 K35.901，《ICD-10 国家医保版 2.0》编码为 K35.800x001)，针对主要诊断所实施的核心术式是腹腔镜下阑尾切除术，因此主要手术应选择腹腔镜下阑尾切除术 47.0100。

267 K35.800x001 急性化脓性阑尾炎

患者女性，28 岁。转移性右下腹疼痛伴发热半天，急诊拟“腹痛原因待查(急性阑尾炎?)”收入普通外科。入院后完善相关检查，明确诊断急性阑尾炎，同时发现血 HCG 升高，请产科会诊，予完善妊娠检查，明确患者处于早孕状态，相当于孕 6 周。患者目前诊断急性阑尾炎、早孕，现患者下腹疼痛难忍，与患者及其家属沟通后，予行腹腔镜阑尾切除术。术后诊断：急性化脓性阑尾炎。术后患者病情好转，出院。出院主要诊断应选择哪一项？（　）

选项：

A. 急性化脓性阑尾炎　　B. 妊娠合并急性阑尾炎

C. 确认妊娠　　D. 附带妊娠状态

解析：依据《住院病案首页数据填写质量规范(暂行)》第十条主要诊断选择的基本原则，第十四条原则“产科主要诊断应当选择产科的主要并发症与合并症”，结合 ICD-10 分类原则，当孕产妇出现其他非产科疾病和并发症，求助产科以外的其他专科治疗时，应以主要治疗的疾病作为主要编码，产科编码作为附加编码。本题答案应选择 A。

本例患者处于早孕期，急性化脓性阑尾炎是妊娠期的合并症。患者本次向普通外科求医，主要针对急性化脓性阑尾炎行手术治疗。根据上述原则，本例的主要诊断不能选择妊娠合并急性阑尾炎，而是选择急性化脓性阑尾炎 K35.800x001。

268　K40.401 腹股沟斜疝伴坏疽

患者男性，61 岁。因发现右阴囊难复性肿物 15 天，急性腹痛、腹胀、发热 1 天急诊入院。入院后急诊行腹腔镜下腹股沟斜疝无张力修补术，腹腔镜中转剖腹探查术＋坏死小肠切除术＋小肠端端吻合术。术后诊断：右侧嵌顿性腹股沟疝伴肠坏死；急性化脓性腹膜炎。术后予抗感染、护胃、止血等对症治疗，患者病情好转后出院。本例主要诊断应选择哪一项？（　　）

选项：

A. 单侧腹股沟斜疝　　B. 小肠坏死

C. 单侧嵌顿性腹股沟斜疝　　D. 单侧腹股沟斜疝伴坏疽

解析：依据《医疗保障基金结算清单填写规范》(修订版) 说明一"主要诊断选择要求"第一条"经医疗机构诊治确定的，导致患者本次住院就医主要原因的疾病（或健康状况）"，第二条主要诊断选择一般原则"① 消耗医疗资源最多；② 对患者健康危害最大；③ 影响住院时间最长"，同时依据《住院病案首页数据填写质量规范（暂行）》第十一条第二条细则"以手术治疗为住院目的的，则选择与手术治疗相一致的疾病作为主要诊断"，本题答案应选择 D。

结合 ICD-10 的分类原则，当两个疾病或一个疾病伴有相关的临床表现有合并编码时，就要选择合并编码作为主要编码，不能将其分开编码。本例住院主要针对嵌顿性腹股沟斜疝和小肠坏死两个疾病进行了手术治疗。根据以上原则，主要诊断不应选择单侧嵌顿性腹股沟斜疝或小肠坏死，应选择单侧腹股沟斜疝伴坏疽 K40.401。

269　K50.002 回肠克罗恩病

患者男性，24 岁。因腹痛、排暗红色血便 2 天就诊，急诊拟诊"下消化道出血原因待查"收入院。既往有 10 余年痔疮病史。入院后病情分析：痔出血主要表现为便后滴血、排鲜红血便，本例可排除痔出血，应考虑肠病变。行小肠 CTE 检查示：回盲部管壁增厚。结肠镜及小肠镜检查示：回肠末段类圆形、环形溃疡。活检病理报告：回肠末段黏膜中度活动性慢性结肠炎。结合病史及相关医技检查，临床诊断回肠末段溃疡为克罗恩病可能性大，不除外药物性肠炎、肠淋巴瘤。予美沙拉嗪治疗，患者症状缓解出院，建议 3 个月后复查肠镜。本例主要诊断应选择哪一项？（　　）

选项：

A. 回肠克罗恩病 B. 药物性肠炎

C. 痔疮 D. 肠淋巴瘤

解析：依据《医疗保障基金结算清单填写规范》(修订版)说明一“主要诊断选择要求”第一条“经医疗机构诊治确定的，导致患者本次住院就医主要原因的疾病(或健康状况)”，第二条主要诊断选择一般原则“① 消耗医疗资源最多；② 对患者健康危害最大；③ 影响住院时间最长”，同时依据《住院病案首页数据填写质量规范(暂行)》第十一条第三条细则“以疑似诊断入院，出院时仍未确诊，则选择临床高度怀疑、倾向性最大的疾病诊断作为主要诊断”，本题答案应选择 A。

患者本次为明确腹痛、便血的病因入院，主要医疗资源花费在诊断疾病性质上，高度怀疑为回肠克罗恩病，并予美沙拉嗪经验性治疗回肠病变，但至出院仍不能确诊。根据以上原则，主要诊断不应选择药物性肠炎、肠淋巴瘤、痔疮等，应选择回肠克罗恩病 K50.002。

270 K55.105 肠系膜上动脉压迫综合征

患者女性，73 岁。因腹痛伴反酸、呃逆 1 月余，加重 1 周入院。既往曾行无痛电子胃镜检查，报告胃多发息肉、慢性胃窦炎。入院后完善腹部 CTA 示：肠系膜上动脉与腹主动脉夹角约 10°。上消化道造影示：胃下垂，考虑肠系膜上动脉压迫综合征。行鼻肠管置入术给予肠内营养治疗，同时予护胃抑酸、促胃肠动力、纠正电解质紊乱及对症支持治疗，患者腹痛好转后出院。本例主要诊断应选择哪一项？ (　　)

选项：

A. 胃下垂 B. 肠系膜上动脉压迫综合征

C. 胃息肉 D. 慢性胃窦炎

解析：依据《医疗保障基金结算清单填写规范》(修订版)说明一“主要诊断选择要求”第一条“经医疗机构诊治确定的，导致患者本次住院就医主要原因的疾病(或健康状况)”以及《住院病案首页数据填写质量规范(暂行)》第十一条第一条细则“病因诊断能包括疾病的临床表现，则选择病因诊断作为主要诊断”，本题答案应选择 B。

患者本次入院是为了查明腹痛伴反酸、呃逆的病因，入院后相关影像学检查明确为消化道症状，由肠系膜上动脉压迫综合征所致，同时行鼻肠管置入术治疗。本次住院医疗费用主要花费在诊断肠系膜上动脉压迫综合征以及改善本病带来的相关症状，根据以上原则，主要诊断应选肠系膜上动脉压迫综合征 K55.105。

271 K56.100 肠套叠

患儿男性，7 岁。因突发右下腹疼痛 1 小时急诊入院。急诊行腹部 CT 检查示肠套叠，行空气灌肠术，为进一步观察病情收入院。入院后予补液等对症治疗，患儿病情缓

解,出院。主要诊断应选择哪一项? ( )

选项:

A. 肠套叠术后　　B. 肠套叠

C. 腹痛　　D. 肠套叠治疗后恢复期

解析:根据《医疗保障基金结算清单填写规范》(修订版)说明一“主要诊断选择要求”第十六条“急诊留观室留观后入院的,当患者因为某个疾病(或情况)被急诊留观,且随后因为同一疾病(或情况)在同一家医院住院,选择导致急诊留观的疾病(或情况)为主要诊断”,本题答案应选择 B。

本例患者因急腹症入院,急诊 CT 检查确诊肠套叠,针对肠套叠行空气灌肠术并急诊留观,在急诊留观室因同一疾病(肠套叠)入院。根据以上原则,主要诊断应选择肠套叠 K56.100。

272 K56.700 肠梗阻

患者男性,52 岁。因腹胀、进食后恶心、呕吐半个月就诊。半年前因胃癌行“腹腔镜下胃远端切除术”,后行规律周期性化疗。门诊拟诊“胃癌术后,肠梗阻”收住院。入院后经相关检查,临床诊断:肠梗阻;胃癌术后;肺多发转移瘤。予禁食、胃肠减压、灌肠等治疗后,患者病情好转出院。本例主要诊断应选择哪一项? ( )

选项:

A. 胃癌　　B. 肠梗阻

C. 肺多发转移瘤　　D. 胃癌术后

解析:依据《医疗保障基金结算清单填写规范》(修订版)说明一“主要诊断选择要求”第一条“经医疗机构诊治确定的,导致患者本次住院就医主要原因的疾病(或健康状况)”,本题答案应选择 B。

患者因腹胀、恶心、呕吐入院,经检查后确诊为肠梗阻并行禁食、灌肠等治疗。根据以上原则,选择肠梗阻为主要诊断,主要诊断编码为肠梗阻 K56.700。选项 C“肺多发转移瘤”只是患者在住院过程中检查新发现的疾病,未进行治疗,所以不能作为主要诊断。选项 D“胃癌术后”只表达患者之前因胃癌行胃癌根治性切除术,未表达本次住院主要治疗目的,故不作为主要诊断。

273 K63.213 手术后肠瘘

患者男性,45 岁。因发现右下腹肿物半年来诊。完善相关检查后在门诊手术室行“腹股沟斜疝修补术”。术后门诊留观期间患者出现剧烈腹痛,急诊腹部 CT 检查示:腹腔大量游离气体,考虑肠瘘。以“腹股沟斜疝修补术后肠瘘”收入院,急诊行肠瘘修补术,术程顺利,患者恢复可,出院。本例主要诊断应选择哪一项? ( )

选项：

A. 腹股沟斜术后　　　　B. 腹股沟斜疝

C. 手术后肠瘘　　　　D. 手术后恢复期

解析：根据《医疗保障基金结算清单填写规范》(修订版)说明一“主要诊断选择要求”第十七条“当患者在门诊手术室接受手术，并且继而入住同一家医院变为住院患者时，要遵从下列原则选择主要诊断：① 如果因并发症入院，选择该并发症为主要诊断；② 如果住院的原因是与门诊手术无关的另外原因，选择这个另外原因为主要诊断”，本题答案应选择 C。

本例在门诊针对腹股沟斜疝进行了“腹股沟斜疝修补术”，手术后留观期间突发急腹症，经 CT 检查诊断肠瘘，明确肠瘘系腹股沟斜疝修补术的并发症。根据以上原则，应选择该手术后肠瘘这一并发症作为主要诊断，主要诊断编码为手术后肠瘘 K63.213。

274 K70.306† I98.3* 酒精性肝硬化伴食管胃底静脉曲张破裂出血

患者男性，41 岁。因呕血 1 天就诊。门诊拟诊“上消化道出血”收入院。既往肝硬化失代偿期(酒精性)、食管胃底静脉曲张(重度)病史。入院后完善相关检查后，行胃镜下食管、胃底静脉曲张组织液注射术以及对症支持治疗，患者病情好转后出院。本例主要诊断应选择哪一项？　(　　)

选项：

A. 上消化道出血

B. 食管胃底静脉曲张破裂出血

C. 酒精性肝硬化失代偿期

D. 酒精性肝硬化伴食管胃底静脉曲张破裂出血

解析：依据《医疗保障基金结算清单填写规范》(修订版)说明一“主要诊断选择要求”第一条“经医疗机构诊治确定的，导致患者本次住院就医主要原因的疾病(或健康状况)”，第二条主要诊断选择一般原则“① 消耗医疗资源最多；② 对患者健康危害最大；③ 影响住院时间最长”，同时依据《住院病案首页数据填写质量规范(暂行)》第十一条第一条细则“病因诊断能包括疾病的临床表现，则选择病因诊断作为主要诊断”以及第六条细则“本次住院仅针对某种疾病的并发症进行治疗时，则该并发症作为主要诊断”，本题答案应选择 D。

患者有明确的肝硬化失代偿期(酒精性)、食管胃底静脉曲张(重度)病史，本次为明确上消化道出血的病因入院，结合患者的病史及内镜检查明确为肝硬化失代偿期造成食管胃底静脉曲张破裂出血，并予胃镜下食管、胃底静脉曲张组织液注射术。根据以上原则，结合 ICD-10 的分类原则“当两个疾病或一个疾病伴有相关的临床表现有合并编码时，就要选择合并编码作为主要编码，不能将其分开编码”，本例主要诊断不能选择其临床表现上消化道出血，应选择酒精性肝硬化伴食管胃底静脉曲张破裂出血作为主要诊断，《ICD-10 国家临床版 2.0》编码为 K70.300x007† I98.3*，《ICD-10 国家医保版 2.0》编码为 K70.306† I98.3*。

275 K71.901 药物性肝损害

患者女性，55 岁。2 个月前因自服中药后逐渐出现全身皮肤黄染、巩膜黄染、小便黄等症状就诊。门诊检查提示胆红素、肝功能异常，门诊以“黄疸、肝功能不全”收治入院。入院后完善相关检查，腹部三维 CT 平扫示肝脏改变，考虑药物性肝损害可能。临床诊断肝功能不全、药物性肝损害、高胆红素血症等。予护肝降酶退黄、抗感染、人工肝等治疗后，患者病情好转出院。本例主要诊断应选择哪一项？（　　）

选项：

A. 黄疸　　B. 肝功能不全

C. 高胆红素血症　　D. 药物性肝损害

解析：依据《医疗保障基金结算清单填写规范》(修订版)说明一“主要诊断选择要求”第一条“经医疗机构诊治确定的，导致患者本次住院就医主要原因的疾病(或健康状况)”，本题答案应选择 D。

患者因全身黄染入院，经检查后确诊为“肝功能不全、药物性肝损害”予护肝降酶退黄、抗感染、人工肝等治疗。根据以上原则，选项 A“黄疸”只表述了患者由肝损害引起的临床表现，不能作为主要诊断。选项 B“肝功能不全”由药物性肝损害引起，能够明确病因的肝衰竭应当选择病因为主要诊断，不作为主要诊断。因此，本例临床诊断为药物性肝损害伴肝功能不全(《常用临床医学术语(2019 版)》)，病案首页主要诊断应选择药物性肝损害 K71.901。

276 K70.400 酒精性肝衰竭

患者男性，50 岁。因血糖升高 10 余年，乏力、食欲缺乏、呕吐半月入院。既往有多年酒精性肝硬化病史，有 20 多年长期大量嗜酒习惯。入院后结合症状、体征及实验室检查，诊断肝硬化失代偿期，考虑病因为酒精性肝硬化。予护肝、护胃、调糖等对症治疗。5 天后患者乏力、腹胀症状加重，考虑慢加急性肝衰竭，予人工肝、吸氧等对症支持治疗。10 天后复查血气分析，提示代谢性酸中毒。患者家属拒绝继续治疗后出院。本例主要诊断应选择哪一项？（　　）

选项：

A. 混合性肝硬化　　B. 酒精性肝衰竭

C. 肝硬化失代偿期　　D. 酒精性肝硬化

解析：依据《医疗保障基金结算清单填写规范》(修订版)说明一“主要诊断选择要求”第一条“经医疗机构诊治确定的，导致患者本次住院就医主要原因的疾病(或健康状况)”，第二条主要诊断选择一般原则“① 消耗医疗资源最多；② 对患者健康危害最大；③ 影响住院时间最长”，同时依据《住院病案首页数据填写质量规范(暂行)》第十一条第五条细则“疾病在发生发展过程中出现不同危害程度的临床表现，且本次住院以某种临床表现为诊治目的，则选择该临床表现作为主要诊断”，本题答案应选择 B。

患者本次住院期间主要针对酒精性肝炎所致的肝硬化失代偿期进行治疗，治疗过程中病情加重，出现慢加急性肝衰竭，并给予相关支持治疗。根据以上原则，本例的主要诊断应选择酒精性肝衰竭 K70.400。

277 K74.615† I98.3* 肝硬化伴食管胃底静脉曲张破裂出血

患者女性，40 岁。诊断肝硬化失代偿期 1 年余，因间断便血、呕血 16 小时急诊入院。入院后突发呕吐大量鲜红色血液，给予 2 U 悬浮红细胞输注治疗，紧急于床旁行内镜下食管静脉曲张破裂出血套扎治疗，术后给予抑酸、止血、输血等对症支持治疗，患者病情缓解出院。本例主要诊断应选择哪一项？（　　）

选项：

A. 肝硬化失代偿期　　B. 贫血

C. 食管静脉曲张破裂出血　　D. 肝硬化伴食管静脉曲张破裂出血

解析：依据《医疗保障基金结算清单填写规范》(修订版)说明一“主要诊断选择要求”第四条“一般情况下，有手术治疗的患者的主要诊断要与主要手术治疗的疾病相一致”，第十条“当症状、体征和不确定情况有相关的明确诊断时，该诊断应作为主要诊断”，本题答案应选择 D。

患者住院期间行输血治疗，针对出血行手术止血治疗。贫血作为一个症状，已明确为食管静脉曲张破裂出血所致。食管静脉曲张破裂出血为贫血的病因诊断，且与主要手术治疗的疾病相一致。根据主要诊断选择原则与诊疗经过，本例应选择肝硬化伴食管静脉曲张破裂出血作为主要诊断，编码为 K74.615† I98.3*。该编码是双重分类编码，剑号“K74.6†”表明疾病是由肝硬化导致，星号“I98.3*”表明疾病的临床表现是食管静脉曲张伴有出血。在我国，双重分类系统是强制性使用的，不能单独使用剑号编码，有剑号编码时，一定要附上星号编码，因此本例不应分别编码为肝硬化和食管静脉曲张破裂出血。星剑号双重分类涉及主要编码的选择，剑号编码是病因编码、统计编码。ICD-10 共有 83 个星号类目，病案编码人员在日常工作中要格外注意。

278 K76.814 肝癌破裂出血

患者男性，45 岁。因肝癌肝动脉栓塞术后 1 年，右上腹疼痛半天入院。急诊拟诊“肝癌破裂出血”收入院。入院时患者血压低，处于休克状态。急诊上腹部 CT 检查示：腹腔大量积血、积液，肝癌破裂出血所致可能性大；肝动脉栓塞术后肿瘤复发。予补充血容量、止血、输注去白红细胞悬液、新鲜冰冻血浆等治疗，建议患者转 ICU 进一步治疗。患者家属拒绝继续治疗，住院时间 1 天，自动出院。本例主要诊断应选择哪一项？（　　）

选项：

A. 腹腔积血　　B. 肝恶性肿瘤

C. 肝癌破裂出血　　D. 失血性休克

解析：依据《医疗保障基金结算清单填写规范》(修订版)说明一“主要诊断选择要求”第一条“经医疗机构诊治确定的，导致患者本次住院就医主要原因的疾病(或健康状况)”，第二条主要诊断选择一般原则“① 消耗医疗资源最多；② 对患者健康危害最大；③ 影响住院时间最长”，同时依据《住院病案首页数据填写质量规范(暂行)》第十一条第三条细则“以疑似诊断入院，出院时仍未确诊，则选择临床高度怀疑、倾向性最大的疾病诊断作为主要诊断”以及第五条细则“疾病在发生发展过程中出现不同危害程度的临床表现，且本次住院以某种临床表现为诊治目的，则选择该临床表现作为主要诊断。疾病的临终状态原则上不能作为主要诊断”，本题答案应选择 C。

患者肝癌术后，以急性上腹痛、失血性休克入院，高度怀疑肝癌破裂出血，住院期间主要针对肝癌破裂出血及其并发症失血性休克进行止血、输血、抗休克等治疗，住院时间仅 1 天，患者家属放弃治疗，出院时未能确诊肝癌破裂出血。根据以上原则，主要诊断应选择高度可疑的诊断肝癌破裂出血 K76.814。

279 K80.101 胆囊结石伴慢性胆囊炎

患者女性，65 岁。因腹痛 3 天就诊，门诊拟诊“结肠炎？肠梗阻？”，收住院。入院后完善相关检查，诊断为慢性胃炎、胆囊结石伴慢性胆囊炎。择期行腹腔镜下胆囊切除术，术后病理诊断：胆囊结石；慢性胆囊炎。患者术后病情稳定，无明显腹痛，出院。本例主要诊断应选择哪一项？（　　）

选项：

A. 腹痛　　B. 慢性胃炎

C. 胆囊结石　　D. 胆囊结石伴慢性胆囊炎

解析：依据《医疗保障基金结算清单填写规范》(修订版)说明一“主要诊断选择要求”第四条“一般情况下，有手术治疗的患者的主要诊断要与主要手术治疗的疾病相一致”，本题答案应选择 D。

患者因腹痛入院，检查后确诊为胆囊结石伴慢性胆囊炎并行腹腔镜下胆囊切除术。根据以上原则，应选择胆囊结石伴慢性胆囊炎 K80.101 为主要诊断。选项 A“腹痛”只表述了患者入院时症状体征，不能明确表述入院后的疾病确诊及治疗情况，所以不能作为主要诊断。选项 B“慢性胃炎”本次住院期间并未进行专门性治疗，而即便针对慢性胃炎给予了药物治疗，本次住院期间医疗资源消耗最大的疾病仍然是胆囊结石伴慢性胆囊炎，故慢性胃炎不作为主要诊断。

280 K80.200x003 胆囊结石

患者女性，44 岁。因发现胆囊结石 3 个月入院。入院后完善相关检查，拟行“腹腔镜下胆囊切除术”。术前 1 天患者突发心悸，心电图示心房颤动。结合患者心电图等检查结果，再次评估手术指征，考虑患者存在心房颤动，手术风险较大，遂暂停手术，建议心血

管内科医师会诊给予进一步治疗，患者拒绝，签字后自动出院。本例主要诊断应选择哪一项？（　）

选项：

A. 胆囊结石　　B. 因禁忌证未进行操作

C. 心悸　　D. 心房颤动

解析：根据《医疗保障基金结算清单填写规范》（修订版）说明一“主要诊断选择要求”第十五条各种原因导致原诊疗计划未执行时第一条细则“未做其他诊疗情况下出院的，仍选择拟诊疗的疾病为主要诊断，并将影响患者原计划未执行的原因写入其他诊断”，本题答案应选择A。

患者因“胆囊结石”拟入院行择期手术治疗，围手术期由于突发心房颤动禁忌证而暂停手术，且因患者原因未对该禁忌证进行诊疗。根据以上原则，应选择拟诊疗的疾病胆囊结石 K80.200x003 作为主要诊断。

281 K80.501 胆管结石不伴有胆管炎或胆囊炎

患者男性，50岁。于5年前查体发现胆总管结石，无腹痛，无恶心、呕吐，无寒战、发热，无巩膜及皮肤黄染等不适，未予重视。门诊复查腹部CT提示胆总管结石较前有所增大，门诊以“胆总管结石”收入院。入院后行内镜下胆总管结石取石术、内镜逆行胰胆管造影（ERCP）、内镜下十二指肠乳头肌切开术（EST）、内镜下鼻胆管引流术、十二指肠镜检查术。术后给予对症支持治疗，患者病情改善出院。本例病案室首页主要诊断为胆总管结石，主要手术操作应选择哪一项？（　）

选项：

A. 胆总管切开取石术

B. 内镜逆行胰胆管造影（ERCP）

C. 内镜下十二指肠乳头肌切开术（EST）

D. 十二指肠镜下胆总管切开取石术

解析：依据《医疗保障基金结算清单填写规范》（修订版）说明三“手术和操作填报要求”第一条“主要手术和操作是指患者本次住院期间，针对临床医师为患者做出主要诊断的病症所施行的手术或操作。一般是风险最大、难度最高、花费最多的手术和操作”以及第二条“填写手术和操作时，优先填写主要手术或操作”，本题答案应选择D。

本例患者本次住院就医主要原因是胆总管结石，内镜逆行胰胆管造影（ERCP）为诊断性操作，内镜下胆总管结石取石术、内镜下十二指肠乳头肌切开术（EST）、内镜下鼻胆管引流术为治疗性操作。临床医师针对该病所施行的核心术式是内镜下胆总管结石取石术，应作为主要手术操作。手术及操作名称一般由部位、术式、入路、疾病性质等要素构成。规范、完整填写手术操作名称是准确编码的基础。编码内镜下胆总管结石取石术时，要注意区分胆总管切开取石术 51.4100x001、十二指肠镜下胆总管切开取石术 51.8802、经皮胆总管结石取石术 51.8800，区别在于入路不同。本例根据手术情况，主要手术应选择十二指肠镜下胆总管切开取石术 51.8802。

282 K80.801 米里齐综合征

患者男性，57 岁。于 1 周前发现皮肤及巩膜黄染，无腹痛、腹胀，无发热、寒战等不适，当地医院腹部 CT 平扫及增强提示“梗阻性黄疸”，患者为求进一步诊治入院。入院后初步诊断为“梗阻性黄疸；米里齐综合征？”，行鼻胆管造影未见明显异常，进一步行腹腔镜下胆囊大部切除术＋胆道镜探查取石术＋胆道成形术，根据术中情况修正诊断为：梗阻性黄疸；米里齐综合征；胆总管结石伴胆囊炎。患者术后恢复良好，腹腔引流管及鼻胆管均已拔除，医嘱出院。本例主要诊断应选择哪一项？（　　）

选项：

A. 黄疸　　B. 梗阻性黄疸

C. 胆总管结石伴胆囊炎　　D. 米里齐综合征

解析：依据《医疗保障基金结算清单填写规范》(修订版)说明一“主要诊断选择要求”第一条主要诊断定义“经医疗机构诊治确定的导致患者本次就医主要原因的疾病(或健康状况)”，第四条“一般情况下，有手术治疗的患者的主要诊断要与主要手术治疗的疾病相一致”以及第十条“当症状、体征和不确定情况有相关的明确诊断时，该诊断应作为主要诊断”，本题答案应选择 D。

米里齐综合征又称 Mirrizi 综合征、米瑞兹综合征，是胆结石嵌于胆囊管或哈特曼(Hartmann)囊进而压迫胆总管堵塞；或者结石嵌入肝总管，产生胆囊胆管瘘，引起胆管炎或者黄疸。其临床主要表现为反复发作的胆囊炎、胆管炎及梗阻性黄疸。黄疸为患者本次就诊的症状，通过外科手术明确诊断梗阻性黄疸的病因为米里齐综合征。根据主要诊断选择原则及诊疗经过，应选择明确的病因诊断米里齐综合征为主要诊断，对应编码为 K80.801。

283 K92.200x001 便血

患者男性，67 岁。因便血 3 周入院，入院后完善相关检查，仍不能明确便血原因，建议患者继续住院治疗，患者拒绝后签字出院。出院诊断为“便血原因待查：消化性溃疡？消化道恶性肿瘤？”。本例主要诊断应选择哪一项？（　　）

选项：

A. 便血　　B. 消化性溃疡

C. 消化道恶性肿瘤　　D. 消化性溃疡伴消化道出血

解析：根据《医疗保障基金结算清单填写规范》(修订版)说明一“主要诊断选择要求”第九条“当诊断不清时，主要诊断可以是疾病、损伤、中毒、体征、症状、异常发现，或者其他影响健康状态的因素”以及第十一条“当有明确的临床症状和相关的疑似诊断时，优先选择明确的临床症状做主要诊断。疑似的诊断作为其他诊断”，本题答案应选择 A。

患者本次因便血入院，尽管完善一系列检查，出院时仍未明确便血原因，根据以上原则，应选择明确的临床症状“便血”作为主要诊断，主要诊断编码为便血 K92.200x001。

【第十四章习题答案】

习题序号	正确答案选项	习题序号	正确答案选项	习题序号	正确答案选项
258	C	267	A	276	B
259	B	268	D	277	D
260	C	269	A	278	C
261	C	270	B	279	D
262	C	271	B	280	A
263	D	272	B	281	D
264	C	273	C	282	D
265	B	274	D	283	A
266	A	275	D		

第十五章　M00—M99 肌肉骨骼系统和结缔组织疾病

284 M06.906 类风湿性膝关节关节炎

患者女性，42 岁。患者因右侧膝关节疼痛不适 3 天入院。4 月余前行右侧胫骨骨折切开复位内固定术。入院后完善实验室和影像学检查，类风湿因子及自身免疫性抗体谱、CRP 等阴性，临床诊断为“右侧血清反应阴性的类风湿性膝关节炎”。予以消炎镇痛、中药外敷等对症治疗，患者病情改善出院。本例主要诊断应选择哪一项？　（　　）

选项：

A. 血清反应阴性的类风湿性关节炎　　B. 类风湿性膝关节关节炎

C. 右侧胫骨骨折术后　　D. 右侧膝关节疼痛

解析：依据《医疗保障基金结算清单填写规范》（修订版）说明一“主要诊断选择要求”第一条“经医疗机构诊治确定的，导致患者本次住院就医主要原因的疾病（或健康状况）”以及第二条主要诊断选择一般原则“① 消耗医疗资源最多；② 对患者健康危害最大；③ 影响住院时间最长”，本题答案应选择 B。

患者本次住院以右侧膝关节疼痛入院，入院后明确病因为血清反应阴性的类风湿性膝关节炎。右侧膝关节疼痛只是右侧类风湿性膝关节炎的临床症状；右侧胫骨骨折并非引起右侧膝关节疼痛导致本次就医的原因，诊疗也未围绕其开展。根据以上分析，本例主要诊断不能选择右侧膝关节痛及右侧胫骨骨折术后，应选择右侧类风湿性膝关节关节炎，主要诊断编码为类风湿性膝关节关节炎 M06.906。

285 M12.500x061 膝关节创伤性关节病

患者女性，63 岁。因右侧创伤后膝关节骨性关节炎入院，术前评估无禁忌证，择期行胫骨平台和股骨髁人工假体的膝关节置换术。本例主要手术操作应选择哪一项？　（　　）

选项：

A. 膝关节置换修复术，股骨成分伴胫骨（衬垫）置入

B. 全部膝关节置换

C. 部分膝关节置换术

D. 膝关节双间室置换术

解析：ICD-9-CM-3 手术操作分类中，如下术式均表示为针对膝关节置换术后不同成

分膝关节假体进行二次翻修置换手术：膝关节置换修复术，全部（所有成分）00.80；膝关节置换修复术，胫骨成分00.81；膝关节置换修复术，股骨成分00.82；膝关节置换修复术，髌骨成分00.83；全膝关节置换修复术，胫骨（衬垫）置入00.84。而全部膝关节置换81.54则是首次膝关节置换手术。因此，本题答案应选择D。

人体膝关节总共有三个腔室：内侧间室（由内侧胫骨平台和股骨内侧髁构成）、外侧间室（由外侧胫骨平台和股骨外侧髁构成）、髌股关节间室（由髌骨和股骨构成）。当退变性膝关节炎、类风湿性关节炎、创伤性关节等各种原因引起关节骨磨损，缺失，膝关节负重、活动时疼痛症状时，医师会根据病情需要行膝关节置换术。

临床上实施膝关节置换可根据具体的手术范围区分为单髁置换、双间室置换、三间室置换，目前以双间室置换较为多见。本例患者因膝关节创伤性关节病M12.500x061行胫骨平台和股骨髁人工假体的膝关节置换术，结合以上分析，主要手术操作编码选择膝关节双间室置换术81.5400x007。

286 M17.900x004 单侧膝关节骨性关节病

患者男性，69岁。因右侧膝关节骨性关节炎入院。既往有高血压病、冠状动脉粥样硬化性心脏病病史。入院后完善检查，排除手术禁忌证，择期行右侧膝关节双间室置换术，术后突发急性前壁心肌梗死，行经皮冠状动脉介入治疗，术后患者病情好转出院。本例主要诊断应选择哪一项？（　　）

选项：

A. 冠状动脉粥样硬化性心脏病　　B. 右侧膝关节骨性关节病

C. 高血压病　　D. 急性前壁心肌梗死

解析：依据《医疗保障基金结算清单填写规范》（修订版）说明一“主要诊断选择基本要求”第一条、第二条，以及第六条“择期手术后出现的并发症，应作为其他诊断填写，而不应作为主要诊断”，本题答案应选择B。

患者本次住院期间虽然发生了急性前壁心肌梗死并进行了PCI术，消耗医疗资源、对健康危害、住院时间都大于侧膝关节骨性关节炎，但属于择期手术术后发生的并发症。患者也存在高血压病、冠状动脉粥样硬化性心脏病的心肌梗死高危病史，与术前的评估具有相关性；同时高血压病、冠状动脉粥样硬化性心脏病并非导致本次住院就医的主要原因，本次住院就医的主要原因是右侧膝关节骨性关节炎同时行右侧膝关节双间室置换术治疗。根据以上分析，本例主要诊断应选择右侧膝关节骨关节炎（《常用临床医学名词（2019年版）》），主要诊断编码为单侧膝关节骨性关节病M17.900x004。

287 M23.213 陈旧性膝半月板损伤

患者女性，34岁。因左膝关节疼痛2年，加重1个月就诊。2年前患者无明显诱因出现左膝关节疼痛，未行特殊处理。1个月前患者无明显诱因出现左膝关节疼痛加重，程度不剧、可忍耐，行走后、久蹲及上下坡时左膝关节疼痛加重，无膝关节肿胀。门诊以“膝关节半月板损伤”收入院。入院后 MRI 检查示：左膝关节陈旧性半月板撕裂；左膝关节退行性病变；膝关节积液。完善术前检查后，行左侧膝关节镜探查术＋半月板缝合术＋半月板成形术，术后患者恢复良好出院。本例主要诊断应选择哪一项？（　　）

选项：

A. 陈旧性膝半月板损伤　　B. 膝关节退行性病变

C. 膝关节积液　　D. 膝关节半月板损伤

解析： 依据《医疗保障基金结算清单填写规范》（修订版）说明一“主要诊断选择要求”第二条主要诊断选择一般原则“① 消耗医疗资源最多；② 对患者健康危害最大；③ 影响住院时间最长”以及第四条“一般情况下，有手术治疗的患者的主要诊断要与主要手术治疗的疾病相一致”，本题答案应选择 A。

本例患者因左侧膝关节疼痛入院，MRI 检查提示膝关节半月板损伤，膝关节退行性病变。但手术治疗主要针对膝关节半月板损伤实施半月板缝合术与成形术，因此，应选择膝半月板损伤而不是膝关节退行性病变作为主要诊断。根据《病案信息学（第 2 版）》中关于“膝关节半月板损伤”的编码规则，该疾病可分为急性期和慢性期。完整阅读病历，该患者无明显外伤史，应属于慢性膝关节半月板损伤，因此该案例主要诊断应选择分类于 M23.2 的陈旧性膝半月板损伤，主要诊断编码为 M23.213。

288　M23.303 内侧半月板损伤

患者男性，63 岁。因右侧膝关节渐进性疼痛 3 年入院。影像学检查示：右侧膝关节内侧半月板损伤，择期在关节镜下右侧膝关节内侧半月板部分切除术＋关节清理术。本例主要手术操作应选择哪一项？（　　）

选项：

A. 膝关节镜检查术

B. 关节镜下右侧膝关节内侧半月板部分切除术

C. 膝关节镜下关节清理术

D. 关节镜下右侧膝关节内侧半月板成形术

解析： 依据《医疗保障基金结算清单填写规范》（修订版）说明三“手术和操作填报要求”第一条“主要手术和操作是指患者本次住院期间，针对临床医师为患者做出主要诊断的病症所施行的手术或操作。一般是风险最大、难度最高、花费最多的手术和操作”，本题答案应选择 B。

患者本次住院围绕右侧膝关节内侧半月板损伤开展以关节镜下右侧膝关节内侧半月板部分切除术为主的手术治疗。在进行编码时，格外需要注意：临床上半月板成形术多是行半月板的部分切除从而实现切除成形，并非通过修补的方式实现半月板成形，故此时不能编码至膝关节的其他修补术 81.47、下膝关节半月板成形术 81.4700x001 及膝关节镜下半月板成形术 81.4700x005，仍应根据具体的入路及手术方式编码至亚目 80.6

膝半月软骨切除术。根据以上分析，本例主要手术操作选择关节镜下右侧膝关节内侧半月板部分切除术，手术操作编码为关节镜下膝内侧半月板部分切除术 80.6x07。

289 M24.812 尺骨撞击综合征

患者男性，32 岁。2 天前无明显诱因出现右腕部疼痛就诊，门诊以“右腕关节尺骨撞击综合征”收入院。入院后右腕关节 X 线片示：右桡骨远端陈旧性骨折。右腕关节 MRI 检查提示：右侧桡腕三角韧带、尺侧副韧带损伤伴变性，右腕关节尺侧腕屈肌腱、指总浅屈肌腱周围积液，右侧腕关节内侧软组织水肿。临床诊断为右腕关节尺骨撞击综合征。行右尺骨截骨短缩＋尺骨钢板内固定＋下尺桡关节重建术，术后患者恢复良好，出院。本例主要诊断应选择哪一项？（　　）

选项：

A. 尺骨撞击综合征　　B. 右桡骨远端陈旧性骨折

C. 尺侧副韧带损伤　　D. 关节肌腱损伤

解析：依据《医疗保障基金结算清单填写规范》(修订版)说明一“主要诊断选择要求”第二条主要诊断选择一般原则“① 消耗医疗资源最多；② 对患者健康危害最大；③ 影响住院时间最长”以及第四条“一般情况下，有手术治疗的患者的主要诊断要与主要手术治疗的疾病相一致”，本题答案应选择 A。

尺骨撞击综合征是尺骨头、尺骨茎突与月骨、三角骨发生撞击，并长期压迫引起月骨尺侧部分缺血性坏死，如果尺骨阳性变异较大（>2 mm），尺骨茎突的压迫也可引起三角骨缺血性坏死。患者本次因右侧腕关节疼痛住院，经相关检查确诊尺骨撞击综合征，并针对该疾病实施了尺骨截骨短缩、尺骨钢板内固定术、下尺桡关节重建术治疗。根据以上原则，本例主要诊断及编码应选尺骨撞击综合征 M24.812。

290 M48.005 腰椎椎管狭窄

患者男性，48 岁。因腰腿痛 3 年，渐加重 1 个月后入院。入院后经影像学检查确诊 L4/L5 椎管狭窄。完善术前检查，择期行 L4/L5 椎间盘切除术＋腰椎椎管成形术＋L4/L5 后路腰椎椎间融合术。主要手术操作应选择哪一项？（　　）

选项：

A. L4/L5 椎间盘切除术　　B. 腰椎椎管成形术

C. L4/L5 后路腰椎椎间融合术　　D. 腰椎椎管减压术

解析：依据《医疗保障基金结算清单填写规范》(修订版)说明三“手术和操作填报要求”第一条“主要手术和操作是指患者本次住院期间，针对临床医师为患者做出主要诊断的病症所施行的手术或操作。一般是风险最大、难度最高、花费最多的手术和操作”，本题答案应选择 C。

患者本次住院是针对 L4/L5 椎椎管狭窄实施 L4/L5 后路腰椎椎间融合术，本次同时进行的 L4/L5 椎间盘切除术、腰椎椎管成形术从风险、难度、花费上看，均低于 L4/L5 后路腰椎椎间融合术。根据以上分析，本例主要手术操作不能选择 L4/5 椎间盘切除术、腰椎椎管成形术，而在选择 L4/L5 后路腰椎椎间融合术，主要手术操作编码为腰椎椎体间融合术，后入路 81.0801。

291　M51.202 腰椎间盘突出

患者男性，59 岁。患者因 L4/L5 椎间盘突出伴腰椎椎管狭窄、右侧膝关节内侧半月板损伤、高血压病 3 级入院。经心血管科会诊，认为高血压病情控制稳定，无手术禁忌证，择期行"椎间孔镜下腰椎间盘切除术"，术后患者恢复良好，出院。本例主要诊断应选择那一项？（　　）

选项：

A. 腰椎椎管狭窄　　B. 高血压病 3 级

C. L4/L5 腰椎间盘突出　　D. 右侧膝关节内侧半月板损伤

解析：依据《医疗保障基金结算清单填写规范》(修订版)说明一"主要诊断选择要求"第一条"经医疗机构诊治确定的，导致患者本次住院就医主要原因的疾病(或健康状况)"，第二条主要诊断选择一般原则"① 消耗医疗资源最多；② 对患者健康危害最大；③ 影响住院时间最长"以及第四条"一般情况下，有手术治疗的患者的主要诊断要与主要手术治疗的疾病相一致"，本题答案应选择 C。

患者本次住院经相关检查虽然确诊 L4/L5 椎间盘突出伴腰椎椎管狭窄、右侧膝关节内侧半月板损伤、高血压病 3 级等多个疾病，但主要针对 L4/L5 椎间盘突出进行椎间孔镜下腰椎间盘切除术治疗。患者存在的腰椎椎管狭窄一般指的是椎间盘突出挤压椎管空间导致椎管各径线缩短的临床表象，而手术治疗针对导致腰椎椎管狭窄这一临床表象的原因 L4/L5 椎间盘突出开展。本次住院未针对右侧膝关节内侧半月板损伤进行治疗，对高血压病只维持常规药物治疗。根据以上原则，本例主要诊断不能选择腰椎椎管狭窄、右侧膝关节内侧半月板损伤、高血压病 3 级，应选择本次住院解决的主要问题 L4/L5 椎间盘突出，腰椎间盘突出在《ICD-10 国家临床版 2.0》中编码为 M51.200x003，在《ICD-10 国家医保版 2.0》中编码为 M51.202。

292　M71.305 坐骨滑膜囊肿

患者女性，31 岁。因左下肢疼痛入院。经影像学检查确诊左侧坐骨结节囊肿，择期行左侧坐骨结节囊肿切除术，术中彻底剥离坐骨滑膜囊并完整切除。本例主要诊断编码应选择哪一项？（　　）

选项：

A. 坐骨结节囊肿　　B. 骨囊肿

C. 坐骨滑膜囊肿　　D. 滑膜囊肿

解析：依据《医疗保障基金结算清单填写规范》(修订版)说明一“主要诊断选择要求”第一条、第二条主要诊断选择一般原则，以及第四条“一般情况下，有手术治疗的患者的主要诊断要与主要手术治疗的疾病相一致”，本题答案应选择C。

患者本次住院围绕左侧坐骨结节囊肿进行手术治疗。在临床诊断上，坐骨结节囊肿包括两种疾病。① 坐骨结节骨囊肿：为骨的瘤样病变，囊壁为一层纤维包膜，囊内为黄色或褐色液体。② 坐骨结节滑膜囊肿：多由坐骨结节部位的滑膜囊在长时间过度摩擦、刺激、压迫等情况下发生充血、水肿而形成。两者最主要的区别在于解剖部位的差异，临床上大多数时候诊断的“坐骨结节囊肿”实为“坐骨结节滑膜囊肿”。编码员则往往容易直接根据临床诊断检索字典库，使用编码坐骨结节囊肿 M85.600x052，错误将其分类至M85.6 其他的骨囊肿。本例根据“术中彻底剥离坐骨滑膜囊肿并完整切除”，可明确为“滑膜囊肿”，分类于 M71.3 其他的黏液囊囊肿。根据以上分析，本例主要诊断编码应选择坐骨滑膜囊肿 M71.305。

293 M75.100 旋转袖综合征

患者男性，45 岁。因右肩疼痛反复发作 2 年，加重 1 个月就诊。2 年前患者无明显诱因出现右肩关节疼痛，当地医院予镇痛(具体药物不详)、针灸等对症处理，疼痛稍缓解。此后右肩疼痛反复发作，常在夜间痛醒。门诊查体后以“右侧肩袖损伤、右侧肩关节撞击综合征”收住入院。专科查体：右肩部无肿胀，喙突外侧、结节间沟处压痛明显。右肩关节主动前屈 70°，被动前屈 90°，后伸 30°；主动外展 50°，被动外展 80°，内收 30°；体侧外旋 30°，内旋(及 L3)；Apley 摸背试验(＋)；疼痛弧试验(＋)；Neer 试验(＋)；Jobe 试验(＋)；外旋抗阻试验(＋)；垂臂试验(－)；压腹试验(＋)；Lift-off 抬离试验(＋)；Hawkins 试验(＋)；Speed 试验不能完成；霍夫曼征(－)。右上肢肌力及肌张力正常，肢端感觉、血运及活动可。左肩 MRI 检查示：左肩关节冈上肌、冈下肌、肩胛下肌肌腱损伤，左肩峰下缘、肱骨大结节骨质增生，左肩峰下及三角肌下滑囊少量积液，左侧腋窝区肿大淋巴结。临床诊断：右侧肩袖损伤、右侧肩关节撞击综合征、右侧肱二头肌长头肌腱炎、类风湿性关节炎。行肩关节镜下右侧肩袖缝合修补术＋肩关节滑膜切除术＋肱二头肌长头肌切除固定术＋肩峰成形术。术后患者恢复良好，症状改善，出院。本例主要诊断应选择哪一项？（　　）

选项：

A. 肩袖损伤(创伤性)　　B. 肱二头肌长头腱炎

C. 肩关节撞击综合征　　D. 旋转袖综合征

解析：依据《医疗保障基金结算清单填写规范》(修订版)说明一说明一“主要诊断选择要求”第二条主要诊断选择一般原则“① 消耗医疗资源最多；② 对患者健康危害最大；③ 影响住院时间最长”，第四条“一般情况下，有手术治疗的患者的主要诊断要与主要手术治疗的疾病相一致”，同时依据《住院病案首页数据填写质量规范(暂行)》第十一条主要诊断选择的一般原则第二条细则“以手术治疗为住院目的的，则选择与手术治疗相一致的疾病作为主要诊断”，本题答案应选择 D。

患者本次住院是以治疗肩袖损伤为主，行肩关节镜下肩袖缝合修补术等治疗，根据以上原则，本例主要诊断应选肩袖损伤为主要诊断。根据《国际疾病分类第九版临床修订本手术与操作 ICD-9-CM-3(2011 版)》，肩袖损伤分为创伤性和非创伤性，本例无明确外伤史，故本例肩袖损伤为非创伤性，非创伤性肩袖损伤在 ICD-10 中编码为旋转袖综合征 M75.100。

294　M80.801 老年性骨质疏松伴病理性骨折

患者女性，72 岁。因胸背部疼痛 7 天入院。7 天前患者无明显诱因出现胸背部疼痛，疼痛向双侧肋缘放射，呈酸胀痛，翻身活动、体位改变时明显加重，无双下肢放射痛，卧床休息后稍缓解。脊柱 MRI 示：T7 椎体压缩性骨折。以“T7 椎体压缩性骨折”收入院。入院后完善相关检查及术前准备，予镇痛、抗骨质疏松等对症支持治疗，择期行经皮 T7 椎体成形+骨移植+骨折复位术。术后患者病情好转出院。本例主要诊断应选择哪一项？　（　　）

选项：

A. T7 椎体骨折　　B. 老年性骨质疏松

C. 老年性骨质疏松伴病理性骨折　　D. 胸椎椎体成形术后

解析：依据《医疗保障基金结算清单填写规范》(修订版)说明一“主要诊断选择要求”第一条，第二条主要诊断选择一般原则，第四条“一般情况下，有手术治疗的患者的主要诊断要与主要手术治疗的疾病相一致”，同时依据《住院病案首页数据填写质量规范(暂行)》十一条主要诊断选择的一般原则第二条细则“以手术治疗为住院目的的，则选择与手术治疗相一致的疾病作为主要诊断”，本题答案应选择 C。

本例临床医师病历中主要诊断应为胸 7 椎体压缩性骨折。但根据《病案信息学(第 2 版)》中关于分类编码原则提及的“两种或以上的相关疾病有合并编码时选合并编码”，书写本例病案首页的主要诊断时，应将胸椎骨折和老年性骨质疏松症合并为“老年性骨质疏松伴病理性骨折”，故本例主要诊断应选择老年性骨质疏松伴病理性骨折 M80.801。

295　M86.913 胫骨骨髓炎

患者女性，63 岁。因右小腿近端切口反复流脓约 3 年入院。患者 3 年前因外伤致右胫骨平台骨折，行右胫骨平台骨折切开复位内固定术，术后患者右小腿伤口出现反复流脓，门诊以“右侧胫骨骨折术后”收治入院。下肢 MRI 检查示：右肱骨骨髓腔内异常信号，考虑慢性骨髓炎；右胫骨近端陈旧性骨折；右小腿近端软组织区异常信号，考虑感染。择期行胫骨内固定装置去除术及清创术。术后给予抗感染、支持对症治疗，治愈出院。本例主要诊断应选择哪一项？　（　　）

选项：

A. 胫骨骨折术后　　B. 胫骨骨髓炎

C. 去除骨折内固定装置　　D. 陈旧性胫骨骨折骨愈合

解析：依据《医疗保障基金结算清单填写规范(修订版)》说明一“主要诊断选择要求”第一条，第二条主要诊断选择一般原则，第四条“一般情况下，有手术治疗的患者的主要诊断要与主要手术治疗的疾病相一致”，同时依据《住院病案首页数据填写质量规范(暂行)》十一条主要诊断选择的一般原则第二条细则“以手术治疗为住院目的的，则选择与手术治疗相一致的疾病作为主要诊断”，本题答案应选择B。

本例患者虽然在住院期间实施了胫骨内固定装置去除术，但住院目的不是单纯的取内固定装置。患者是因为“切口反复流脓3年余”入院。主要诊断应该体现患者入院的原因，故主要诊断应选择胫骨骨髓炎M86.913。

296 M86.400慢性骨髓炎伴有引流窦道

患者女性，65岁。因左侧小腿疼痛伴窦道形成渗液1年入院。入院后经相关检查，临床诊断为左侧胫骨骨髓炎。择期行左侧胫骨骨髓炎清创术，术后患者病情好转出院。本例主要诊断编码应选择哪一项？　　(　　)

选项：

A. 慢性骨髓炎伴有引流窦道　　B. 胫骨骨髓炎

C. 骨髓炎　　D. 皮肤感染性窦道

解析：依据《医疗保障基金结算清单填写规范》(修订版)说明一“主要诊断选择要求”第一条、第二条，以及第四条“一般情况下，有手术治疗的患者的主要诊断要与主要手术治疗的疾病相一致”，本题答案应选择A。

患者本次住院围绕左侧胫骨骨髓炎进行手术治疗。日常工作中，编码员常将胫骨骨髓炎M86.913作为主要诊断编码，以体现临床更为关心的部位，但却未体现编码的分类轴心。ICD-10中，M86骨髓炎的分类轴心是病因(来源)、临床表现(急慢性、窦道)。根据本例诊断“左侧胫骨慢性骨髓炎”，结合窦道形成的临床表现，应编码至亚目M86.4慢性骨髓炎伴有引流窦道。当我们以胫骨骨髓炎M86.913作为主要诊断编码时，其分类到残余类目M86.9骨髓炎，未特指的，疾病编码应以符合编码分类为原则，而非简单地体现临床诊断。综上所述，本例主要诊断编码应选择慢性骨髓炎伴有引流窦道M86.400。

297 M87.002股骨头无菌性坏死

患者女性，72岁。因左侧股骨头无菌性坏死入院，拟行关节置换手术，入院后完善相关检查，评估病情，由于冠状动脉粥样硬化型心脏病、心力衰竭、慢性阻塞性肺疾病未行手术治疗，予以抗炎、镇痛等保守治疗后，患者病情好转出院。本例主要诊断应选择哪一项？　　(　　)

选项:

A. 冠状动脉粥样硬化型心脏病　　　　B. 心力衰竭

C. 慢性阻塞性肺疾病　　　　D. 左侧股骨头无菌性坏死

解析: 依据《医疗保障基金结算清单填写规范》(修订版)说明一"主要诊断选择要求"第一条、第二条,以及第十五条第二条细则"由于各种原因导致原诊疗计划未执行时:未做其他诊疗情况下出院的,仍选择拟诊疗的疾病为主要诊断,并将影响患者原计划未执行的原因写入其他诊断",本题答案应选择 D。

患者本次住院是为了针对左侧股骨头无菌性坏死进行关节置换手术治疗,但由于禁忌证未开展手术治疗,予以内科治疗。根据以上分析,本例主要诊断不能选择冠状动脉粥样硬化型心脏病、心力衰竭、慢性阻塞性肺疾病这类禁忌证,而应选择左侧股骨头无菌性坏死,主要诊断编码为股骨头无菌性坏死 M87.002,同时需要附加编码由于禁忌证而未进行操作 Z53.0。

若该患者未直接出院,后续转入内科,围绕冠状动脉粥样硬化型心脏病、心力衰竭、慢性阻塞性肺疾病中的某一疾病进行了诊疗,此时主要诊断则选择该疾病。

298　M96.600x002 股骨假体周围骨折

患者男性,78 岁。因 1 天前行走后左髋部疼痛及活动受限来院就诊,X 线片检查示左股骨颈骨折,门诊以"左股骨颈骨折"收入院。患者 8 年前曾经行左髋关节置换术。入院查体:左髋关节活动受限(具体活动度未查),左臀部、左腹股沟区压痛,双下肢坐骨神经走行区无压痛,左下肢肌力因患者不配合未查,双侧膝腱反射(+),双侧踝反射未引出,病理反射未引出。临床诊断:左股骨颈骨折;髋关节置换术后;股骨假体周围骨折。择期行左侧人工股骨头置换术,术后患者恢复良好,出院。主要诊断选择哪一项?　(　　)

选项:

A. 髋关节置换术后　　　　B. 左股骨颈骨折

C. 股骨假体周围骨折　　　　D. 人工股骨头置换术后

解析: 依据《医疗保障基金结算清单填写规范》(修订版)说明一"主要诊断选择要求"第二条主要诊断选择一般原则"① 消耗医疗资源最多;② 对患者健康危害最大;③ 影响住院时间最长",第四条"一般情况下,有手术治疗的患者的主要诊断要与主要手术治疗的疾病相一致",同时依据《住院病案首页数据填写质量规范(暂行)》第十一条主要诊断选择的一般原则第二条细则"以手术治疗为住院目的的,则选择与手术治疗相一致的疾病作为主要诊断",本题答案应选择 C。

患者本次入院原因为正常行走后出现的股骨颈骨折,不能归类于外力作用下导致的创伤性骨折,因此主要诊断不能选择选项 B"左侧股骨颈骨折"。按照编码原则,选项 A 为手术后状态,不能作为主要诊断。患者既往实施过髋关节置换术,本次实施了人工股骨头置换术,因此主要诊断和编码应选择股骨假体周围骨折 M96.600x002。

【第十五章习题答案】

习题序号	正确答案选项	习题序号	正确答案选项	习题序号	正确答案选项
284	B	289	A	294	C
285	D	290	C	295	B
286	B	291	C	296	A
287	A	292	C	297	D
288	B	293	D	298	C

第十六章　N00—N99 泌尿生殖系统疾病

299　N02.101 IgA 肾病，局灶和节段性肾小球损害

患者男性，48 岁。主因发现尿常规异常 9 个月，肉眼血尿 1 个月就诊。查体：肾区叩击痛，余无异常。尿常规示血尿、蛋白尿，结合既往肾功能检查结果，初步诊断为慢性肾小球肾炎、慢性肾脏病 2 期收入院。入院后肾功能检查提示急性肾损伤，考虑可能与原发肾小球疾病或急性间质/小管损害有关，行 B 超引导下肾穿刺活检术。病理诊断：符合局灶增生性 IgA 肾病，伴急性肾小管坏死 M1E0S0T0C1。结合病理结果修正诊断为：IgA 肾病；慢性肾脏病 2 期；急性肾损伤。给予糖皮质激素、细胞毒药物及调节免疫等治疗，患者肾功能逐渐恢复，病情好转出院。本例主要诊断应选择哪一项？（　　）

选项：

A. IgA 肾病　　　　B. IgA 肾病，局灶和节段性肾小球损害

C. 慢性肾脏病 2 期　　　　D. 急性肾损害

解析：依据《医疗保障基金结算清单填写规范》（修订版）说明一"主要诊断选择要求"第一条主要诊断定义以及第二条主要诊断选择一般原则，本题答案应选择 B。

患者本次住院主要诊治的疾病为 IgA 肾病。IgA 肾病属于肾小球疾病，肾小球疾病的编码范围为 N00—N08，分类轴心为病理类型，使用共用亚目进行区分。根据疾病编码规则，病理类型不明确时，分类于.9 亚目；病理类型明确，且不能分类于.0 至.7 亚目时，分类于.8 亚目。本例肾穿刺活检结果为"局灶增生性 IgA 肾病，伴急性肾小管坏死"，病理类型明确，应结合病理类型编码为 IgA 肾病，局灶和节段性肾小球损害 N02.101。

《ICD-10 国家临床版 2.0》中，"00"代码外的扩展码对应的名称多是常见的临床诊断名称（如：IgA 肾病，肾小球轻微病变 N02.002；系膜增生性 IgA 肾病 N02.302；新月体性 IgA 肾病 N02.701 等），一般可以供临床医师书写诊断使用。编码员编码肾小球疾病时，不能盲从医师的临床诊断名称，应了解具体的病理类型，必要时应与临床医师、病理科医师沟通才能确定病理类型，并按照疾病分类原则正确编码。临床医师诊断名称书写不规范时，编码人员应给出指导性意见。

300　N13.202 肾积水伴输尿管结石

患者男性，53 岁。因体检发现左侧输尿管结石、左侧肾积水，为行手术治疗入院。临床分析病情，考虑肾积水为输尿管结石梗阻所致。完善术前检查评估后，于全麻下行经

尿道输尿管镜下左侧输尿管结石钬激光碎石取石术、左侧输尿管支架置入术。术后治愈出院。根据本例治疗情况，以下手术编码最合适的是哪一项？ （ ）

选项：

A. 经尿道输尿管镜输尿管激光碎石术

B. 经尿道输尿管镜输尿管激光碎石取石术

C. 经尿道输尿管镜输尿管取石术

D. 经尿道输尿管/肾盂激光碎石取石术

解析：依据《住院病案首页数据填写质量规范（暂行）》第二十二条"手术及操作名称一般由部位、术式、入路和疾病性质等要素构成"，本题答案应选择B。

本例因左侧肾积水伴输尿管结石（诊断编码N13.202）行尿道输尿管镜下左侧输尿管结石钬激光碎石取石术。《ICD-9-CM-3国家临床版3.0》中末位为非"00"的编码多是常见的临床手术操作名称，一般可作为临床医师的手术操作名称使用。经尿道输尿管镜输尿管激光碎石取石术56.0x00x011完整体现了手术操作名称要素，可供临床医师书写手术名称使用。在使用《ICD-9-CM-3国家临床版3.0》字典库条目时，应根据部位、术式、入路和疾病性质等要素优先选择与之相匹配的长码，其次是非"00"码，当条目没有扩展或扩展不完整时可使用"00"码。经尿道输尿管镜输尿管激光碎石取石术对应编码56.0x00x011为非"00"码、长码，应优先使用。选项A、C均未准确表达术式，选项D术式、部位、入路错误。

301 N13.600 肾积脓

患者女性，70岁。主因双下肢水肿、腰背部疼痛3个月，加重2天并伴有发热入院。入院后完善相关检查，腹部彩色超声检查示：左肾积水，左侧输尿管上段扩张。腹部CT检查示：左侧肾盂及输尿管上段扩张积水，右侧未见异常。两次尿培养结果均为大肠埃希菌≥10万。无明显手术禁忌证，遂在全麻下行经尿道左侧输尿管镜检查＋经输尿管镜左侧输尿管扩张术＋经输尿管镜左侧输尿管支架置入术。依据术中所见，术后临床修正诊断为"左侧输尿管狭窄、泌尿系感染、左侧肾积水"，考虑泌尿系感染为梗阻所致。术后患者恢复可，病情改善出院。本例主要诊断编码应选择哪一项？ （ ）

选项：

A. 输尿管狭窄

B. 泌尿道感染

C. 肾积水

D. 肾积脓

解析：依据《医疗保障基金结算清单填写规范》（修订版）说明一"主要诊断选择要求"第一条主要诊断定义"经医疗机构诊治确定的导致患者本次住院就医主要原因的疾病（或健康状况）"以及《病案信息学》中所指出的"当两个疾病诊断或者一个疾病诊断伴有相关的临床表现被分类到一个编码时，这个编码称之为合并编码"，本题答案应选择D。

输尿管狭窄指各种原因导致的输尿管管腔较正常变窄，从而引起不同程度的上尿路梗阻。主要表现为腰背部酸胀或疼痛，多数由输尿管狭窄并发肾盂积水所致。当输尿管狭窄引起的尿路梗阻合并感染时，可表现为发热、寒战、畏寒以及脓尿。肾积脓是尿路梗阻后肾盂肾盏积水感染而形成一个积聚脓液的囊腔。结合疾病的发生发展、主要诊断选择以及编码规则，本例的主要诊断编码应为肾积脓 N13.600。按照国际疾病分类原则，编码 N13 时，应注意疾病的发生部位和合并编码规则。《疾病和有关健康问题的国际统计分类：第十次修订本第一卷》指出："N13.6 肾积脓指在 N13.0—N13.5 中的情况伴有感染、梗阻性尿路病伴有感染。编码 N13 时，可使用附加编码(B95—B97)标明传染性病原体。"本例应附加编码大肠杆菌 B96.200 作为分类于其他章疾病的原因。

302　N18.002† D63.8* 慢性肾脏病 5 期贫血

患者男性，65 岁。发现血肌酐升高 13 年余，维持性血液透析 10 年余。1 个月前无明显诱因出现间断头晕、乏力、心慌、气短，门诊查血常规提示血红蛋白 52 g/L，为进一步治疗入院。入院诊断为：慢性肾脏病 5 期；维持性血液透析状态；肾性贫血。给予输血、改善贫血、维持性血液透析等综合治疗，患者病情好转出院。本例肾性贫血编码正确的是哪一项？　(　　)

选项：

A. 肾性贫血

B. 慢性肾脏病 5 期贫血

C. 慢性肾衰竭(肾功能不全)合并贫血

D. 贫血

解析：《住院病案首页数据填写质量规范(暂行)》第九条"诊断名称一般由病因、部位、临床表现、病理诊断等要素构成"，第二十四条"临床医师应当按照首页的填写要求规范填写诊断及手术操作等诊疗信息，并对填写内容负责"，临床医师应规范书写诊断名称，完整体现疾病诊断要素。依据《内科学(第 9 版)》(全国高等学校教材)，贫血可依据贫血进展速度、血红蛋白浓度、骨髓红系增生情况等临床特点分类，依据发病机制和病因的分类更能反映贫血的病理本质。根据国际疾病分类规则，贫血为多轴心分类，主要分类轴心为病因，编码时应根据实际病情分类至具体编码。本例明确为肾脏疾病引起的继发性贫血，编码时应体现病因，故本题答案应选择 B。

慢性肾脏病 5 期分类于 N18 慢性肾衰竭，N18.0 为肾终末期疾病，N18.8 为其他的慢性肾衰竭，N18.9 为未特指的肾衰竭。D64.9 为未特指病因的贫血，故不选 A 选项和 D 选项。本例明确为慢性肾脏病 5 期，为肾终末期疾病，故应分类于 N18.0。结合贫血的分类规则和双重分类原则，本例肾性贫血的编码应为慢性肾脏病 5 期贫血 N18.002† D63.8*。

303　N35.800 尿道狭窄，其他的

患者男性，91 岁。主因尿频、排尿困难 3 个月，加重 20 天，门诊以"尿道狭窄"收入

院。入院后完善相关检查,经尿道行膀胱镜检查示:球部尿道环形狭窄,前列腺轻度增生,余未见异常。遂撤镜,沿导丝使用"S"形探子行尿道狭窄扩张术,扩张后留置尿管接引流袋,尿液引流通畅。术后诊断考虑为功能性尿道狭窄,经治疗患者病情平稳,出院。本例主要手术应选择哪一项? ( )

选项:

A. 膀胱镜检查　　B. 经尿道膀胱镜检查

C. 尿道扩张术　　D. 尿道狭窄扩张术

解析: 依据《医疗保障基金结算清单填写规范》(修订版)说明三"手术和操作填报要求"第一条"主要手术和操作是指患者本次住院期间,针对临床医师为患者做出主要诊断的病症所施行的手术或操作。一般是风险最大、难度最高、花费最多的手术和操作",依据《住院病案首页数据填写质量规范(暂行)》第二十二条"手术及操作名称一般由部位、术式、入路和疾病性质等要素构成",本题答案应选择C。

尿道狭窄是由于各种原因引起的尿道管腔狭窄使排尿的阻力增加,发生排尿困难甚至尿潴留。它分为功能性狭窄和机械性狭窄两大类。治疗方式主要有尿道扩张和尿道成形术。患者本次因尿道狭窄入院,针对尿道狭窄所实施的核心手术为尿道扩张术。参考《常用临床医学术语(2019版)》和手术操作名称书写要求,临床医师在病历中应规范书写手术名称为"尿道狭窄扩张术",完整体现手术名称的要素。结合主要手术选择原则,病案首页中应选择尿道扩张58.x600作为主要手术操作编码。此外,临床医师书写尿道狭窄诊断时,应注意明确病因。

304 N60.100x003 乳腺囊性增生病

患者女性,63岁。因双侧乳房胀痛半月就诊。门诊乳腺钼靶X线检查示:右侧乳腺体增生伴良性钙化,BI-RADS 4A类;左侧乳腺体增生伴良性钙化,BI-RADS 2类。门诊以"双侧乳腺增生"收入院拟行手术治疗。术前病情分析考虑右侧乳腺病灶不除外恶性,在全麻下行右侧乳腺象限切除术。术后病理诊断:右侧乳腺组织导管上皮增生,伴微钙化。临床修正诊断:右侧乳腺增生伴微钙化;左侧乳腺增生。术后患者一般情况恢复可,出院。本例主要诊断应选择哪一项? ( )

选项:

A. 乳腺囊肿　　B. 乳腺囊性增生病

C. 乳腺纤维囊性增生　　D. 乳腺增生

解析: 依据《医疗保障基金结算清单填写规范》(修订版)说明一"主要诊断选择要求"第一条,第二条,第四条"一般情况下,有手术治疗的患者的主要诊断要与主要手术治疗的疾病相一致",同时依据《住院病案首页数据填写质量规范(暂行)》第九条"诊断名称一般由病因、部位、临床表现、病理诊断等要素构成"以及第十一条主要诊断选择的一般原则第二条细则"以手术治疗为住院目的的,则选择与手术治疗相一致的疾病作为主要诊断",本题答案应选择B。

根据中华预防医学会妇女保健分会乳腺保健与乳腺疾病防治学组的《乳腺增生症诊治专家共识》，乳腺增生症分为乳腺囊性增生病和乳腺腺病两大类型，每型根据病理学改变划分为若干亚型。囊性增生以乳腺导管扩张和导管上皮增生为主要病理学改变，对应ICD-10 编码为 N60.0 乳房孤立囊肿和 N60.1 弥漫性囊性乳腺病。腺性增生以乳腺腺泡和间质纤维化为主要特征，对应 ICD-10 编码为 N60.2 乳房纤维囊性乳腺病和 N60.3 乳房纤维硬化。

本例患者因乳腺增生行手术治疗，术后病理诊断乳腺组织导管上皮增生。结合乳腺增生症分类方法，本例应编码为乳腺囊性增生病 N60.100x003。N62 指乳房肥大，即巨乳症，是指女性由于乳房过度发育导致体积过度增大，或男性乳腺呈女性发育，不符合本例情况，故不选 D 选项"乳腺增生"。诊断名称一般由病因、部位、临床表现、病理诊断等要素构成，临床医师应参考指南共识规范书写疾病诊断。临床诊断名称是病案编码的重要参考，但是编码人员不能完全按照诊断名称进行编码，应了解疾病的具体特征，查看具体病理类型，必要时与临床医师和病理科医师沟通，按照疾病分类规则正确编码。

305　N80.200 输卵管的子宫内膜异位症

患者女性，30 岁。主因查体发现卵巢囊肿 4 个月，下腹痛 3 个月，加重 2 天入院。妇科超声检查示：左侧卵巢囊肿，左侧附件区占位。入院后完善相关检查，无手术禁忌证，在全麻下行腹腔镜探查术。术中见左侧卵巢囊肿、左侧输卵管伞端囊性肿物，自输卵管中段扭转 720°并与周围组织粘连，遂将左侧卵巢囊肿及左侧输卵管一并切除。术后病理诊断：左侧卵巢滤泡囊肿；左侧输卵管子宫内膜异位囊肿。考虑腹痛为左侧输卵管子宫内膜异位囊肿扭转所致，术后依据病理结果修正诊断为子宫内膜异位囊肿、左侧卵巢滤泡囊肿。医师填写病案首页主要诊断为"子宫内膜异位囊肿"，该主要诊断名称存在什么书写缺陷？　　（　　）

选项：

A. 缺少病因　　B. 缺少部位

C. 缺少临床表现　　D. 缺少病理

解析：依据《住院病案首页数据填写质量规范（暂行）》第九条"诊断名称一般由病因、部位、临床表现、病理诊断等要素构成"以及第二十四条"临床医师应当按照首页的填写要求规范填写诊断及手术操作等诊疗信息，并对填写内容负责"，本题答案应选择 B。

子宫内膜异位症是指子宫内膜组织生长在子宫腔与子宫肌层以外的部位，异位的内膜可侵犯全身任何部位，但大多数位于盆腔脏器和壁腹膜，以卵巢、宫骶韧带最常见。该患者疾病发生部位明确为左侧输卵管。临床医师填写的主要诊断"子宫内膜异位囊肿"缺少疾病部位。此例根据手术记录及病理结果，主要诊断应书写为"左侧输卵管子宫内膜异位症"，主要诊断编码为输卵管的子宫内膜异位症 N80.200。

《住院病案首页数据填写质量规范（暂行）》第二十五条规定："编码员应当按照本规范要求准确编写疾病分类与手术操作代码。临床医师已做出明确诊断，但书写格式不符合疾病分类规则的，编码员可按分类规则实施编码。”日常工作中，编码员应阅读手术记录、病理报告等内容，审核术后诊断名称是否规范。子宫内膜异位症 N80 的分类轴心为部位，编码员编码时不能仅根据临床诊断名称进行编码，应仔细阅读病历进行正确编码，减少残余类目的使用。当临床医师诊断名称书写不规范时，编码员应反馈临床医师进行更正。

306 N81.301 Ⅲ度子宫脱垂

患者女性，62 岁。自觉阴道肿物脱出半年，3 个月前自觉肿物脱出较前增大，如鹅蛋大小，平卧后不能完全还纳，为进一步治疗入院。入院后行 POP-Q 评分评估，确诊为子宫脱垂Ⅲ度、阴道前壁膨出Ⅲ度，有手术指征。完善术前相关检查后，在静吸复合全麻下行腹腔镜下全子宫切除术、双侧附件切除术、阴道悬吊术。术后患者恢复可，出院。本例主要诊断编码应选择哪一项？（　　）

选项：

A. 阴道前壁脱垂　　B. 不完全性子宫阴道脱垂

C. Ⅲ度子宫脱垂　　D. 子宫阴道脱垂

解析：依据国际疾病分类原则，当两个疾病诊断或者一个疾病诊断伴有相关的临床表现被分类到一个编码时，这个编码称之为合并编码。本题答案应选择 C。

子宫脱垂是指各种原因导致子宫从正常位置沿阴道下降，宫颈外口达坐骨棘水平以下，甚至子宫全部脱出阴道口以外。阴道前壁脱垂多系膀胱和尿道膨出所致，阴道后壁脱垂也称直肠膨出。子宫脱垂、阴道前壁脱垂、阴道后壁脱垂均分为三个程度。该患者子宫脱垂Ⅲ度、阴道前壁膨出Ⅲ度，即宫颈与宫体、阴道全部脱出阴道口外，为完全性子宫阴道脱垂。编码查找步骤为：脱垂—阴道前壁—伴有子宫脱垂—完全性 N81.3。

根据国际疾病分类规则，女性生殖器脱垂的类目为 N81，亚目根据脱垂部位与程度分为：N81.0 女性尿道膨出，N81.1 膀胱膨出，N81.2 子宫阴道不完全性脱垂，N81.3 完全性子宫阴道脱垂，N81.4 未特指的子宫阴道脱垂，N81.5 阴道小肠膨出，N81.6 直肠膨出，N81.8 其他的女性生殖器脱垂，N81.9 未特指的女性生殖器脱垂。特别要注意亚目下的“不包括”，如：N81.0—N81.1 不包括伴有子宫脱垂 N81.2—N81.4。根据编码规则，本例应将子宫脱垂Ⅲ度、阴道前壁膨出Ⅲ度合并编码为Ⅲ度子宫脱垂 N81.301，并作为主要诊断编码。

307 N83.201 卵巢囊肿

患者女性，31 岁。主因会阴及阴道坠胀 1 年，12 天前门诊妇科彩色超声检查提示右侧附件区占位，为行手术治疗入院。入院后完善相关检查，无手术禁忌证，择期行腹腔镜探查术。术中右侧卵巢内可见一直径 7 cm 肿物，对侧卵巢无异常，遂行右侧卵巢肿物剥除术和卵巢成形术。术后病理报告：右侧卵巢单纯性囊肿。术后予对症支持治疗，患者

恢复可,出院。临床医师在病案首页书写的主要手术名称为“腹腔镜下右侧囊肿剥除术”,请问存在哪种书写缺陷?（　　）

选项:

A. 入路不具体　　B. 部位不具体

C. 术式不具　　D. 疾病性质不具体

解析: 依据《住院病案首页数据填写质量规范(暂行)》第二十二条“手术及操作名称一般由部位、术式、入路和疾病性质等要素构成”,本题答案应选择 B。

患者因单纯性卵巢肿物入院行右侧卵巢肿物剥除术和卵巢成形术。部位和术式是手术操作名称的核心组成部分。根据手术经过,本例疾病发生部位为右侧卵巢,手术名称“腹腔镜下右侧囊肿剥除术”缺少手术部位。《住院病案首页数据填写质量规范(暂行)》第二十四条明确规定:“临床医师应当按照首页的填写要求规范填写诊断及手术操作等诊疗信息,并对填写内容负责。”第二十五条规定:“编码员应当按照本规范要求准确编写疾病分类与手术操作代码。临床医师已做出明确诊断,但书写格式不符合疾病分类规则的,编码员可按分类规则实施编码。”因此,实际工作中,临床医师应完整书写手术名称各个要素。编码员应阅读手术记录、病理报告等内容,审核手术名称是否规范,并给予正确编码。临床医师手术名称书写不规范时,编码员应反馈临床医师加以更正。

308 N84.001 子宫内膜息肉

患者女性,14 岁。2 个月前无明显诱因出现阴道不规则流血,1 个月前月经量增多,约为平素月经 2 倍,持续 7 天停止出血,为进一步诊治入院。妇科超声检查示:子宫内混合回声团,建议行宫腔镜检查。行宫腔镜探查术,术中见宫腔形态规整,子宫内膜弥漫性增厚,局部呈息肉样凸起。使用电刀将息肉样赘生物全部切除干净,撤宫腔镜并腔内注入医用自交联透明质酸钠凝胶防粘连,见处女膜 8 点处有浅表擦伤并伴有少许活动性出血,行处女膜修补术。术后给予对症支持治疗,病理报告子宫内膜息肉。经治疗,病情稳定出院。本例主要手术应选择哪一项?（　　）

选项:

A. 宫腔镜探查术　　B. 子宫内膜病损切除术

C. 宫腔镜子宫病损电切术　　D. 处女膜修补术

解析: 依据《医疗保障基金结算清单填写规范》(修订版)说明三“手术和操作填报要求”第一条“主要手术和操作是指患者本次住院期间,针对临床医师为患者做出主要诊断的病症所施行的手术或操作。一般是风险最大、难度最高、花费最多的手术和操作”,本题答案应选择 C。

手术及操作名称一般由部位、术式、入路和疾病性质等要素构成,部位和术式是手术及操作名称的核心成分。本例因子宫内膜息肉行宫腔镜下子宫息肉样赘生物电切术,宫腔镜探查术作为手术入路,应与子宫内膜病损切除术合并书写为宫腔镜子宫病损电切术。本例主要诊断为子宫内膜息肉 N84.001,主要手术应选择和主要诊断对应的核心手术宫腔镜子宫病损电切术 68.2913。选项 A“宫腔镜探查术”未能体现治疗术式与疾病性质；选项 B“子宫内膜病损切除术”缺少手术入路，且术式不具体；选项 D“处女膜修补术”是针对择期手术宫腔镜下子宫病损电切术手术并发症进行的手术。

【第十六章习题答案】

习题序号	正确答案选项	习题序号	正确答案选项	习题序号	正确答案选项
299	B	303	C	307	B
300	B	304	B	308	C
301	D	305	B		
302	B	306	C		

第十七章　O00—O99 妊娠、分娩和产褥期

309　O00.115 输卵管峡部妊娠破裂

患者女性，35 岁。因停经 47 天，腹痛 4 小时余入院。患者 4 小时前出现右下腹剧痛，难以忍受，入院后即血 HCG 升高，妇科超声检查示：子宫右侧方可见混合回声团，形态不规则，回声不均，并见散在不规则液性暗区，考虑异位妊娠破裂出血。急查血常规示血红蛋白 103 g/L，血压低，考虑失血性休克，开通双静脉通道快速补液扩容、输血等对症支持治疗。考虑患者已出现失血性休克，仍有活动性出血，遂急诊行腹腔镜下异位妊娠病灶清除术。术中见右侧输卵管峡部增粗呈紫蓝色膨大，可见一直径约 1 cm 破裂口，有活动性出血，行输卵管妊娠病灶清除术。术后患者一般情况可，出院。患者病案首页的主要诊断应选择　（　　）

选项：

A. 输卵管峡部妊娠破裂　　　　B. 失血性休克

C. 异位妊娠后出血　　　　　　D. 异位妊娠后休克

解析： 依据《医疗保障基金结算清单填写规范》(修订版)说明一"主要诊断选择要求"第一条、第二条，以及《国际疾病分类与编码(ICD-10)第一卷》类目异位妊娠 O00 的注释"需要时，使用类目 O08.－作为附加编码标明任何有关的并发症"，本题答案应选择 A。

本例患者因输卵管峡部妊娠破裂伴过度出血，导致失血性休克入院，主要针对输卵管峡部妊娠破裂进行手术治疗，术前予抗休克等对症支持治疗。根据上述原则，本例应选择输卵管峡部妊娠破裂 O00.115 为主要诊断，另外需要编码其他诊断异位妊娠后出血 O08.1、异位妊娠后休克 O08.3 以标明异位妊娠的并发症，以说明病情的严重程度。

310　O03.100x001 不完全自然流产并发出血

患者女性，28 岁。因停经 1 月余，无明显诱因出现大量阴道流血 4 天，反复晕厥 20 小时，急诊拟"阴道流血原因待查"收入院。入院后完善相关检查：宫颈表面光滑，宫颈管可见组织物堵塞，伴有活动性出血。予卵圆钳清除宫颈组织物后阴道流血减少，考虑不完全流产，予清宫术治疗。因患者失血量大，血压偏低，曾出现晕厥症状，诊断失血性休克明确，予抗休克、抗感染、输血、补液等对症支持治疗，患者病情好转出院。本例主要诊断应选择哪一项？　（　　）

选项：

A. 不完全医疗性流产并发出血　　B. 不完全自然流产并发出血

C. 不完全医疗性流产并发休克　　D. 不完全自然流产

解析：依据《医疗保障基金结算清单填写规范》(修订版)说明一"主要诊断选择要求"第一条、第二条，以及《住院病案首页数据填写质量规范(暂行)》第十一条主要诊断选择的一般原则第一条细则"病因诊断能包括疾病的临床表现，则选择病因诊断作为主要诊断"，以及ICD-10分类原则"流产的近期并发症应使用O03—O06的共用亚目编码来说明情况"，本题答案应选择B。

本例主要针对不完全自然流产进行清宫治疗，同时对不完全流产的并发症出血及失血性休克进行了抗休克、输血等对症治疗。根据上述原则，本例主要诊断应选择O03.100x001不完全自然流产并发出血。

311　O22.500 妊娠期大脑静脉血栓形成

患者女性，34岁。因间断性头痛2年，加重4天，意识障碍1天入院。第三胎孕2个月，未行产检。入院后结合患者临床表现与头颅MRI检查结果，临床诊断为非化脓性直窦及上矢状窦血栓形成。给予抗凝、脱水降颅压、醒脑开窍、活血化瘀等药物治疗后患者病情平稳，出院。本例主要诊断名称应选择哪一项？　(　　)

选项：

A. 产褥期大脑静脉窦血栓形成　　B. 妊娠期大脑静脉血栓形成

C. 非化脓性直窦血栓形成　　D. 非化脓性矢状窦血栓形成

解析：依据《医疗保障基金结算清单填写规范》(修订版)说明一"主要诊断选择要求"一般原则以及第二十一条"产科的主要诊断是指产科的主要并发症或合并疾病。没有任何并发症或合并疾病分娩的情况下，选择O80或O84为主要诊断"，本题答案应选择B。

在《ICD-10国家医保版2.0》中，非化脓性直窦血栓形成编码为I67.600x008，非化脓性矢状窦血栓形成编码为上矢状窦非脓性血栓形成I67.604，均为I码，不符合产科编码强烈优先规则。本例妊娠2个月，因头痛4天、意识障碍1天入院，结合患者临床表现与头颅MRI检查结果，考虑为直窦及上矢状窦血栓形成，妊娠期大脑静脉血栓形成诊断明确。《妇产科学》中产褥期的定义：产褥期是从胎盘娩出至产妇全身各器官除乳腺外恢复至正常未孕状态所需的一段时期，通常为6周。本例孕2个月，根据以上原则，主要诊断应选择妊娠期大脑静脉血栓形成O22.500。

312　O24.100x021 妊娠合并原有2型糖尿病(胰岛素治疗)

患者女性，25岁。因孕33^{+1}周，发现胎心监护异常1小时入院。既往史：1年前确诊2型糖尿病并规律应用胰岛素控制血糖。孕16周时产检测血压154/80 mmHg。入院后给予吸氧，嘱患者自数胎动。吸氧后患者胎动正常，连续胎心监测反应良好。分析病情考虑患者妊娠合并慢性高血压，妊娠合并 2 型糖尿病，入院后血压控制可，血糖控制欠佳。给予患者糖尿病饮食及运动管理指导并调整胰岛素用量，患者血糖控制平稳出院。本例主要诊断应选择哪一项？ （ ）

选项：

A. 妊娠合并原有 2 型糖尿病(胰岛素治疗)

B. 妊娠合并慢性高血压

C. 2 型糖尿病

D. 妊娠合并 2 型糖尿病

解析： 依据《医疗保障基金结算清单填写规范》(修订版)说明一"主要诊断选择要求"第二条主要诊断选择一般原则"① 消耗医疗资源最多；② 对患者健康危害最大；③ 影响住院时间最长"以及第二十一条"产科的主要诊断是指产科的主要并发症或合并疾病。没有任何并发症或合并疾病分娩的情况下，选择 O80 或 O84 为主要诊断"，本题答案应选择 A。

本例孕妇入院后胎心、血压监测无异常，血糖控制不佳，调整血糖至平稳后出院。根据以上原则，2 型糖尿病是本次主要治疗的产科合并症，故应作为主要诊断。

妊娠合并 2 型糖尿病、妊娠合并慢性高血压是临床诊断名称，在《ICD-10 国家医保版 2.0》中，妊娠期糖尿病 O24 依据临床表现(发病时间、分型等)进行了亚目和扩展码的区分，比如妊娠期发生的糖尿病 O24.400、妊娠合并原有 2 型糖尿病(胰岛素治疗)O24.200x001、妊娠合并原有 2 型糖尿病 O24.100 等。同样的，妊娠、分娩和产褥期的水肿、蛋白尿和高血压疾患(O10—O16)依据临床表现(发病时间、症状、体征等)也进行了类目、亚目和扩展码的区分，比如妊娠合并原有高血压 O10.900x001、轻度先兆子痫 O14.000x001。应根据患者具体病情分类至正确编码。

313 O26.606 妊娠期肝内胆汁淤积症

患者女性，36 岁。因二胎孕 32 周，全身瘙痒 3 月余，加重 1 周入院。既往第一胎行剖宫产术分娩。入院后查血常规：血红蛋白 96 g/L，红细胞压积 0.328；丙氨酸氨基转移酶 57.3 U/L，天冬氨酸氨基转移酶 36.5 U/L，胆汁酸 26.75 μmol/L。补充诊断：妊娠合并贫血；妊娠期肝内胆汁淤积症。给予保肝、降胆汁酸等治疗，患者肝酶与胆汁酸正常后出院。本例主要诊断应选择哪一项？ （ ）

选项：

A. 孕 32 周

B. 妊娠期肝内胆汁淤积症

C. 妊娠合并贫血

D. 妊娠合并子宫瘢痕

解析： 依据《医疗保障基金结算清单填写规范》(修订版)说明一"主要诊断选择要求"第一条主要诊断定义"经医疗机构诊治确定的导致患者本次住院就医主要原因的疾病(或健康状况)"以及第二十一条"产科的主要诊断是指产科的主要并发症或合并疾病。没有任何并发症或合并疾病分娩的情况下，选择 O80 或 O84 为主要诊断"，本题答案应选择 B。

患者本次住院的主要症状是全身瘙痒，检查后发现肝酶、胆汁酸升高，临床诊断妊娠期肝内胆汁淤积症，给予对症治疗后好转出院。根据以上原则，在有并发症或合并疾病的情况下，主要诊断不能选择孕32周，且导致患者本次住院就医主要原因的疾病不是妊娠合并贫血，也不是妊娠合并子宫瘢痕，所以主要诊断应选择妊娠期肝内胆汁淤积症O26.606。

此外，本例临床医师诊断书写"妊娠合并贫血"不规范。根据WHO推荐及中华医学会围产医学分会《妊娠期铁缺乏和缺铁性贫血诊治指南》，妊娠期血红蛋白＜110 g/L时可诊断为妊娠合并贫血。根据血红蛋白水平，妊娠合并贫血可分为轻度贫血(100～109 g/L)、中度贫血(70～99 g/L)、重度贫血(40～49 g/L)和极重度贫血(＜40 g/L)三类。本例血红蛋白96.00 g/L、红细胞压积0.328，妊娠期贫血诊断明确。血红蛋白＞60 g/L，正确的诊断编码应为妊娠合并轻度贫血O99.005。建议临床医师根据妊娠期贫血的诊断标准，准确书写诊断名称。

314 O32.101 臀先露

患者女性，27岁。第一胎孕40周，约1小时前见红，20分钟前偶有下腹痛入院。超声检查示臀先露、羊水过多。入院后予阴道试产，宫缩欠佳，给予缩宫素加强宫缩。因胎儿臀位，行会阴切开缝合术(会阴后侧切)阴道分娩一女婴。患者产后5小时仍无法自行排尿，给予留置尿管，补充诊断"尿潴留(产后)"。给予促进子宫复旧、预防感染等治疗，拔除导尿管后患者排尿顺利，出院。本例主要诊断应选择哪一项？（　　）

选项：

A. 臀先露　　B. 羊水过多

C. 臀位助产的单胎分娩　　D. 尿潴留(产后)

解析：依据《医疗保障基金结算清单填写规范》(修订版)说明一"主要诊断选择要求"第二十一条"产科的主要诊断是指产科的主要并发症或合并疾病。没有任何并发症或合并疾病分娩的情况下，选择O80或O84为主要诊断"，本题答案应选择A。

患者本次住院是在产程开始后，因胎儿臀位行会阴切开缝合术(会阴后侧切)分娩，术后尿潴留(产后)。根据以上原则，本例主要诊断不能选择分娩情况臀位助产的单胎分娩。羊水过多不是主要的并发症或合并疾病，尿潴留(产后)是分娩后的产科疾病，均不能作为本例的主要诊断。而臀先露影响分娩，并因之给予产科干预臀位助产，是主要并发症或合并疾病。因此，臀先露O32.101应作为主要诊断。

本例临床诊断"尿潴留(产后)"与ICD-10编码名称"产褥期尿潴留"不一致。《妇产科学(第9版)》(全国高等学校教材)中对产褥期的定义是："从胎盘娩出至产妇全身各器官除乳腺外恢复至正常未孕状态所需的一段时期，通常为6周。"在《ICD-10国家医保版2.0》中，尿潴留(产后)的编码依据临床表现(发病时间等)进行了区分：在产程和分娩过程中出现尿潴留，编码分类至产程和分娩的其他并发症，不可归类在他处者，编码为产后尿潴留O75.801；在产褥期出现尿潴留，编码分类至产褥期的并发症，不可归类在他处者，编码为产褥期尿潴留 O90.800x004。故本例病案首页其他诊断中“尿潴留（产后）”的正确填写方式应为产褥期尿潴留 O90.800x004。

315 O43.001 双胎输血综合征

患者女性，30 岁。双胎孕 27^{+6} 周，因双胎输血综合征于生殖遗传科门诊行超声引导下羊水减量术，术后半小时收入院。入院后给予胎心监护、抑制宫缩、预防感染、改善胎儿微循环等治疗，术后第一天及第二天复查超声均提示羊水复增，再次行超声引导下羊水减量术，术后孕妇及胎儿情况平稳出院。本例主要诊断应选择哪一项？（　　）

选项：

A. 单绒毛膜双羊膜囊双胎　　B. 侵入性胎儿手术后的孕产妇医疗

C. 双胎输血综合征　　D. 孕 28 周

解析：依据《医疗保障基金结算清单填写规范》（修订版）说明一“主要诊断选择要求”第一条，第二条，第四条“一般情况下，有手术治疗的患者的主要诊断要与主要手术治疗的疾病相一致”以及第二十一条“产科的主要诊断是指产科的主要并发症或合并疾病。没有任何并发症或合并疾病分娩的情况下，选择 O80 或 O84 为主要诊断”，本题答案应选择 C。

本例患者因双胎输血综合征行羊水减量术后入院，住院期间复查两次超声均提示羊水复增，再次行超声引导下羊水减量术。根据以上原则，本例主要诊断不能选择孕 28 周、单绒毛膜双羊膜囊双胎等妊娠、分娩情况，应选择产科的主要并发症双胎输血综合征 O43.001，且双胎输血综合征是与主要手术羊水减量术相一致的诊断。只有孕妇行超声引导下羊水减量术后入院观察，孕妇及胎儿情况无特殊、平稳出院的情况下，才选择侵入性胎儿手术后的孕产妇医疗为主要诊断。

316 O44.101 边缘性前置胎盘伴出血

患者女性，33 岁。因停经 9 月余，不规则腹痛 2 天收入产科。入院诊断：孕 6 产 3 妊娠 38^{+2} 周先兆临产，头位，瘢痕子宫，边缘性前置胎盘。分析病情：患者既往有 3 次剖宫产史，伴有边缘性前置胎盘，不排除胎盘植入可能，现有不规律宫缩，继续待产可能发生子宫破裂、大出血、胎儿宫内窘迫等风险。急诊行剖宫产术，术中出血 4 000 ml，手术切口、创面渗血。补充诊断：产后出血，失血性休克。输注新鲜冰冻血浆 1 000 ml、冷沉淀 10 U。经积极抢救，患者病情逐步稳定，出院。本例主要诊断应选择哪一项？（　　）

选项：

A. 产后即时出血　　B. 边缘性前置胎盘伴出血

C. 胎盘植入伴出血　　D. 妊娠合并子宫瘢痕

解析：依据《医疗保障基金结算清单填写规范》（修订版）说明一“主要诊断选择要求”第一条、第二条，以及《住院病案首页数据填写质量规范（暂行）》第十四条“产科主要诊断应当选择产科的主要并发症与合并症。当存在多个并发症及合并症时，优先选择危及母婴生命安全或影响妊娠、分娩和产褥期处理的最主要并发症、合并症”，本题答案应选择 B。

本例产妇伴有多个严重的围产期并发症，多次剖宫产史导致子宫瘢痕，影响产妇分娩方式的选择。边缘性前置胎盘伴出血是造成产后大出血的原因，也是危及母亲生命安全的严重并发症。根据上述原则，本例的主要诊断应选择边缘性前置胎盘伴出血 O44.101。

317 O62.201 宫缩乏力

患者女性，22 岁。第一胎孕 37 周，因妊娠期糖尿病，要求终止妊娠入院。入院后完善相关检查，血糖控制可，给予前列腺素 E_2 行促宫颈成熟术(药物性)。因宫缩欠佳，静脉予缩宫素引产，宫缩仍不满意，补充诊断“宫缩乏力”。患者与家属提出行剖宫产术结束妊娠，遂行子宫下段横切口剖宫产术，分娩出一活男婴。本例主要手术和操作应选择哪一项？（　　）

选项：

A. 促宫颈成熟术(药物性)　　　　B. 缩宫素点滴引产术

C. 剖宫产术　　　　D. 剖宫产术，子宫下段横切口

解析：依据《医疗保障基金结算清单填写规范》(修订版)说明三“手术和操作填报要求”第一条“主要手术和操作是指患者本次住院期间，针对临床医师为患者做出主要诊断的病症所施行的手术或操作。一般是风险最大、难度最高、花费最多的手术和操作”以及第四条“填写一般手术和操作时，如果既有手术又有操作，按手术优先原则”，本题答案应选择 D。

患者本次住院给予前列腺素 E_2 行促宫颈成熟术(药物性)和缩宫素点滴引产术，因宫缩乏力行子宫下段横切口剖宫产术。促宫颈成熟术(药物性)和缩宫素点滴引产术均为操作，根据上述原则，应选择与主要诊断宫缩乏力相对应的“剖宫产术，子宫下段横切口 74.1x01”作为主要手术。依据《住院病案首页数据填写质量规范(暂行)》第二十二条“手术及操作名称一般由部位、术式、入路和疾病性质等要素构成”，本例临床医师原书写的手术名称“剖宫产术”缺少入路等要素，建议临床医师应准确、完整书写手术名称。

318 O64.002 持续性枕后位难产

患者女性，27 岁。因第一胎孕 38 周，脐带绕颈 2 周，阴道不自主溢液 1 小时入院。入院后给予前列腺素 E_2 栓促宫颈成熟，用药后出现规律宫缩，宫口开大 5 cm，S-1，胎位 LOP，可触及 5 cm×5 cm×6 cm 的产瘤，胎头下降不明显，急行子宫下段横切口剖宫产术，术后患者恢复良好出院。本例主要诊断应选择哪一项？（　　）

选项：

A. 胎膜早破　　B. 持续性枕后位难产

C. 急症剖宫产术的单胎分娩　　D. 脐带缠绕

解析：依据《医疗保障基金结算清单填写规范》(修订版)说明一“主要诊断选择要求”第二十一条“产科的主要诊断是指产科的主要并发症或合并疾病。没有任何并发症或合并疾病分娩的情况下，选择 O80 或 O84 为主要诊断”，本题答案应选择 B。

患者本次住院原因是胎膜早破，药物引产，产程开始后持续性枕后位，胎头下降不明显，行子宫下段横切口剖宫产术。根据以上原则，在有并发症或合并疾病分娩的情况下，主要诊断不能选择急症剖宫产术的单胎分娩，且本例主要的并发症或合并疾病是影响分娩的持续性枕后位，所以主要诊断不能选择胎膜早破与脐带缠绕。

本例试题选项的“胎膜早破”“持续性枕后位”“脐带缠绕”均为临床诊断名称，对应的 ICD-10 编码名称分别为足月胎膜早破(在 24 小时之内产程开始)、持续性枕后位难产、脐带绕颈。在《ICD-10 国家医保版 2.0》中，胎膜早破依据临床表现(发病时间、产程开始时间等)进行了亚目及扩展码的区分，比如足月胎膜早破(在 24 小时之内产程开始)O42.000x001、早产胎膜早破(在 1～7 天内产程开始) O42.100x012 等。枕后位根据是否造成梗阻性分娩应具体分枕后位 O32.803、持续性枕后位难产 O64.002 两类，本例主要诊断应编码为持续性枕后位难产 O64.002。此外，产程和分娩并发症中的脐带并发症依据临床表现(部位、症状、体征等)进行了亚目及扩展码的区分，比如脐带脱垂 O69.001、脐带绕颈 O69.101、脐带扭转 O69.200x007 等，应根据患者具体病情分类至正确编码。

319　O64.002 持续性枕后位难产

患者女性，29 岁。因停经 9 月余，阴道流液 1 小时余就诊，急诊拟“胎膜早破”收入院。患者入院后予完善相关检查，胎心监护反应好，骨盆测量正常，予阴道试产。产妇宫缩规律，宫口开全，指导产妇配合宫缩用力，持续性枕后位，胎头无明显下降，考虑胎头下降停滞，予手转胎位失败，有剖宫产术指征，急诊行剖宫产终止妊娠。术后患者病情平稳，出院。本例主要诊断应选择哪一项？　　(　　)

选项：

A. 胎膜早破　　B. 胎头下降停滞

C. 枕后位　　D. 持续性枕后位难产

解析：根据《住院病案首页数据填写质量规范(暂行)》第十四条原则“产科主要诊断应当选择产科的主要并发症与合并症。当存在多个并发症及合并症时，优先选择危及母婴生命安全或影响妊娠、分娩和产褥期处理的最主要并发症、合并症”，本题答案应选择 D。

本例产妇因胎膜早破入院行阴道试产，因胎位旋转不良，出现持续性枕后位难产、胎头下降停滞，予急诊行子宫下段横切口剖宫产术。根据上述原则，持续性枕后位难产是影响妊娠期处理的最主要并发症，因此本例的主要诊断应选择持续性枕后位难产O64.002。

320 O68.003 急性胎心型胎儿宫内窘迫

患者女性，37 岁。因二胎孕 38 周，不规律下腹痛 14 小时入院。既往 13 年前行剖宫产术。入院后给予吸氧，胎心监护。入院后第 5 天患者出现规律宫缩，宫口开大 5 cm，胎心监护提示变异减速，胎心最低达 90 次/min，考虑胎儿窘迫，继续阴道试产有死胎、死产风险，遂行子宫下段横切口剖宫产术。术后患者一般情况可，出院。本例主要诊断应选择哪一项？ （　　）

选项：

A. 急性胎心型胎儿宫内窘迫　　B. 妊娠合并子宫瘢痕

C. 二次剖宫产　　D. 孕 38 周

解析： 依据《医疗保障基金结算清单填写规范》(修订版)说明一“主要诊断选择要求”第二十一条“产科的主要诊断是指产科的主要并发症或合并疾病。没有任何并发症或合并疾病分娩的情况下，选择 O80 或 O84 为主要诊断”，本题答案应选择 A。

本例产妇因胎儿窘迫行剖宫产分娩。根据以上原则，本例主要诊断不能选择孕 38 周、二次剖宫产等妊娠、分娩情况。本例产妇既往 13 年前行剖宫产术，本次妊娠合并子宫瘢痕，如无特殊情况，终止妊娠时间为孕 39 周。但患者妊娠 38^{+5} 周出现规律宫缩，胎心监护提示变异减速，考虑胎儿窘迫，遂行剖宫产分娩。影响本例分娩的主要并发症是胎儿窘迫，故主要临床诊断应选择胎儿窘迫，病案首页主要诊断及编码为急性胎心型胎儿宫内窘迫 O68.003。在《ICD-10 国家医保版 2.0》中，胎儿窘迫依据临床表现(症状、急慢性等)进行了类目及扩展码的区分，比如急性胎心型胎儿宫内窘迫 O68.003、急性羊水型胎儿宫内窘迫 O68.101、慢性羊水型胎儿宫内窘迫 O36.305，编码员应根据患者具体病情分类至正确编码。

321 O68.003 急性胎心型胎儿宫内窘迫

患者女性，26 岁。一胎孕 40 周，无产兆，要求引产入院。入院后完善相关检查，给予前列腺素 E_2 促宫颈成熟，阴道试产。试产过程中胎心监护示胎动过快，考虑胎儿窘迫，经会阴切开缝合术(会阴后侧切)、低位产钳术阴道分娩一男婴。本例主要手术操作应选择哪一项？ （　　）

选项：

A. 前列腺素促子宫颈成熟［前列腺素 E_2 引产］

B. 会阴侧切缝合术

C. 低位产钳手术

D. 低位产钳手术伴外阴切开术

解析： 依据《医疗保障基金结算清单填写规范》说明三"手术和操作填报要求"第一条"主要手术和操作是指患者本次住院期间，针对临床医师为患者做出主要诊断的病症所施行的手术或操作。一般是风险最大、难度最高、花费最多的手术和操作"以及第四条"仅有操作时，首先填写与主要诊断相对应的主要的治疗性操作(特别是有创的治疗性操作)，后依时间顺序逐行填写其他操作"，本题答案应选择 D。

本例因急性胎儿宫内窘迫行会阴切开缝合术(会阴后侧切)、低位产钳术。根据以上原则，主要手术和操作应为与主要诊断急性胎儿宫内窘迫相对应的主要治疗性操作低位产钳术。低位产钳术的编码查找方法为先确定主导词"分娩"，再查找索引[分娩(伴)—产钳—低位(出口)—伴外阴切开术 72.1 或者分娩(伴)—产钳—出口(低)—伴外阴切开术 72.1]，在类目表中核对正确，查阅《ICD-9-CM-3 国家医保版 2.0》应编码为低位产钳手术伴外阴切开术 72.1x00。

322　O68.201 急性混合型胎儿宫内窘迫

患者女性，33 岁。因停经 9 月余，不规律腹痛 17 小时余至急诊就诊，急诊拟"晚孕"收入院待产。入院后予水囊引产后患者出现规律宫缩，每次持续 25～30 s，间隔 4～5 min，中等强度。分析病情：患者自然临产，羊水Ⅱ度浑浊，持续性胎心监护提示频发延长减速，考虑胎儿窘迫，宫口开大 3 cm，先露 S－2，估计短时间内不能结束分娩，继续阴道试产可能出现胎粪吸入、胎死宫内等风险，急诊行剖宫产术终止妊娠。术后患者恢复良好，出院。本例主要诊断应选择哪一项？　　(　　)

选项：

A. 急性羊水型胎儿宫内窘迫　　B. 急性混合型胎儿宫内窘迫
C. 慢性羊水型胎儿宫内窘迫　　D. 慢性混合型胎儿宫内窘迫

解析： 依据《医疗保障基金结算清单填写规范》(修订版)说明一"主要诊断选择要求"第一条、第二条，以及《住院病案首页数据填写质量规范(暂行)》第十四条"产科主要诊断应当选择产科的主要并发症与合并症。当存在多个并发症及合并症时，优先选择危及母婴生命安全或影响妊娠、分娩和产褥期处理的最主要并发症、合并症"，本题答案应选择 B。

本例产妇在阴道试产过程中出现胎儿宫内窘迫，急诊行剖宫产终止妊娠。胎儿宫内窘迫有急性和慢性之分。按照 ICD-10 分类原则，若胎儿窘迫发生在产程开始前并且在产程开始前终止妊娠，则分类于慢性胎儿宫内窘迫；若胎儿窘迫发生在产程开始后，则分类于急性胎儿宫内窘迫。胎儿宫内窘迫还根据是否伴随胎儿心率异常分为三类：胎儿宫内窘迫伴有胎儿心率异常属于胎心型胎儿宫内窘迫，胎儿宫内窘迫伴有羊水浑浊属于羊水型胎儿宫内窘迫，胎儿宫内窘迫伴有胎儿心率异常且同时伴有羊水浑浊则属于混合型胎儿宫内窘迫。综上所述，本例的主要诊断应选择急性混合型胎儿宫内窘迫 O68.201。

323 071.100 产程中的子宫破裂

患者女性，32 岁。因孕 38 周瘢痕子宫入当地医院，进入产程后行剖宫产术，术中见胎盘附着于瘢痕处，子宫收缩欠佳，出血较多，给予紧急缝合子宫，腹直肌前鞘未予缝合，术后出血较多，以产后出血 1 小时转入某院。因手术未完成，亟须二次开腹手术，在全身麻醉下急诊行剖腹探查术＋子宫修补术＋盆腔粘连松解术＋子宫动脉结扎术。术后转入 ICU，给予镇静、镇痛、补液、加强宫缩、抗生素防感染治疗，患者病情逐步恢复，出院。本例主要手术和操作应选择哪一项？（　　）

选项：

A. 剖腹探查术　　B. 子宫体近期产科裂伤修补术

C. 盆腔粘连松解术　　D. 子宫动脉结扎术

解析： 依据《医疗保障基金结算清单填写规范》（修订版）说明三“手术和操作填报要求”第一条“主要手术和操作是指患者本次住院期间，针对临床医师为患者做出主要诊断的病症所施行的手术或操作。一般是风险最大、难度最高、花费最多的手术和操作”以及第二条“填写手术和操作时，优先填写主要手术或操作”，本题答案应选择 B。

本例于当地医院行剖宫产术，术中出血严重，手术未完成，来院后二次开腹行剖腹探查术＋子宫修补术＋盆腔粘连松解术＋子宫动脉结扎术。根据以上原则，手术和操作应选择针对主要诊断子宫破裂主要进行的手术子宫修补术，《ICD-9-CM-3 国家医保版 2.0》中，本例主要手术应为子宫体近期产科裂伤修补术 75.5200。建议编码员根据《住院病案首页数据填写质量规范（暂行）》第二十二条“手术及操作名称一般由部位、术式、入路和疾病性质等要素构成”编码至具体术式，并引导临床医师准确书写手术名称。

324 088.100 羊水栓塞

患者女性，34 岁。因停经 8 月余，发现胎盘位置异常 3 月余，门诊拟诊“完全性前置胎盘”收入院待产。入院后完善相关检查，考虑孕妇为凶险性前置胎盘合并胎盘植入，遂行子宫下段剖宫产术。产妇术中出血约 1 900 ml，突然发生血氧低，血压下降，考虑羊水栓塞可能。即予甲强龙 1 g 抗过敏、氨茶碱 200 mg 解除肺动脉高压等处理，病情无好转，术口及阴道流出不凝血，考虑合并弥散性血管内凝血（DIC），立即予输血、纤维蛋白原纠正 DIC。为挽救患者生命，经与患者家属沟通，行全子宫切除术，术后转 ICU，患者病情逐步稳定，出院。本例主要诊断应选择哪一项？（　　）

选项：

A. 完全性前置胎盘伴出血　　B. 胎盘植入伴出血

C. 羊水栓塞　　D. 产后弥散性血管内凝血

解析： 依据《医疗保障基金结算清单填写规范》（修订版）说明一“主要诊断选择要求”第一条、第二条，以及《住院病案首页数据填写质量规范（暂行）》第十四条原则“产科主要诊断应当选择产科的主要并发症与合并症。当存在多个并发症及合并症时，优先选择危及母婴生命安全或影响妊娠、分娩和产褥期处理的最主要并发症、合并症”，本题答案应选择 C。

本例产妇伴有多个严重的并发症，其中羊水栓塞是指羊水里的胎儿细胞、胎脂或胎便等进入母体的血液循环，从而引起肺栓塞、血压下降、休克、心力衰竭、产后大出血、DIC 等危及孕产妇生命安全的一种严重并发症。相对于其他并发症，羊水栓塞对产妇生命威胁更大，在本次住院期间耗费的医疗资源也最多，故本例的主要诊断应选择羊水栓塞 O88.100。

【第十七章习题答案】

习题序号	正确答案选项	习题序号	正确答案选项	习题序号	正确答案选项
309	A	315	C	321	D
310	B	316	B	322	B
311	B	317	D	323	B
312	A	318	B	324	C
313	B	319	D		
314	A	320	A		

第十八章　P00—P96 起源于围生期的某些情况

325　P21.102 新生儿中度出生窒息

患儿女性,出生 1 小时。因窒息复苏后 1 小时入院。G1P1,胎龄 39^{+6} 周,在本院产科因“胎儿宫内窘迫”剖宫产出生。出生体重 3 400 g,Apgar 评分:4 分(肤色、呼吸、心率和反射各得 1 分)- 7 分(肤色、反射、肌张力扣 1 分)- 9 分(肤色扣 1 分)。羊水清,脐带绕颈一周,胎盘无特殊异常。生后予气管插管、球囊加压给氧、吸除呼吸道黏液等处理,患儿肤色红润,自主呼吸活跃,拔除气管插管,血氧维持可,转诊新生儿科。入院后血常规显示贫血(血红蛋白 126 g/L)。血气分析:pH 7.3, PCO_2 30.2 mmHg, HCO_3^- 18.4 mmol/L, BE - 6.2。X 线胸片示:双肺纹理稍多,右下肺密度增高影。予抗感染、碳酸氢钠纠酸、多巴胺改善循环、补液等治疗,患儿病情稳定出院。本例主要诊断应选择哪一项?　(　　)

选项:

A. 新生儿肺炎　　B. 新生儿中度出生窒息

C. 代谢性酸中毒　　D. 新生儿贫血

解析: 依据《医疗保障基金结算清单填写规范》(修订版)说明一“主要诊断选择要求”第一条主要诊断定义“经医疗机构诊治确定的导致患者本次就医主要原因的疾病(或健康状况)”,第二条主要诊断选择一般原则“① 消耗医疗资源最多;② 对患者健康危害最大;③ 影响住院时间最长”以及《住院病案首页数据填写质量规范(暂行)》第十一条主要诊断选择第一条细则“病因诊断能包括疾病的临床表现,则选择病因诊断作为主要诊断”,本题答案应选择 B。

本例患儿因新生儿窒息入院,入院后诊断的新生儿肺炎、代谢性酸中毒均为窒息引起的并发症,贫血是伴随表现,故主要诊断选择新生儿中度窒息,《ICD-10 国家临床版 2.0》编码为新生儿中度窒息 P21.102,《ICD-10 国家医保版 2.0》编码为新生儿中度出生窒息 P21.102。

326　P24.101 新生儿羊水吸入性肺炎

患儿女性,出生 3 小时。因气促 3 小时入院。患儿 G2P1,胎龄 39^{+1} 周,因“胎心监护异常”剖宫产出生。出生体重 2 980 g,出生后 Apgar 评分:7 分- 8 分- 9 分。羊水清、量中,脐带及胎盘无特殊。出生后入产科婴儿室观察,出现气促、呼吸浅快,测 SpO_2 95%,为进一步诊治转新生儿科。入院后查血常规及 C 反应蛋白基本正常,血气分析无异常。

X线胸片示：双肺纹理模糊。心脏彩色超声示：房间隔缺损(2.3 mm)。予抗感染、化痰治疗，逐步增加奶量喂养。患儿生后第4天皮肤黄染，经皮肤测黄疸TCB 14 mg/dl，予光疗退黄治疗2天后黄疸好转。出生后第8天患儿病情稳定，出院。本例主要诊断应选择哪一项？（ ）

选项：

A. 新生儿轻度窒息　　B. 新生儿羊水吸入性肺炎

C. 新生儿黄疸　　D. 房间隔缺损

解析： 依据《医疗保障基金结算清单填写规范》(修订版)说明一“主要诊断选择要求”第一条主要诊断定义：“经医疗机构诊治确定的导致患者本次就医主要原因的疾病(或健康状况)”，第二条主要诊断选择一般原则“① 消耗医疗资源最多；② 对患者健康危害最大；③ 影响住院时间最长”，本题答案应选择B。

本例患儿因气促入院，相关检查无明确感染指征，故肺部炎性病变考虑为羊水吸入所致，本次住院消耗医疗资源最多、治疗时间最长的疾病为新生儿羊水吸入性肺炎。住院过程中出现新生儿黄疸，但经治疗2天后好转。医技检查发现房间隔缺损，暂不需治疗。因此选择新生儿羊水吸入性肺炎P24.101作为主要诊断。

327 P28.500 新生儿呼吸衰竭

患儿男性，出生3小时。因胎龄32周早产，生后3小时入院。G2P1，在外院因“胎膜早破17小时，母亲妊娠期糖尿病”剖宫产出生。出生体重1 700 g，Apgar评分：8分(呼吸、肤色各扣1分)-9分(肤色扣1分)-9分(肤色扣1分)。羊水清，脐带及胎盘无特殊异常。母亲产前使用地塞米松肌内注射2次。生后予T组合正压通气，无创呼吸机辅助呼吸，转诊来院。入院后X线胸片示：双肺毛玻璃样改变。心脏彩色超声检查示：房间隔缺损(3.0 mm)。头颅B超检查示：双侧室管膜下出血(Ⅰ度)。予抗感染、咖啡因兴奋呼吸，静脉营养，逐渐肠内喂养，继续无创呼吸机辅助呼吸2周，改鼻导管吸氧2周，住院35天，患儿体重增加至2 100 g，病情稳定出院。本例主要诊断应选择哪一项？（ ）

选项：

A. 早产儿(孕期等于或大于32整周，但小于37整周)

B. 新生儿呼吸衰竭

C. 房间隔缺损

D. 胎儿和新生儿脑室内(非创伤性)出血，Ⅰ度

解析： 依据《医疗保障基金结算清单填写规范》(修订版)说明一“主要诊断选择要求”第一条主要诊断定义“经医疗机构诊治确定的导致患者本次就医主要原因的疾病(或健康状况)”以及第二条主要诊断选择一般原则“① 消耗医疗资源最多；② 对患者健康危害最大；③ 影响住院时间最长”，本题答案应选择B。

本例患儿系早产入院，因呼吸衰竭使用无创呼吸机辅助呼吸2周后，继以鼻导管吸氧2周，原因包括新生儿呼吸窘迫综合征、早产儿呼吸中枢发育不成熟等。房间隔

缺损和脑室内出血是合并症。在若干诊断中，消耗医疗资源最多、对患者健康危害最大、对患者住院时长影响最大的疾病是呼吸衰竭，故主要诊断应选择新生儿呼吸衰竭P28.500。

328 P36.400 大肠杆菌性新生儿脓毒症

患儿男性，26 天。因发热 1 天入院。G1P1，胎龄 40 周，在外院顺产出生，出生体重 3 250 g，Apgar 评分 10 分。羊水清，脐带及胎盘无特殊异常，生后母乳喂养。入院前 1 天出现发热，体温最高 39 ℃，伴奶量减少、吐奶、呛咳，来院急诊。查 CRP 22 mg/L，血白细胞计数 19.14×10^9/L，中性粒细胞 0.55。为进一步治疗收入院。入院后查降钙素原(PCT)13.20 ng/mL，X 线胸片示双肺纹理模糊；超声检查示左肾肾盂分离(8 mm)；血培养有大肠埃希菌生长，脑脊液病原体检查(CSF)阴性。予头孢他啶抗感染、补液等对症支持治疗，患儿病情稳定出院。本例主要诊断应选择哪一项？（　　）

选项：

A. 新生儿肺炎　　B. 新生儿脓毒症

C. 新生儿大肠杆菌感染　　D. 大肠杆菌性新生儿脓毒症

解析： 依据《医疗保障基金结算清单填写规范》(修订版)说明一“主要诊断选择要求”第一条主要诊断定义“经医疗机构诊治确定的导致患者本次就医主要原因的疾病(或健康状况)”，第二条主要诊断选择一般原则“① 消耗医疗资源最多；② 对患者健康危害最大；③ 影响住院时间最长”以及《住院病案首页数据填写质量规范(暂行)》第十一条主要诊断选择第一条细则“病因诊断能包括疾病的临床表现，则选择病因诊断作为主要诊断”，本题答案应选择 D。

本例患儿因发热入院，伴随的临床表现有食欲缺乏、呕吐、呛咳，考虑病因为败血症。患儿血培养大肠埃希菌阳性，PCT 升高，故主要诊断应选择大肠杆菌性新生儿脓毒症 P36.400，不宜选择新生儿脓毒症 P36.901 和新生儿大肠杆菌感染 P39.800x008。

329 P52.400 胎儿和新生儿的大脑内(非创伤性)出血

患儿男性，1 天。因呕吐 1 天入院。G1P1，胎龄 39^{+4} 周，在外院因“羊水偏少”剖宫产出生。出生体重 3 200 g，Apgar 评分：9 分- 9 分- 9 分(均肤色扣 1 分)。羊水清、量少，脐带及胎盘无特殊异常。生后喂配方奶后呕吐 2 次，呕吐物为奶状，量中等。转诊我院，急诊头颅 CT 示：枕叶出血，右侧侧脑室后角少量积血。收入院进一步诊治。入院后予止血、补充凝血因子、抗感染、补液等对症治疗，患儿病情稳定出院。本例主要诊断应选择哪一项？（　　）

选项：

A. 枕叶出血

B. 胎儿和新生儿的大脑内(非创伤性)出血

C. 胎儿和新生儿的颅内(非创伤性)出血

D. 产伤引起的脑室内出血

解析：依据《医疗保障基金结算清单填写规范》(修订版)说明一“主要诊断选择要求”第一条主要诊断定义“经医疗机构诊治确定的导致患者本次就医主要原因的疾病(或健康状况)”,第二条主要诊断选择一般原则“① 消耗医疗资源最多;② 对患者健康危害最大;③ 影响住院时间最长”以及《住院病案首页数据填写质量规范(暂行)》第十一条主要诊断选择第一条细则“病因诊断能包括疾病的临床表现,则选择病因诊断作为主要诊断”,本题答案应选择 B。

本例患儿因呕吐入院,考虑病因为颅内出血,头颅 CT 显示颅内有两个部位出血,不能单诊断一个部位的出血。A 选项“枕叶出血”分类在 I61.1,新生儿不可用。病史中无产钳助产等病史,不能诊断 D 选项“产伤引起的脑室内出血”。本例 CT 明确脑出血部位,主要诊断不可用 C 选项“胎儿和新生儿颅内(非创伤性)出血”。根据以上原则及病情,本例主要诊断应选择胎儿和新生儿的大脑内(非创伤性)出血 P52.400。

330　P55.101 新生儿 ABO 溶血性黄疸

患儿女性,2 天。因皮肤黄染 1 天入院。G1P1,胎龄 37^{+6} 周,在外院因“母亲肥胖、妊娠期糖尿病”剖宫产出生。出生体重 3 100 g,Apgar 评分:9 分(肤色扣 1 分)- 10 分- 10 分。羊水清,脐带及胎盘无特殊异常。出生后 24 小时左右出现皮肤黄染,入院当天经皮肤测黄疸 TCB 13.7 mg/dl。母亲血型 O 型,父亲血型 A 型。为求进一步诊治转入我院。入院查体:全身皮肤中度黄染,心前区听诊闻及Ⅱ级收缩期杂音。入院后完善检查,ABO 溶血病检查:直接抗人球蛋白试验(+),游离试验(−),释放试验(+)。血清总胆红素 304.4 μmol/L,直接胆红素 0 μmol/L。心脏彩色超声检查示:室间隔缺损(3 mm)。予光疗退黄、丙种球蛋白抑制免疫反应、补液等对症治疗,患儿皮肤黄染逐渐消退,病情稳定出院。本例主要诊断应选择哪一项?　(　　)

选项：

A. 新生儿病理性黄疸　　B. 新生儿高胆红素血症

C. 新生儿 ABO 溶血性黄疸　　D. 室间隔缺损

解析：依据《医疗保障基金结算清单填写规范》(修订版)说明一“主要诊断选择要求”第一条主要诊断定义“经医疗机构诊治确定的导致患者本次就医主要原因的疾病(或健康状况)”,第二条主要诊断选择一般原则“① 消耗医疗资源最多;② 对患者健康危害最大;③ 影响住院时间最长”以及《住院病案首页数据填写质量规范(暂行)》第十一条主要诊断选择一般原则第一条细则“病因诊断能包括疾病的临床表现,则选择病因诊断作为主要诊断”,本题答案应选择 C。

本例患儿因新生儿黄疸入院,考虑病因为新生儿 ABO 溶血,病因诊断能包括疾病的临床表现,因此选择新生儿 ABO 溶血性黄疸 P55.101 作为主要诊断。患儿本次住院病程中发现室间隔缺损,暂不需治疗,因此不作为主要诊断。

331 P77.x01 新生儿坏死性小肠结肠炎

患儿男性，11天。因间断呕吐7天，腹胀2天由外院转入。G1P2，在外院因胎龄34^{+5}周胎儿宫内窘迫剖宫产出生。出生体重1 660 g，Apgar评分：8分-9分-9分。羊水清、量中，脐带及胎盘情况不详。患儿出生后即因早产于该院新生儿重症监护室住院治疗，生后第2天开奶，逐渐加量。生后第4天（7天前）出现间断呕吐，2天前腹胀明显，反应差，心率增快，血白细胞及CRP增高。X线腹部平片示：小肠积气积液，肠梗阻可能大。转院完善检查，考虑"新生儿坏死性小肠结肠炎"，行剖腹探查术＋部分小肠切除术＋小肠双腔造瘘术。术后予禁食、抗感染、补充白蛋白、肠外营养支持等治疗。术后当天患儿出现发热，血培养提示肺炎克雷伯菌感染，予美罗培南联合磷霉素抗感染及对症治疗2周，患儿病情好转出院。本例主要诊断应选择哪一项？（　　）

选项：

A. 早产儿　　B. 新生儿肠梗阻

C. 新生儿坏死性小肠结肠炎　　D. 新生儿败血症

解析：依据《医疗保障基金结算清单填写规范》（修订版）说明一"主要诊断选择要求"第一条主要诊断定义"经医疗机构诊治确定的导致患者本次就医主要原因的疾病（或健康状况）"，第二条主要诊断选择一般原则"① 消耗医疗资源最多；② 对患者健康危害最大；③ 影响住院时间最长"，同时依据《住院病案首页数据填写质量规范（暂行）》第十一条主要诊断选择第一条细则"病因诊断能包括疾病的临床表现，则选择病因诊断作为主要诊断"，第二条细则"以手术治疗为住院目的的，则选择与手术治疗相一致的疾病作为主要诊断"以及第五条细则"疾病在发生发展过程中出现不同危害程度的临床表现，且本次住院以某种临床表现为诊治目的，则选择该临床表现作为主要诊断"，本题答案应选择C。

本例患儿因新生儿肠梗阻入院，病因诊断"新生儿坏死性小肠结肠炎"能包括疾病的临床表现，且入院后行手术治疗，应选择与手术治疗相一致的疾病作为主要诊断。因此应选择新生儿坏死性小肠结肠炎P77.x01作为主要诊断。

【第十八章习题答案】

习题序号	正确答案选项	习题序号	正确答案选项	习题序号	正确答案选项
325	B	328	D	331	C
326	B	329	B		
327	B	330	C		

第十九章　Q00—Q99 先天性畸形、变形和染色体异常

332　Q21.101 中央型房间隔缺损(卵圆孔型)

患者女性,17 岁。本次因反复头痛 3 年,加重 1 周入院。颅脑 MRA 检查未见明显异常。经颅多普勒超声发泡试验阳性:支持右向左分流,固有型,Ⅲ级分流。心脏彩色超声检查示:心房水平微少量左向右分流,考虑卵圆孔未闭。经食管超声心动图示:卵圆孔未闭,心房水平微少量左向右分流。临床诊断卵圆孔未闭合,行经皮卵圆孔未闭封堵术。复查心脏彩色超声检查示:房间隔缺损封堵术后,心房水平分流信号消失。术后给予抗血小板等对症处理,患者病情稳定出院。本例主要诊断应选择哪一项?　　(　　)

选项:

A. 先天性心脏病　　　　B. 中央型房间隔缺损(卵圆孔型)

C. 房间隔缺损　　　　D. 头痛

解析: 依据《医疗保障基金结算清单填写规范》(修订版)说明一"主要诊断选择要求"第一条主要诊断定义,第二条主要诊断选择的基本要求,第四条"一般情况下,有手术治疗的患者的主要诊断要与主要手术治疗的疾病相一致"以及第十条"当症状、体征和不确定情况有相关的明确诊断时,该诊断应作为主要诊断。而 ICD-10 第十八章中的症状、体征和不确定情况则不能作为主要诊断",本题答案应选择 B。

大多数卵圆孔未闭患者不会出现任何不适的症状。但是如果卵圆孔未闭导致出现矛盾性栓塞的情况,就会出现头晕、头痛、视物模糊等症状,严重时还会出现脑梗死。"头痛"是患者主要症状及就诊原因。通过一系列检查,确诊引起头痛的原因是卵圆孔未闭,进行了卵圆孔未闭介入封堵术。根据以上原则,本例主要诊断应选择中央型房间隔缺损(卵圆孔型) Q21.101。

本题选项 A"先天性心脏病"在 ICD-10 中分类于 Q24.9 未特指的先天性心脏畸形,当有符合临床具体实际情况的疾病编码时,该残余类目不可使用;选项 C"房间隔缺损"编码于 Q21.100,该亚目的延拓码以房间隔缺损的部位进行进一步分类,在其下一级编码中,中央型房间隔缺损(卵圆孔型)Q21.101 对疾病性质有更为具体的描述,故应选择更具有特异性的疾病作为主要诊断。需要说明的是,卵圆孔一般在生后第 1 年闭合,3 岁以上的幼儿卵圆孔仍不闭合称卵圆孔未闭,若患儿年龄在 3 岁以下则无须编码。

333 Q22.100 先天性肺动脉瓣狭窄

患儿男性，出生1小时。因宫内发现心脏异常3月，生后1小时入院。G2P2，胎龄39^{+4}周，在本院因“母瘢痕子宫、妊娠期糖尿病、胎儿心脏畸形”剖宫产出生。出生体重3 660 g，Apgar评分：10分-10分-10分。羊水清，脐带及胎盘无特殊异常。宫内大体排除畸形(大排畸)检查发现心脏异常，复查胎儿心超提示肺动脉瓣狭窄。入院后X线胸片示：双肺纹理增多模糊。心脏彩色超声检查示：肺动脉瓣狭窄，三尖瓣中—重度反流，动脉导管未闭。入院后予前列地尔注射液静脉维持动脉导管开放，抗感染，静脉补液。出生后第6天全麻下行肺动脉瓣狭窄球囊扩张术，手术顺利。术后呼吸机辅助呼吸，多巴胺强心。生后15天，患儿病情稳定，出院。本例主要诊断应选择哪一项？ (　　)

选项：

A. 新生儿肺炎　　B. 糖尿病母亲的婴儿综合征

C. 动脉导管未闭　　D. 先天性肺动脉瓣狭窄

解析：依据《医疗保障基金结算清单填写规范》(修订版)说明一“主要诊断选择要求”第一条主要诊断定义“经医疗机构诊治确定的导致患者本次就医主要原因的疾病(或健康状况)”，第二条主要诊断选择一般原则“① 消耗医疗资源最多；② 对患者健康危害最大；③ 影响住院时间最长”，同时依据《住院病案首页数据填写质量规范(暂行)》第十一条主要诊断选择第一条细则“病因诊断能包括疾病的临床表现，则选择病因诊断作为主要诊断”以及第二条细则“以手术治疗为住院目的的，则选择与手术治疗相一致的疾病作为主要诊断”，本题答案应选择D。

本例患儿因先天性心脏畸形肺动脉瓣狭窄入院，且入院后行手术治疗，应选择与手术治疗相一致的疾病作为主要诊断。动脉导管未闭是合并的心脏畸形。新生儿肺炎、糖尿病母亲的婴儿综合征均非对患者健康危害最大、消耗医疗资源最多的疾病。因此选择先天性肺动脉瓣狭窄Q22.100为主要诊断。

334 Q22.500 埃布斯坦异常(三尖瓣下移畸形)

患者女性，53岁。因活动后心累、气促1个月入院。入院后心脏超声检查示：先天性心脏病，三尖瓣下移畸形，继发孔型房间隔缺损，三尖瓣中至重度反流。64层CT检查示：右心房增大，右心室增大，房间隔缺损。心电图示：电轴右偏，QRS波群形态改变(V1～V4导联R波递增不良)，右心房肥大。B型钠尿肽前体1655.89 pg/ml。在体外循环下行三尖瓣下移矫治术、房间隔缺损修补术，术后第2天胸腔闭式引流血液增多示胸腔出血，急诊行开胸探查止血术，术后监测血气分析、强心、利尿、抗感染、抗凝等治疗，患者病情稳定出院。本例主要诊断应选择哪一项？ (　　)

选项：

A. 先天性心脏病　　B. 埃布斯坦异常(三尖瓣下移畸形)

C. 继发孔型房间隔缺损　　D. 手术后胸腔出血

解析：依据《医疗保障基金结算清单填写规范》（修订版）说明一“主要诊断选择要求”第二条主要诊断选择一般原则“① 消耗医疗资源最多；② 患者健康危害最大；③ 影响住院时间最长”，第六条“择期手术后出现的并发症，应作为其他诊断填写，而不应作为主要诊断”以及第十四条“如果 2 个或 2 个以上诊断同样符合主要诊断标准，在编码指南无法提供参考的情况下，应视具体情况根据原则 2 正确选择主要诊断”，本题答案应选择 B。

三尖瓣下移是指三尖瓣隔瓣和（或）后瓣偶尔连同前瓣下移，附着于近心尖的右室壁上。本病是一种少见疾病，占先天性心脏病的 0.5%～1.0%，于 1866 年由埃布斯坦（Ebstein）首次报道，故业内又称埃布斯坦异常。本病在国家卫健委《常用临床医学名词（2019 版）》的规范名词为三尖瓣下移，又称埃布斯坦畸形、三尖瓣下移畸形；在《ICD-10 国家临床版 2.0》和《ICD-10 国家医保版（2.0）》中均为埃布斯坦异常 Q22.500。

患者本次住院就医对三尖瓣下移进行三尖瓣下移[埃布斯坦畸形]矫治术 35.1400x002，同时对房间隔缺损（继发孔型）进行房间隔缺损修补术 35.7100x009，手术后胸腔出血行开胸止血术 34.0900x011。根据以上原则，本例主要诊断不能选择房间隔缺损（继发孔型）Q21.102、手术后胸腔出血 T81.008，应选择埃布斯坦异常 Q22.500。

335 Q23.101 先天性主动脉瓣二瓣化畸形

患者男性，51 岁。主因心脏杂音 50 年，反复发热半年，伴干咳、乏力、头痛、肌肉酸痛、腰部疼痛入院。入院后心脏超声检查示：先天性心脏病，左心室明显增大，左心房增大；主动脉窦部及升部增宽，主动脉右冠窦与左冠窦交界处破入右心室；主动脉瓣增厚、关闭不全、重度反流，室间隔缺损不除外，二尖瓣微量反流。冠状动脉 64 层 CT 扫描示：左、右冠状动脉未见钙化灶，冠状动脉呈右优势型，左冠前降支近段可疑非钙化斑块形成，管腔轻微狭窄，中段壁冠状动脉-心肌桥形成。链球菌溶血素测定+风湿二项检查未见异常，排除风湿性心脏瓣膜病。在体外循环下行主动脉瓣机械瓣膜置换术、室间隔缺损组织补片修补术，术中主动脉瓣叶送组织细菌培养无细菌生长。术后予呼吸机辅助通气，动态监测血气分析，维持水、电解质及酸碱平衡，强心、利尿、抗感染及对症支持等治疗，患者术后恢复可，出院。本例主要诊断应选择哪一项？（ ）

选项：

A. 先天性心脏病　　B. 室间隔缺损

C. 先天性主动脉瓣二瓣化畸形　　D. 亚急性感染性心内膜炎

解析：依据《医疗保障基金结算清单填写规范》（修订版）说明一“主要诊断选择要求”第二条主要诊断选择一般原则“① 消耗医疗资源最多；② 对患者健康危害最大；③ 影响住院时间最长”，第四条“一般情况下，有手术治疗的患者的主要诊断要与主要手术治疗的疾病相一致”以及第十四条“如果 2 个或 2 个以上诊断同样符合主要诊断标准，在编码指南无法提供参考的情况下，应视具体情况根据原则 2 正确选择主要诊断”，本题答案应选择 C。

患者本次住院对先天性主动脉瓣二瓣化畸形进行主动脉瓣机械瓣膜置换术 35.2201，

同时对室间隔缺损进行室间隔缺损组织补片修补术35.7100x009。相比较而言，主动脉瓣机械瓣膜置换术消耗的医疗资源最多。根据以上原则，本例主要诊断不能选择室间隔缺损Q21.000、亚急性感染性心内膜炎I33.002，应选择先天性主动脉瓣二瓣化畸形Q23.101。

336 Q50.401苗勒管囊肿

患儿女性，7天。因腹腔囊性包块入院。患儿母亲孕检时发现胎儿腹腔内有囊性包块，出生后CT检查示：腹腔内有一4.6 cm×3.5 cm×5.5 cm大小囊性包块，位于肝下，胆囊、胆总管无扩张。收入院后择期行剖腹探查术，术中发现为右侧卵巢囊肿，予切除囊肿。病理报告：(右卵巢)苗勒管囊肿伴出血。术后第3天腹部切口出现红肿、少许渗液，经对症治疗后患儿痊愈出院。本例主要诊断应选择哪一项？（　）

选项：

A. 手术后切口感染　　B. 苗勒管囊肿伴出血

C. 腹腔囊肿　　D. 右侧卵巢囊肿

解析：依据《医疗保障基金结算清单填写规范》(修订版)说明一“主要诊断选择要求”第四条“一般情况下，有手术治疗的患者的主要诊断要与主要手术治疗的疾病相一致”以及第六条“择期手术后出现的并发症，应作为其他诊断填写，而不应作为主要诊断”，本题答案应选择B。

苗勒管囊肿是发生于女性生殖管腔部位的囊肿，包括子宫、卵巢、输卵管、宫颈及阴道部位的囊肿。患儿本次入院主要是针对出生后发现的腹腔内囊性包块进行诊断治疗，经手术确诊为右侧卵巢苗勒管囊肿并进行囊肿切除术，术后第3天出现切口感染，予对症治疗。根据以上原则，本例主要诊断应选择苗勒管囊肿Q50.401，A选项“手术后伤口感染”(T81.406)作为其他诊断。

【第十九章习题答案】

习题序号	正确答案选项	习题序号	正确答案选项	习题序号	正确答案选项
332	B	334	B	336	B
333	D	335	C		

第二十章　S00—T98 损伤、中毒和外因的某些其他后果

337　S02.011 额骨开放性骨折

患者男性，35岁。因外伤致额部、颌部皮肤裂伤，头部、胸部、腹部多处疼痛，急诊就诊。头颅及胸腹CT检查示：右额骨凹陷性骨折，右额叶散在血肿，颅内积气；胸腹部未见异常。急诊予头部伤口清创缝合后收住院。住院期间行右额骨开放性凹陷性骨折清创术＋硬脑膜修补术，予降低颅内压、护脑、对症等药物治疗，患者病情好转出院。本例主要诊断应选择哪一项？（　　）

选项：

A. 右额叶局灶性大脑挫伤伴血肿　　B. 右额骨开放性骨折

C. 创伤性颅内积气　　D. 头部损伤

解析： 依据《医疗保障基金结算清单填写规范》（修订版）说明一"主要诊断选择要求"第四条"一般情况下，有手术治疗的患者的主要诊断要与主要手术治疗的疾病相一致"以及第十九条"多部位损伤，选择明确的最严重损伤和/或主要治疗的疾病诊断为主要诊断"，本题答案应选择B。

患者因多发伤入院，临床诊断右额骨开放性凹陷性骨折、右额叶局灶性大脑挫伤伴血肿。住院期间针对右额骨开放性凹陷性骨折行右额骨开放性凹陷性骨折清创术＋硬脑膜修补术，针对右额叶局灶性大脑挫伤伴血肿进行降低颅内压、护脑等药物治疗。根据以上原则，主要诊断应选择额骨开放性骨折S02.011。D选项"头部损伤"是临床医师书写病程记录使用的诊断，属于不规范的诊断名称，人民卫生出版社《常用临床医学名词》、中国医药科技出版社《疾病诊断与手术操作名词术语》等都没有类似的诊断名称，在ICD-10中也为"未特指的"内容，在病历书写和病案首页诊断中尽量不要使用。

338　S05.201 角膜穿通伤伴虹膜嵌顿

患者男性，51岁。外伤致右眼视物模糊1周，门诊以"角膜穿通伤伴虹膜嵌顿"收入院。完善相关检查排除手术禁忌证后，行"右眼穿透性角膜移植术"。术后第4天出现左嘴角麻木、肢体乏力，急诊头颅CT提示基底节脑梗死，请神经内科医师会诊后建议治疗上予双联抗血小板聚集、强化他汀、改善循环等保守治疗。经上述药物治疗，患者病情好转后出院。本例主要诊断应选择哪一项？（　　）

选项：

A. 角膜穿孔　　B. 角膜穿通伤伴虹膜嵌顿

C. 脑梗死　　D. 基底节脑梗死

解析：依据《医疗保障基金结算清单填写规范》(修订版)说明一“主要诊断选择要求”第一条主要诊断定义“经医疗机构诊治确定的导致患者本次住院就医主要原因的疾病(或健康状况)”，第二条主要诊断选择一般原则“① 消耗医疗资源最多；② 对患者健康危害最大；③ 影响住院时间最长”以及《住院病案首页数据填写质量规范(暂行)》第十二条“住院过程中出现比入院诊断更为严重的并发症或疾病时，按以下原则选择主要诊断：非手术治疗或出现与手术无直接相关性的疾病，按第十条选择主要诊断”，本题答案应选择 B。

患者本次住院主要针对角膜穿通伤伴虹膜嵌顿行角膜移植术治疗，术后第 4 天出现基底节脑梗死，并进行保守治疗，且基底节脑梗死与角膜移植术无直接相关性。根据以上原则，本例主要诊断应选角膜穿通伤伴虹膜嵌顿 S05.201。

339 S05.811 泪管损伤

患者男性，43 岁。被钢筋击伤左眼后眼红肿、疼痛 9 小时，门诊以“左眼眼睑裂伤”收入院。入院后眼眶 CT 示：左侧眼球挫伤，外直肌及下直肌肿胀，左侧眼球后方、肌锥外间隙少许渗出。查体可见左眼麻痹性斜视。排除禁忌证后，行“眼睑裂伤缝合术＋左眼泪小管吻合＋鼻泪管再通术＋外眦成形术＋内眦成形术”，患者病情好转后出院。本例主要诊断应选择哪一项？（　）

选项：

A. 麻痹性外斜视　　B. 眼睑裂伤

C. 眼球挫伤　　D. 泪管损伤

解析：依据《医疗保障基金结算清单填写规范》(修订版)说明一“主要诊断选择要求”第一条主要诊断定义“经医疗机构诊治确定的导致患者本次住院就医主要原因的疾病(或健康状况)”，第二条主要诊断选择一般原则“① 消耗医疗资源最多；② 对患者健康危害最大；③ 影响住院时间最长”，第四条“以手术治疗为住院目的的，选择与手术治疗相一致的疾病作为主要诊断”，以及第十九条“多部位损伤，选择明确的最严重损伤和/或主要治疗的疾病诊断为主要诊断”，本题答案应选择 D。

患者本次住院针对左眼眼睑裂伤、泪小管断裂行手术治疗，对麻痹性斜视和眼球挫伤做保守治疗。与眼睑裂伤相比，泪小管断裂对人体健康的影响更大。结合 ICD-10 分类原则，创伤性泪小管断裂应分类于第十九章。因此，本例的主要诊断应选泪管损伤 S05.811，相对应的主要手术应为泪小管吻合术 09.7301。

340　S06.200x011 弥散性大脑损伤伴出血

患者男性，70 岁。因上楼梯时突感头晕，随即摔倒，枕部着地，意识障碍，呼之不应，伴右侧耳道持续出血 10 小时余入院。入院后头颅 CT 检查示：双侧颞叶脑挫伤出血，右侧颞部梭形高密度影，考虑硬膜外血肿，蛛网膜下腔出血，少量气颅，右侧颞骨骨折累及右侧乳突，右侧乳突脑脊液耳漏不除外。头颈部 CTA 检查示：左侧锁骨下动脉起始段混合斑伴管腔轻度狭窄，右侧颈动脉窦部混合斑伴管腔轻微狭窄，双侧颈内动脉虹吸部钙化斑块形成伴管腔轻度狭窄；双侧大脑中动脉局部管腔受推移改变。肺部 CT 检查示：右肺轻度炎症，慢性支气管炎肺气肿改变。急诊全麻下行右颞部硬膜外血肿清除术＋左脑内血肿清除术＋左脑挫裂伤清创术，术后入重症监护室，予以吸氧、改善脑功能、脱水、预防癫痫、保肝、维持水电解质平衡及营养支持治疗，患者病情好转出院。本例主要诊断应选择哪一项？　　(　　)

选项：

A. 重型闭合性颅脑损伤　　B. 弥散性大脑损伤伴出血

C. 右侧颞部创伤性硬膜外血肿　　D. 右侧创伤性蛛网膜下腔出血

解析：依据《医疗保障基金结算清单填写规范》(修订版)说明一“主要诊断选择要求”第二条主要诊断选择一般原则“① 消耗医疗资源最多；② 患者健康危害最大；③ 影响住院时间最长”，第四条“一般情况下，有手术治疗的患者的主要诊断要与主要手术治疗的疾病相一致”以及第十九条“多部位损伤，选择明确的最严重损伤和/或主要治疗的疾病诊断为主要诊断”，本题答案应选择 B。

患者本次就医主要疾病为重型闭合性颅脑损伤、弥散性大脑损伤伴出血、右侧颞部创伤性硬膜外血肿，急诊行硬脑膜外血肿清除术 01.2400x013、脑内血肿清除术 01.3900x009、脑清创术 01.5925。根据以上原则，主要诊断不能选择闭合性颅脑损伤重型 S06.700x003，应选择弥散性大脑损伤伴出血 S06.200x011。

341　S06.500x002 创伤性硬脑膜下血肿

患者男性，68 岁。因车祸受伤昏迷急诊入院。入院后经 CT 等相关检查，确诊为硬脑膜下血肿、颞骨骨折、顶骨骨折、肺部感染、高血压。患者住院期间出现脑疝，经过相关手术行血肿清除减压治疗，病情平稳出院。本例主要诊断应选择哪一项？　　(　　)

选项：

A. 创伤性硬脑膜下血肿　　B. 脑疝

C. 颞骨骨折　　D. 创伤性脑疝

解析：依据《医疗保障基金结算清单填写规范》(修订版)说明一“主要诊断选择要求”第一条主要诊断定义“经医疗机构诊治确定的导致患者本次住院就医主要原因的疾病(或健康状况)”，第二条主要诊断选择一般原则“① 消耗医疗资源最多；② 对患者健康危害最大；③ 影响住院时间最长”以及第十九条“多部位损伤，选择明确的最严重损伤和/或主要治疗的疾病诊断为主要诊断”，本题答案应选择 A。

患者因颅脑创伤入院治疗，硬膜下出血消耗的医疗资源最多，对患者的健康危害最大，对患者住院时长影响最大，脑疝也是其并发症，因此硬膜下血肿是其主要诊疗疾病。另外，硬膜下血肿、脑疝在书写疾病诊断及 ICD 编码时，要注意区分是创伤性还是非创伤性的。本例患者由外伤导致硬膜下出血，主要诊断应选择创伤性硬脑膜下血肿 S06.500x002。

342 S06.600x002 创伤性蛛网膜下腔血肿

患者女性，42 岁。因骑电动车不慎撞到栏杆致头晕、头痛，由“120”救护车送诊。CT 检查示：广泛蛛网膜下腔出血；下牙槽骨骨折，断端错位；右侧第 7 前肋骨折；右侧第 9 后肋骨折。入院后行 3 次腰椎穿刺术引流血性脑脊液，减轻脑膜刺激症状。复查头颅 CT 示：蛛网膜下腔出血较前明显吸收减少。患者拒绝行下牙槽骨骨折手术治疗，经治疗后病情好转出院。本例主要诊断应选择哪一项？（　　）

选项：

A. 多处损伤　　B. 下牙槽骨骨折

C. 创伤性蛛网膜下腔出血　　D. 两根肋骨骨折不伴第一肋骨骨折

解析： 依据《医疗保障基金结算清单填写规范》（修订版）说明一“主要诊断选择要求”第四条“一般情况下，有手术治疗的患者的主要诊断要与主要手术治疗的疾病相一致”以及第十九条“多部位损伤，选择明确的最严重损伤和/或主要治疗的疾病诊断为主要诊断”，本题答案应选择 C。

本例为交通事故导致多发伤，但最严重的损伤和主要治疗的疾病都是创伤性蛛网膜下腔出血，并未针对牙槽骨骨折进行手术治疗。根据以上原则，主要诊断选择创伤性蛛网膜下腔出血，《ICD-10 国家临床版 2.0》编码为 S06.600x001，《ICD-10 国家医保版 2.0》编码为 S06.600x002。

343 S06.801 创伤性小脑出血

患者男性，18 岁。因车祸致头部损伤后昏迷 1 小时入院。入院后急诊头颅 CT 检查诊断为：重度闭合性颅脑损伤；小脑出血；急性硬膜下血肿；颅底骨折。急诊全麻下行颞顶枕开颅颅内血肿清除术＋硬膜下血肿清除术，术后予以抗感染、止血、降颅内压等对症支持治疗。术后患者恢复良好，出院。本例主要诊断编码应选择哪一项？（　　）

选项：

A. 重度闭合性颅脑损伤　　B. 创伤性小脑出血

C. 急性硬膜下血肿　　D. 颅底骨折

解析： 依据《医疗保障基金结算清单填写规范》（修订版）说明一“主要诊断选择要求”第一条主要诊断定义，第二条主要诊断选择的基本要求以及第四条“一般情况下，有手术治疗的患者的主要诊断要与主要手术治疗的疾病相一致”，本题答案应选择 B。

本例因交通事故致多发性颅脑损伤，住院期间针对小脑出血、急性硬膜下血肿都进行了手术治疗。ICD-10 编码规则给出了下列情况：① 记录为内部损伤并仅伴有浅表性损伤和/或开放性伤口者，把内部损伤作为“主要情况”编码；② 颅骨和面骨骨折并伴有有关的颅内损伤者，把颅内损伤作为“主要情况”编码；③ 记录为颅内出血并仅伴有头部其他损伤者，把颅内出血作为“主要情况”编码；④ 记录为骨折并仅伴有同一部位的开放性伤口者，把骨折作为“主要情况”编码。本例满足例外情况中③的条件，有颅内出血伴有其他损伤（急性硬膜下血肿），把颅内损伤作为主要情况编码，所以本例主要诊断应为创伤性小脑出血 S06.801。

344　S24.100x023 胸部脊髓不完全损伤

患者女性，59 岁。因行走时被混凝土车从后方撞倒，双侧臀部着地，即感双下肢活动不能，伴双下肢胀痛、麻木感入院。既往有先天性脊柱后凸畸形病史。入院后查体：脊柱胸腰段明显后凸畸形，凸出顶部皮肤可见 2 cm×3 cm 擦伤，腰骶部棘突压痛明显，腰背部活动稍受限。双侧脐平面以下感觉对称性减退，鞍区感觉明显减退，下腹部皮肤痛觉过敏；双下肢各关键肌肌力 0 级；肛门括约肌松弛。脊柱骨盆 MRI 检查示：胸腰段脊柱侧弯、后凸畸形，骨质增生。结合病史、查体、影像学检查，临床诊断：胸部脊髓损伤 B 级（ASIA 评分），先天性脊柱后凸畸形。择期在全麻下行后路椎管减压术、钛网支撑植骨融合内固定术。术后切口皮缘部分坏死，行坏死皮缘清创缝合术。术后给予抗感染、纠正贫血、静脉营养、对症支持治疗，患者病情好转，伤口愈合好，出院。本例主要诊断应选择哪一项？　（　　）

选项：

A. 先天性脊柱后凸　　B. 胸部脊髓不完全损伤

C. 贫血　　D. 手术后皮肤坏死

解析：依据《医疗保障基金结算清单填写规范》（修订版）说明一“主要诊断选择要求”第二条主要诊断选择一般原则“① 消耗医疗资源最多；② 患者健康危害最大；③ 影响住院时间最长”，第四条“一般情况下，有手术治疗的患者的主要诊断要与主要手术治疗的疾病相一致”以及第十九条“多部位损伤，选择明确的最严重损伤和/或主要治疗的疾病诊断为主要诊断”，本题答案应选择 B。

导致患者本次住院就医主要原因的疾病为交通事故伤后胸部脊髓损伤 B 级，且针对胸部脊髓损伤进行了椎管减压术 03.0900x010、胸腰椎融合术，后入路 81.0502。根据以上原则，主要诊断不能选择先天性脊柱后凸 M40.201。手术后皮肤坏死 T81.813 属于择期手术并发症，也不应作为主要诊断。应选择胸部脊髓不完全损伤 S24.100x023 为主要诊断。

345 S25.001 创伤性胸主动脉瘤

患者男性，54 岁。因摔倒致胸部突发撕裂样疼痛急诊入院。入院后经急诊 CTA 等检查，明确诊断为“创伤性胸主动脉夹层”，急诊行经皮胸主动脉腔内隔绝术(覆膜支架)，术后患者病情好转出院。本例主要诊断编码及主要手术操作编码应选择如下哪一项？

（　　）

选项：

A. 胸主动脉夹层 I71.007；胸主动脉覆膜支架腔内隔绝术 39.7303

B. 创伤性胸主动脉瘤 S25.001；胸主动脉覆膜支架腔内隔绝术 39.7303

C. 胸主动脉夹层 I71.007；动脉导管支架置入术 39.9000x026

D. 创伤性胸主动脉瘤 S25.001；动脉导管支架置入术 39.9000x026

解析： 依据《医疗保障基金结算清单填写规范》(修订版)和《住院病案首页数据填写质量规范(暂行)》主要诊断、主要手术填写原则，本题答案应选择 B。

患者本次以“创伤性胸主动脉夹层”入院，在 ICD-10 中以“夹层”为主导词进行查找，夹层—主动脉(任何部分)(破裂)I71.0，核对 ICD-10 第一卷类目表，未提示不包括，但是根据《医疗保障基金结算清单编码填报规范》第二百一十九条第五条细则“创伤性动脉瘤按解剖部位分类于本章各类目的血管损伤中，非创伤性动脉瘤分类于第九章循环系统疾病”，本例胸主动脉夹层属于创伤性动脉瘤，所以应该确定主导词为“损伤”，损伤—主动脉(胸)S25.0。主要诊断编码应为创伤性胸主动脉瘤 S25.001。

患者本次主要手术为经皮胸主动脉腔内隔绝术，手术操作编码为胸主动脉覆膜支架腔内隔绝术 39.7303。对该手术编码要理解手术内涵，即在主动脉造影情况下置入胸主动脉覆膜支架系统。动脉瘤(动脉夹层)的支架置入术需要和动脉狭窄和闭塞的支架置入术相区别，例如：主动脉夹层、大脑中动脉动脉瘤等诊断对应的血管支架主导词是“修补术”，在编码过程中不需要区分支架类型，不需要附加血管支架的数量、治疗血管的数量；脑梗死、急性心肌梗死、肾动脉狭窄等诊断对应的血管支架主导词是“插入”，在编码过程中需要注意区分血管支架的类型，需附加血管支架的数量、治疗血管的数量。

346 S32.000x031 腰椎骨折 L3

患者男性，34 岁。因 2 小时前从 5 楼跌落入院。入院后经 CT 检查及实验室检查，明确诊断为：多发性骨折(腰 2—3 椎体骨折，左侧肋骨骨折，坐骨骨折，右侧股骨中段骨折)；左侧胸腔积液；肺挫伤；重度失血性贫血。入院后予以重症监护、补液、输注红细胞等对症治疗，择期行腰椎融合术、股骨骨折复位内固定术后好转出院。主要诊断应选择

（　　）

选项：

A. 腰椎骨折 L3　　　B. 左侧股骨中段骨折

C. 多发性骨折　　　D. 肺挫伤

解析：依据《医疗保障基金结算清单填写规范》(修订版)说明一“主要诊断选择要求”第一条，第二条，第四条“一般情况下，有手术治疗的患者的主要诊断要与主要手术治疗的疾病相一致”以及第三十条“主要手术操作一般是风险最大、难度最高、花费最多的手术及操作”，腰椎脊柱融合术与股骨骨折切开复位内固定术相比，风险更大、难度更高，花费更多，所以此时主要手术选择腰椎脊柱融合术，临床主要针对腰椎体骨折，本题主要诊断选 A，第三腰椎骨折编码 L3 S32.000x031。

依据《医疗保障基金结算清单填写规范(修订版)》第十七条“多部位损伤，选择明确的最严重损伤和/或主要治疗的疾病作为主要诊断”，多发性骨折不作为主要诊断。本次治疗过程中，主要针对腰椎骨折和股骨骨折行腰椎融合术、股骨骨折复位内固定术，针对肺挫伤没有进行特异性治疗，所以不选择肺挫伤作为主要诊断。

347　S35.204 创伤性肝动脉破裂

患者男性，37 岁。3 小时前不慎腹部撞至桌角，随后出现右上腹疼痛，伴有腹胀，急诊入院。入院后腹部 CT 示肝包膜完整，包膜下高密度影，腹腔内未见积液。急诊行肝动脉造影显示肝动脉破裂出血，立即行肝动脉介入栓塞止血，术后予以气管插管呼吸机辅助呼吸等对症支持治疗，患者病情好转出院。本例主要诊断编码、主要手术编码应选择哪一项？（　　）

选项：

A. 创伤性肝破裂 S36.102；经导管肝动脉栓塞术 39.7903

B. 急性出血后贫血 D62.x00；呼吸机治疗[大于等于 96 小时] 96.7201

C. 失血性休克 R57.101；呼吸机治疗[大于等于 96 小时] 96.7201

D. 创伤性肝动脉破裂 S35.204；经导管肝动脉栓塞术 39.7903

解析：依据《医疗保障基金结算清单填写规范》(修订版)说明一“主要诊断选择要求”第一条，第二条以及第四条“一般情况下，有手术治疗的患者的主要诊断要与主要手术治疗的疾病相一致”，本题答案应选择 D，即主要诊断为创伤性肝动脉破裂，主要手术为经导管肝动脉介入栓塞术。临床上，中心型闭合性肝破裂，无腹膜炎等，可仅行肝动脉介入栓塞术。若后期出现胆漏或胆汁瘤需另行处理。

主要手术编码为经导管肝动脉栓塞术 39.7903 无异议，但是在 CHS-DRG 分组中，使用创伤性肝破裂 S36.102 入组 HJ1 组(与肝胆或胰腺有关的其他手术)，使用创伤性肝动脉破裂 S35.204 入组 FN1 组(外周动脉经皮血管内检查和/或治疗)，不同的主要诊断会进入不同的 ADRG，权重也会有所不同。各地 DRG 分组器存在差异，极个别地区 DRG 分组器可能偶尔会出现编码无误但不能入组的情况，需向医保经办机构反馈。

348　S36.002 创伤性脾破裂

患者男性，11 岁。因 4 小时前自高处坠落，左侧面部充血淤血肿胀，鼻部出血，上肢活动受限，腹部胀痛，急诊入院。入院后腹部CT平扫示：脾脏密度不均匀、多发不规则低密度影，脾破裂不除外；腹腔、盆腔积液(积血不除外)。腹部超声检查示：肝实质回声不均质，肝挫伤可能，破裂不除外；右肾、脾实质回声不均质，考虑挫伤可能。X线上肢全长正位片提示：左侧肱骨下段骨折，右侧桡骨远端骨折，左侧尺骨鹰嘴显示欠清，左侧肘关节对位欠佳，脱位可能。急诊行剖腹探查术，术中证实脾破裂、肾挫裂伤，行脾切除术、肾修补术；继行肱骨骨折切开复位钢针内固定术、桡骨骨折切开复位钢板内固定术。术后予以抗感染、消肿镇痛等对症支持治疗，患者伤口愈合可，出院。本例主要诊断应选择哪一项？（　）

选项：

A. 创伤性脾破裂　　B. 肾挫伤

C. 左侧肱骨远端骨折　　D. 右侧桡骨远端骨折

解析：依据《医疗保障基金结算清单填写规范》(修订版)说明一"主要诊断选择要求"第二条主要诊断选择一般原则"① 消耗医疗资源最多；② 患者健康危害最大；③ 影响住院时间最长"，第四条"一般情况下，有手术治疗的患者的主要诊断要与主要手术治疗的疾病相一致"以及第十九条"多部位损伤，选择明确的最严重损伤和/或主要治疗的疾病诊断为主要诊断"，本题答案应选择A。

患者本次就医主要原因为严重多发伤，且同时进行脾全切除术41.5x00、肾修补术55.8901、肱骨骨折切开复位钢针内固定术79.3100x004、桡骨骨折切开复位钢板内固定术79.3200x011。根据以上原则，本案例中以脾破裂消耗医疗资源最多、损伤最为严重，因此，主要诊断不能选择肾挫伤S37.002、肱骨远端骨折S42.400x001、桡骨远端骨折S52.500x001，应选择明确的创伤性脾破裂S36.002。

349 S36.100x011 肝挫伤

患者女性，41岁。因驾车与小轿车相撞致安全气囊弹出，撞击胸腹部，胸部及右上腹胀疼痛，伤后1天入院。入院后CT检查示：肝挫裂伤；右肾包膜下血肿、积液，右肾局部肾实质强化稍减低，肾挫伤可能，左肾小囊肿；腹盆腔积液，少量积血；双肺下叶少许渗出；双侧少量胸腔积液；L5椎体右侧横突肥大并假关节形成。血中性粒细胞0.849，血红蛋白90 g/L，红细胞计数3.10×10^{12}/L。肝胆外科、泌尿外科会诊后无手术指征，保守治疗。给予绝对卧床、止血、补液、祛痰、维持水电解质平衡、抑酸护胃、营养支持等对症治疗。患者病情好转出院。本例主要诊断应选择哪一项？（　）

选项：

A. 闭合性腹部损伤　　B. 肾挫伤伴血肿

C. 肝挫伤　　D. 肺挫伤

解析：依据《医疗保障基金结算清单填写规范》(修订版)说明一"主要诊断选择要求"第二条主要诊断选择一般原则"① 消耗医疗资源最多；② 患者健康危害最大；③ 影响住院时间最长"，第四条"一般情况下，有手术治疗的患者的主要诊断要与主要手术治疗的疾病相一致”以及第十九条“多部位损伤，选择明确的最严重损伤和/或主要治疗的疾病诊断为主要诊断”，本题答案应选择 C。

患者本次住院就医主要原因为交通事故导致的多发伤，包括闭合性腹部损伤，肝、肾、肺挫伤，但均无手术指征，给予保守治疗。根据以上原则，主要诊断不能选择笼统的未特指的腹部损伤 S39.907，也不宜选择相对较轻的肾挫伤、肺挫伤，应选择选择明确的最严重损伤肝挫伤 S36.100x011。

350 S42.000x021 锁骨干骨折

患者男性，47 岁。因高处坠落钢管砸伤颈部、右肩，疼痛伴活动受限 2 天入院。入院后 CT 检查示：颈 6、7 椎体横突骨折，颈 7 椎体右侧关节突骨折；右侧锁骨中段粉碎骨折；右侧肋骨骨折，胸骨骨折；腰椎陈旧性骨折。胸部 X 线正侧位片示：右肺中、下野片影，炎症或肺损伤可能，右侧胸腔少量积液，右侧锁骨中段骨折。在全麻下行右侧锁骨骨折切开复位钢板内固定术、右侧锁骨植骨术。术后予以抗感染、消肿镇痛、活血化瘀等对症支持治疗，患者病情好转，伤口愈合可，出院。本例主要诊断应选择哪一项？（ ）

选项：

A. 肺挫伤　　B. 锁骨干骨折

C. 颈椎多发性骨折　　D. 胸骨骨折

解析：依据《医疗保障基金结算清单填写规范》(修订版)说明一“主要诊断选择要求”第二条主要诊断选择一般原则“① 消耗医疗资源最多；② 患者健康危害最大；③ 影响住院时间最长”以及第四条“一般情况下，有手术治疗的患者的主要诊断要与主要手术治疗的疾病相一致”，本题答案应选择 B。

导致患者本次住院就医主要原因的疾病为多发性骨折与肺挫伤，治疗主要针对锁骨干骨折进行右侧锁骨骨折切开复位钢板内固定术 79.3900x051。根据以上原则，本例主要诊断不能选择肺挫伤 S27.301、颈椎多发性骨折 S12.700x001、胸骨骨折 S22.200，应选择手术治疗的主要疾病锁骨干骨折 S42.000x021。

351 S45.101 创伤性肱动脉损伤

患者男性，59 岁。3 小时前因自驾摩托车不慎与大货车发生撞击导致交通事故伤，伤后感多处疼痛不适，以颜面部及左上肢疼痛明显，急诊入院。入院后查体：左上肢较多散在张力性水泡形成，肿胀明显，局部皮肤淤血，左手背第一第二掌间可见长约 3 cm 裂口，可见肌肉组织外露，较多污物。患肢肿胀明显，张力高，活动受限，可触及骨擦感，左桡动脉搏动未触及，远端血供差，感觉减退。颜面部肿胀，左侧眉弓处可见长约 1 cm 的渗血伤口。64 层 CT 检查示：左侧肱动脉中远段及其远段血管未见显影，闭塞可能；左侧肱骨下段、尺骨鹰嘴骨折，左侧肘关节脱位；左侧三角骨、钩状骨骨折。眼耳鼻咽喉 CT 检查示：左侧颌面部多发骨折；双侧副鼻窦炎。头部 CT 示脑实质螺旋 CT 平扫未见明显异常。血常规：白细胞计数 29.16×10^{9}/L，中性粒细胞 0.912，血红蛋白 109 g/L，红细胞计数 3.64×10^{12}/L，红细胞压积 0.324。血气分析：pH 7.31，PCO_2 18.00 mmHg，PO_2 154.00 mmHg，HCO_3^- 9.10 mmol/L，HCO_3^- std 12.70 mmol/L，SO_2 99.00%。急诊行左侧上臂筋膜切开减压术、左侧肱动脉人工血管吻合术、左手软组织清创缝合术、左侧额部组织缝合术、左侧上肢VSD负压封闭引流术、左侧肘关节外固定架固定术。术后给予抗感染、输血、血管活性药物、维持水电解质平衡等治疗，患者病情好转出院。本例主要诊断应选择哪一项？（　　）

选项：

A. 左侧上肢骨筋膜室综合征　　B. 左侧创伤性肱动脉损伤

C. 左侧上臂挤压伤　　D. 多处骨折

解析：依据《医疗保障基金结算清单填写规范》（修订版）说明一"主要诊断选择要求"第二条主要诊断选择一般原则"① 消耗医疗资源最多；② 患者健康危害最大；③ 影响住院时间最长"，第四条"一般情况下，有手术治疗的患者的主要诊断要与主要手术治疗的疾病相一致"以及第十九条"多部位损伤，选择明确的最严重损伤和/或主要治疗的疾病诊断为主要诊断"，本题答案应选择B。

导致患者本次住院就医主要原因的疾病为严重多发伤，分别有创伤性肱动脉损伤、上肢骨筋膜室综合征、上臂挤压伤、多处骨折等多处损伤，同时进行肱动脉-肱动脉搭桥术39.2211、筋膜间隙切开减压术83.0900x003、手部软组织切除术82.3900x001。但多处损伤中，以针对创伤性肱动脉损伤进行的肱动脉-肱动脉搭桥术消耗医疗资源最多，也对患者健康影响最大。根据以上原则，主要诊断应选择创伤性肱动脉损伤S45.101，不选择创伤性骨筋膜室综合征T79.601、上臂挤压伤S47.x01等。

352 S46.002 肩袖损伤

患者女性，45岁。1周前骑车途中被汽车刮倒，右肩及胸肋部着地撞击，右肩及右侧上臂疼痛且活动受限，来诊。右肩MRI检查示：冈上肌、冈下肌巨大撕裂。门诊以"肩袖巨大撕裂"收入院，完善术前检查后，择期行肩关节镜下肩袖修补术＋肩峰成形术＋肱二头肌肌腱长头固定术。本例主要诊断编码、主要手术编码应选择哪一项？（　　）

选项：

A. 肩袖损伤 S46.002；肩袖修补术 81.8300x006

B. 肩袖损伤 S46.002；肩关节镜下肩袖修补术 81.8300x008

C. 肩袖损伤 S46.002；回旋肌环带修补术 83.6300

D. 肩袖损伤 S46.002；肩关节镜下肱二头肌肌腱长头固定术 83.8800x014

解析：依据《医疗保障基金结算清单填写规范》（修订版）说明一"主要诊断选择要求"及说明三"手术和操作填报原则"，本题答案应选择C。

本例临床主要诊断为肩袖损伤，由创伤引起，应编码为肩袖损伤S46.002。S46.0是指肩回旋套肌腱的损伤，肩回旋套由肩胛下肌、冈上肌、冈下肌、小圆肌的肌腱组成，形似袖口，包裹于肩关节前方、上方以及后方，这四条肌肉的肌腱围绕着肩关节，形成像套袖一样的结构，被形象地称为“肩袖”。本例主要手术为针对肩袖损伤进行的肩袖部位的肌腱、肌肉修补术，如不核对手术类目表，此时编码易错选 B 选项中的“肩关节镜下肩袖修补术 81.8300x008”。核对 ICD-9-CM-3 类目表，81.83 是肩关节的其他修补术，虽然医保 2.0 编码库将肩袖修补术扩码至此延拓码下，但是其表达的是肩关节的修补，故不能直接使用。肩袖修补术的正确编码思路应为：主导词“修补术”，查找路径为修补术—肌腱袖—肩 83.63，核对编码回旋肌环带修补术 83.63。在实际工作过程中，编码员切忌直接从编码库直接查找编码，有的编码名称和手术名称一致，但是实际内涵却相差甚远，一定要遵循 ICD 编码原则，首先确定主导词，第二步查找索引，第三步核对编码，才能准确编码。

353　S52.410 开放性尺骨桡骨骨干骨折

患者男性，24 岁。摔倒导致左上肢出血肿胀伴活动受限 2 小时入院。左上肢正侧位 X 线片及左上肢三维 CT 扫描示：左尺桡骨中段开放性骨折。临床诊断为左尺桡骨中段开放性骨折、左上肢血肿，患者要求转上级医院手术治疗，遂办理出院。本例主要诊断编码应选择哪一项？　(　　)

选项：

A. 前臂多处损伤　　B. 开放性尺骨桡骨骨干骨折

C. 桡尺骨骨干骨折　　D. 前臂挫伤

解析：依据《医疗保障基金结算清单填写规范》(修订版)说明一“主要诊断选择要求”，本题答案应选择 B。

根据损伤的多编码原则，同一身体部位存在不同类型的损伤，且不能区分损伤的严重程度，才能使用合并编码前臂多处损伤 S59.700。开放性骨折严重程度明显高于前臂血肿，所以本例主要诊断应该选择左尺桡骨中段开放性骨折。外伤进行疾病分类时应明确损伤的时间、原因、部位、类型、查体和医技检查结果等，编码据此分类。以本题为例，骨折发生在入院 2 小时前，新发骨折应分类于第十九章；骨折部位为尺桡骨中段，要注意区分，S52.0—S52.6 区分了尺骨、桡骨骨折的具体部位；骨折类型为开放性骨折，ICD-10 用细目“0”表示闭合性骨折、“1”表示开放性骨折；医技检查结果提示桡骨骨折还伴有尺骨骨折，根据 ICD-10 编码原则，尺桡骨骨折应该合并编码为尺骨和桡骨骨干骨折 S52.4。综上，本例主要诊断应编码于开放性尺骨桡骨骨干骨折 S52.410。

354　S52.600x001 尺桡骨远端骨折

患者女性，63 岁。因下楼梯时不慎摔伤致左腕部疼痛、肿胀伴活动受限就诊，X 线正侧位片示左尺桡骨远端骨折。收住骨科，行左尺桡骨远端骨折切开复位内固定术。经治疗后，患者病情好转出院。本例主要诊断应选择哪一项？　(　　)

选项:

A. 左侧桡骨远端骨折　　B. 左侧尺骨远端骨折

C. 左侧尺桡骨远端骨折　　D. 摔伤

解析: 依据《医疗保障基金结算清单填写规范》(修订版)说明一“主要诊断选择要求”第四条“一般情况下,有手术治疗的患者的主要诊断要与主要手术治疗的疾病相一致”,本题答案应选择 C。

依据 ICD-10 编码规则,同时出现桡骨远端骨折 S52.5 合并尺骨远端骨折 S52.8 时,应合并编码为尺桡骨远端骨折 S52.6,《ICD—10 国家医保版 2.0》和《ICD—10 国家临床版 2.0》中,尺桡骨远端骨折编码为 S52.600x001。D 选项“摔伤”是损伤、中毒的外部原因,不能作为诊断。如果医院病案首页出院诊断采用的是临床医师在 ICD-10 数据库选择诊断名称的模式,可以在出院诊断设置“填写范围不能是 V01—Y98”,而在病案首页的“损伤、中毒的外部原因”处设置填写范围只能是 V01—Y98,避免将损伤、中毒的外部原因填入出院诊断的字段。

355 S68.100x001 单指不全切断

患者男性,57 岁。被机器绞伤右手急诊入院。入院后检查提示:右手第二指毁损伤(不全离断),第三指开放性损伤,指长伸肌腱、指长屈肌腱断裂。急诊行手部开放性损伤清创术+第二指残端修整术+肌腱缝合术,术后患者恢复可,病情好转出院。本例主要诊断编码、主要手术编码应选择哪一项?　(　　)

选项:

A. 单指不全切断 S68.100x001;手指离断术 84.0100x004

B. 手部指屈肌腱损伤 S66.100x009;屈指肌腱缝合 82.4400x002

C. 手部指伸肌腱损伤 S66.300x009;伸指肌腱缝合术 82.4500x013

D. 单指不全切断 S68.100x001;截断残端的修复术 84.3x00

解析: 依据《医疗保障基金结算清单填写规范》(修订版)说明一“主要诊断选择要求”第一条主要诊断定义以及第二条主要诊断选择一般原则,本题答案应选择 A。

本题临床主要诊断应选择右手第二指毁损伤(不全离断),主要诊断编码为单指不全切断 S68.100x001,主要手术应选择第二指残端修整术。需注意,这种情况下,很多编码员会错误编码为“截断残端的修复术 84.3x00”。通过核对 ICD-9-CM-3 类目表发现不包括近期创伤性截断的修复术[近期损伤的进一步修正截断](84.00—84.19,84.91),所以主要手术编码应该为手指离断术 84.0100x004。另外需要注意的是,关于指(趾)的疾病编码和手术编码都应该区分拇指(拇趾)和其他指(趾)。

356 S68.201 多手指完全切断

患者男性,76 岁。因电动轮椅不慎被转弯水泥罐车撞倒并拖行 10 余米,右手背侧开放性损伤，右手、左前臂持续性剧烈疼痛，无意识障碍，伤后 10 小时入院。既往史：痛风病史 10 年，糖尿病病史 9 年。入院后查体：右手背侧开放性伤口，面积约 12 cm×8 cm，伤口污染明显；远端皮肤、皮下组织撕脱约 7 cm×8 cm，近端表皮剥脱约 5 cm×8 cm，伤口内无明显活动性出血；右拇指后内侧可见桡神经浅支部分分支，第一掌骨处肌肉部分断裂坏死；右前臂可见皮下动静脉瘘包块，右侧手指远端血供较差；左前臂可见 5 cm×5 cm 及 10 cm×2 cm 的表皮擦伤；右侧腕关节及各指间关节、掌指关节主动背伸、腕曲等活动明显受限。双侧上肢 X 线片检查示：右侧拇指近节指骨骨折，右侧第一掌骨骨折。实验室检查：尿素 21.23 mmol/L，肌酐 802.2 μmol/L，白蛋白 36.0 g/L，红细胞沉降率 60 mm/h。行右侧拇指、食指、中指、无名指、小指关节离断术＋右侧手软组织清创缝合术。术后给予抗感染、右上肢 VSD 负压封闭引流、控制血糖、纠正痛风等治疗，患者病情好转出院。本例主要诊断应选择哪一项？（　　）

选项：

A. 多手指完全切断　　　　B. 右侧拇指离断

C. 右手指开放性损伤　　　D. 右侧第一掌骨骨折

解析：依据《医疗保障基金结算清单填写规范》（修订版）说明一“主要诊断选择要求”第二条主要诊断选择一般原则“① 消耗医疗资源最多；② 患者健康危害最大；③ 影响住院时间最长”，第四条“一般情况下，有手术治疗的患者的主要诊断要与主要手术治疗的疾病相一致”以及第十九条“多部位损伤，选择明确的最严重损伤和/或主要治疗的疾病诊断为主要诊断”，本题答案应选择 A。

患者本次住院就医主要原因为拇指、食指、中指创伤性离断，手部开放性损伤伴骨折，针对拇指、食指、中指创伤性离断进行了手指关节离断术 84.0100x002，针对手部开放性损伤进行了手部软组织切除术 82.3900x001。根据以上原则，主要诊断不选择手部开放性损伤伴骨折 S61.800x012，应选择消耗医疗资源最多、损伤最为严重的多手指完全切断 S68.201。

357　S72.000x051 股骨颈基底骨折

患者女性，65 岁。半小时前从椅子上摔落，大腿剧烈疼痛、畸形、肿胀伴功能障碍，X 线片提示“右侧股骨颈基底骨折”。入院后发生尿潴留。给予超声引导下膀胱造瘘，股骨颈基底骨折以夹板外固定，患者病情好转出院。本例主要诊断编码、主要手术操作编码及外因编码应选择哪一项？（　　）

选项：

A. 股骨骨折 S72.900；超声引导下耻骨上膀胱造口导尿管插入术 57.1700x001；涉及椅子上的跌落 W07.x00

B. 股骨颈基底骨折 S72.000x051；夹板外固定 93.5400x001；涉及椅子上的跌落 W07.x00

C. 尿潴留 R33.x00；超声引导下耻骨上膀胱造口导尿管插入术 57.1700x001；涉及椅

子上的跌落 W07. x00

D. 股骨颈基底骨折 S72. 000x051;夹板外固定 93. 5400x001;跌倒 W19. x00

解析: 依据《医疗保障基金结算清单填写规范》(修订版)说明一"主要诊断选择要求"第一条以及第四条"除特殊约定要求外,原则上'入院病情'为'4'的诊断不应作为主要诊断",本题答案应选择 B。

患者本次骨折为右侧股骨颈基底骨折,有更明确的部位就不能直接使用残余类目股骨骨折 S72. 900,主要诊断编码应为股骨颈基底骨折 S72. 000x051。

《医疗保障基金结算清单填写规范》(修订版)说明三"手术和操作填报要求"第四条规定:"仅有操作时,首先填写与主要诊断相对应的主要治疗性操作(特别是有创治疗性操作)。"超声引导下耻骨上膀胱造口导尿管插入术虽然是有创操作,但与主要诊断无关,所以主要手术操作应选择夹板外固定 93. 5400x001。损伤的外部原因明确是从椅子上跌倒,就不能直接用跌倒,所以外因编码为涉及椅子上的跌落 W07. x00。

358 S72.000 股骨颈骨折

患者男性,70 岁。因行走时不慎摔倒,左侧肢体着地,左髋部及左侧肩关节疼痛伴活动受限 1 周入院。既往大脑中动脉瘤破裂手术史。入院后四肢 X 线平片检查示:左侧股骨颈骨折,左侧肱骨外科颈骨折,左侧肩关节积液。头部 CT 检查示:颅脑术后,右侧额顶颞骨部分缺损,右侧额颞叶软化灶,右侧颞部可见瘤夹影。下肢血管彩色超声检查示:左侧小腿肌间静脉血栓形成。C 反应蛋白 33. 2 mg/L,红细胞沉降率 390 mm/h。在全麻下行左侧全髋关节置换术、左侧肱骨骨折切开复位钢板内固定术,术后予抗感染、消肿、镇痛等对症支持治疗。患者病情好转,伤口愈合好,出院。本例主要诊断应选择哪一项? (　　)

选项:

A. 左侧股骨颈骨折

B. 左侧肱骨外科颈骨折

C. 左侧肩关节脱位

D. 小腿肌间静脉血栓形成

解析: 依据《医疗保障基金结算清单填写规范》(修订版)说明一"主要诊断选择要求"第二条主要诊断选择一般原则"① 消耗医疗资源最多;② 患者健康危害最大;③ 影响住院时间最长",第四条"一般情况下,有手术治疗的患者的主要诊断要与主要手术治疗的疾病相一致"以及第十九条"多部位损伤,选择明确的最严重损伤和/或主要治疗的疾病诊断为主要诊断",本题答案应选择 A。

导致患者本次就医的主要原因为多发创伤,包括股骨颈骨折、肱骨外科颈骨折、肩关节脱位,同时进行全髋关节置换术 81. 5100、肱骨骨折切开复位钢板内固定术 79. 3100x005。根据以上原则,主要诊断不能选择肱骨外科颈骨折 S42. 202,应选择消耗医疗资源最多的、最严重的损伤股骨颈骨折 S72. 000。

359 S82.212 开放性胫腓骨干骨折

患者男性，45 岁。因左小腿摔伤后行动受限急诊入院。入院后经左下肢 CT 检查诊断为左小腿胫骨干开放性骨折、腓骨头骨折（闭合性），行胫骨开放性骨折清创术＋左胫骨骨折切开复位钢板内固定术，腓骨不予处理。术后患者病情逐步稳定，出院。本例病案首页的诊断编码和手术编码应选择哪一项？（　　）

选项：

A. 主要诊断编码：开放性胫腓骨干骨折 S82.212；主要手术编码：胫骨骨折切开复位钢板内固定术 79.3600x013

B. 主要诊断编码：开放性胫骨骨干骨折 S82.210；其他诊断编码：腓骨头骨折 S82.400x012；主要手术编码：胫骨骨折切开复位钢板内固定术 79.3600x013

C. 主要诊断编码：开放性胫骨骨干骨折 S82.210；其他诊断编码：腓骨头骨折 S82.400x012；主要手术编码：胫骨开放性骨折清创术 79.6601

D. 主要诊断编码：开放性胫腓骨干骨折 S82.212；主要手术编码：胫骨开放性骨折清创术 79.6601

解析：本题中，患者临床诊断左小腿胫骨干开放性骨折，主要针对左胫骨干开放性骨折行胫骨开放性骨折切开复位内固定术，依据《医疗保障基金结算清单填写规范》（修订版）说明一“主要诊断选择要求”第一条、第二条，本题答案应选择 A。

当同时存在同侧胫骨骨折和腓骨骨折时，二者应该合并编码，其他诊断不应该编码“胫腓骨骨折 S82.4”，S82.4 和主要诊断编码胫骨干骨折 S82.2 相互矛盾，这里可以看出胫腓骨骨折是否合并编码并不受开放性、闭合性的影响，只要胫骨骨折同时伴有腓骨骨折就应该合并，所以主要诊断编码应该选择开放性胫腓骨干骨折 S82.212。

当手术同时行切开复位和内固定时，应选择骨折复位内固定术作为主要手术。当开放性骨折复位内固定术同时伴有开放性骨折清创术时，临床医师有时会根据手术操作的先后顺序，将开放性骨折的清创术作为主要手术。在实际编码过程中，编码员应根据主要手术的选择原则，将骨折复位内固定术作为主要手术，开放性骨折清创术作为其他手术。临床医师也要逐步把握主要手术填写原则，正确填写病案首页的手术与操作。

360 S83.200x005 膝内侧半月板撕裂

患者男性，20 岁。因训练中摔倒撞击膝关节受伤，出现剧烈疼痛伴活动受限，膝关节淤斑、淤点、肿胀 6 个月，加重 2 个月入院。患者患病以来，精神中度抑郁、焦虑（院外确诊）。入院后查体：双膝髌骨研磨试验左侧（＋）、右侧（－）。右膝关节活动度：0°（伸）～140°（屈）；左膝关节活动度：0°（伸）～140°（屈）。双膝关节伸屈肌力 5 级。双下肢 MRI 检查示：左、右膝关节内侧半月板后角撕裂，双侧膝关节少量积液，右侧腘肌滑囊少量积液，左膝关节内侧副韧带周围囊肿可能。全麻下行膝关节镜下双侧滑膜切除术＋双侧关节骨软骨损伤修复术+右侧半月板切除术+左侧半月板缝合术。术后患者情绪低落，焦虑抑郁状态严重，出现右侧头静脉部分血栓形成、面部皮肤垢着病，后转入疼痛康复科康复治疗，全院会诊，建议转至精神专科医院进一步规律治疗。患者同意转院治疗，出院。本例主要诊断应选择哪一项？（　）

选项：

A. 双侧膝内侧半月板撕裂

B. 双侧膝关节盘状半月板

C. 焦虑抑郁状态

D. 右侧头静脉血栓形成

解析： 依据《医疗保障基金结算清单填写规范》（修订版）说明一“主要诊断选择要求”第二条主要诊断选择一般原则“① 消耗医疗资源最多；② 患者健康危害最大；③ 影响住院时间最长”以及第四条“一般情况下，有手术治疗的患者的主要诊断要与主要手术治疗的疾病相一致”，本题答案应选择A。

患者本次住院就医，主要疾病为双侧膝内侧半月板撕裂，行膝关节滑膜切除术80.7600、膝关节半月板成形术81.4700x001、膝半月板切除术80.6x00x002。焦虑抑郁状态为损伤后的并发症，头静脉血栓形成为术后并发症，均不适宜作为主要诊断。根据以上原则，主要诊断应选择膝内侧半月板撕裂S83.200x005。

361 S83.700x005 膝内侧半月板伴十字韧带损伤

患者女性，58岁。20天前骑电动车时摔倒，左侧膝关节外伤，膝关节处于外翻位，外伤后局部肿胀，为进一步治疗收入院。左侧膝关节MRI检查示：前交叉韧带断裂，内侧副韧带损伤，内侧半月板撕裂。入院后完善术前检查，在关节镜下行前交叉韧带重建术+内侧副韧带修补术+内侧半月板成形术，术后恢复良好出院。本例主要诊断编码、主要手术操作编码应选择哪一项？（　）

选项：

A. 膝内侧半月板伴十字韧带损伤S83.700x005；膝关节三联修补术81.4300

B. 膝关节前十字韧带损伤S83.500x012；关节镜膝关节前交叉韧带重建术81.4504

C. 膝关节内侧副韧带损伤S83.400x022；关节镜膝关节副韧带修补术81.4601

D. 膝外侧半月板撕裂S83.200x006；关节镜膝内侧半月板部分切除术80.6x07

解析： 依据《医疗保障基金结算清单填写规范》（修订版）和《住院病案首页数据填写质量规范（暂行）》主要诊断、主要手术填写原则，本题答案应选择A。

膝关节半月板损伤伴有十字韧带、副韧带的损伤，编码应该合并至膝的多处结构的损伤S83.7，本题选项B、C、D的诊断编码均未进行合并，不符合国际疾病分类原则。膝关节内侧半月板切除术伴前交叉韧带和内侧副韧带修补术应合并编码至膝关节三联修补术81.4300，不能因为A选项主要手术编码不是关节镜下直接将此项排除。需要注意的是，膝关节三联修补术对于损伤部位的具体位置有严格要求，必须是内侧半月板、前交叉韧带和内侧副韧带，譬如当进行的手术是“外侧半月板切除术+前交叉韧带重建术+内侧副韧带修补术”时，就不能合并编码为81.4300，应逐一分别进行编码。类似的手术编码还有膝五合一修补术 81.42，只有同时进行了内侧半月板切除术、内侧副韧带修补术、股内侧肌徙前术、半腱肌徙前术和鹅足转移，才能合并为 81.42。

362 T26.601 角膜伴结膜酸性烧伤

患者女性，57 岁。因双眼不慎溅入家里电瓶爆炸液体(醋酸液体)，双眼眼痛、眼红、眼肿、睁眼困难，伴视力下降 1 天入院。既往史：高血压病史 8 年。查体：右眼视力 0.5，左眼视力 0.6；右眼结膜混合充血(＋＋)，结膜水肿(＋＋)，结膜粗糙，色淡，角膜上皮大片剥脱；左眼结膜充血水肿(＋)，上方结膜近角巩缘处结膜粗糙，上方角膜上皮剥脱；晶状体密度增加，玻璃体液化，丝状混浊，小瞳下见后极部网膜平伏；右眼眼压 13.0 mmHg，左眼眼压 12.5 mmHg；无基质层水肿，无溃疡穿孔。行左眼羊膜移植角膜修复术、溶解角膜缘血栓，给予改善结膜缺血、促进角膜修复、消炎消肿药物。患者病情好转出院。本例主要诊断应选择哪一项？　(　　)

选项：

A. 双眼化学烧伤　　B. Ⅱ度结膜酸性烧伤

C. 角膜伴结膜酸性烧伤　　D. Ⅰ度眼睑烧伤

解析：依据《医疗保障基金结算清单填写规范》(修订版)说明一“主要诊断选择要求”第二条主要诊断选择一般原则“① 消耗医疗资源最多；② 患者健康危害最大；③ 影响住院时间最长”，第四条“一般情况下，有手术治疗的患者的主要诊断要与主要手术治疗的疾病相一致”以及第十九条“多部位损伤，选择明确的最严重损伤和/或主要治疗的疾病诊断为主要诊断”，本题答案应选择 C。

患者本次住院的主要原因为角膜伴结膜酸性烧伤，治疗上给予左眼羊膜移植的角膜成形术 11.6400x002，以及改善结膜缺血、溶解角膜缘血栓等治疗。根据以上原则，主要诊断不能选择角膜酸性烧伤 T26.604、结膜酸性烧伤 T26.605，应选择角膜伴结膜酸性烧伤 T26.601。

363 T60.002 敌敌畏中毒

患者女性，26 岁。约于 6 小时前自服“敌敌畏”，量约 175 ml，家属发现时患者已意识丧失，遂呼叫“120”救护车送至急诊。立即予洗胃、气管插管呼吸机辅助通气，静脉予阿托品、长托宁、碘解磷定等药物，并收住 ICU 进一步抢救治疗。入院后患者病情仍呈逐渐恶化趋势，9 小时后呼吸心搏骤停，经抢救无效死亡。本例主要诊断应选择哪一项？　(　　)

选项：

A. 呼吸心搏骤停　　B. 呼吸循环衰竭

C. 中毒性休克　　D. 敌敌畏中毒

解析：依据《医疗保障基金结算清单填写规范》(修订版)说明一“主要诊断选择要求”

第二十条“中毒的患者，选择中毒诊断为主要诊断，临床表现为其他诊断”以及《住院病案首页数据填写质量规范(暂行)》第十一条第五条细则“疾病的临终状态原则上不能作为主要诊断”，本题答案应选择 D。

本例患者因为敌敌畏中毒就诊，中毒患者应选择中毒诊断作为主要诊断，临床表现作为其他诊断。呼吸心搏骤停、呼吸循环衰竭、中毒性休克等均为中毒导致的临床表现，且呼吸循环衰竭、呼吸心搏骤停等属于疾病临终状态。因此，本例主要诊断选择敌敌畏中毒 T60.002。

364 T81.000x010 操作后阴道残端出血

患者女性，39 岁。因子宫多发肌瘤住院行腹腔镜下全子宫切除术＋双侧输卵管切除术＋阴道残端圆韧带悬吊术，术后 1 周腹部切口无红肿、渗液，无阴道出血，出院。出院后第 3 天开始阴道持续有少量出血，术后 22 天因阴道出血增多伴有血块排出就诊，门诊拟诊“阴道残端出血”收住院。入院后详询病史，患者术后 1 周出院时无阴道出血，出院后 3 天开始出现少许阴道出血，出院后无性生活史和剧烈活动史，分析病情考虑系手术操作所致的迟发性阴道残端出血。予阴道纱布填塞止血，以及预防感染、止血等药物治疗，阴道出血停止，患者病情好转出院。本例主要诊断应选择哪一项？（　　）

选项：

A. 阴道残端出血

B. 操作后阴道残端出血

C. 子宫肌瘤术后

D. 异常的子宫和阴道出血

解析：依据《医疗保障基金结算清单填写规范》(修订版)说明一“主要诊断选择要求”第八条“当住院是为了治疗手术和其他治疗的并发症时，该并发症作为主要诊断”，本题答案应选择 B。

患者本次住院主要是针对手术并发症阴道残端出血进行治疗，根据以上原则，主要诊断选择操作后阴道残端出血 T81.0。A 选项“阴道残端出血”(ICD-10 编码 N99.8)是迟发性的操作后并发症，本例是操作后的早期并发症，所以不选择 A。C 选项“子宫肌瘤术后”不能反映患者术后并发症的现状；D 选项“异常的子宫和阴道出血”多指某种病理改变所致的出血，不能反映手术后并发症阴道残端出血。

365 T81.026 操作后肠出血

患者男性，52 岁。因粪便带血 1 周就诊，门诊结肠镜检查提示结肠多发息肉，予结肠多发性息肉切除术，术后排出较多鲜红血便，来院急诊，拟诊“便血原因待查”收住院。入院后考虑结肠息肉切除术后创面出血可能性大，经下消化道动脉造影后行乙状结肠动脉栓塞，术后患者病情稳定，好转出院。本例主要诊断应选择哪一项？（　　）

选项：

A. 多发性结肠息肉　　B. 结肠多发息肉术后

C. 操作后肠出血　　D. 下消化道出血

解析：依据《医疗保障基金结算清单填写规范》(修订版)说明一“主要诊断选择要求”第十七条“当患者在门诊手术室接受手术，并且继而入住同一家医院变为住院患者时，要遵从下列原则选择主要诊断：① 如果因并发症入院，选择该并发症为主要诊断。② 如果住院的原因是与门诊手术无关的另外原因，选择这个另外原因为主要诊断”，本题答案应选择 C。

本例患者在门诊行内镜下结肠多发息肉切除术，术后出现并发症肠出血入院，根据以上原则，应选择操作后肠出血 T81.026 为主要诊断。B 选项“结肠多发息肉术后”只表达了患者有相关手术史，不能明确表达术后出现的病情变化，所以不能作为主要诊断。D 选项“下消化道出血”是一个消化道出血部位不明的诊断，在具体的出血部位和病因不明确时使用。

366　T88.601 药物过敏性休克

患者女性，60 岁。3 天前因头晕至当地诊所，给予改善微循环的药物静脉输液治疗(具体药物不详)，回家后出现全身红斑伴瘙痒、肌肉疼痛及低热(体温不详)。经当地诊所口服抗过敏治疗后症状仍进行性加重，入院当日行走时出现黑矇感，至发热门诊就诊。测体温 38.3℃，血压 78/40 mmHg，心率 130 次/min。考虑药物引起过敏性休克，收住院。入院后经抗过敏、补液等纠正休克，以及对症治疗，患者病情好转出院。本例主要诊断应选择哪一项？　(　　)

选项：

A. 重症药疹　　B. 药物性皮炎

C. 过敏性休克　　D. 药物过敏性休克

解析：依据《医疗保障基金结算清单填写规范》(修订版)说明一“主要诊断选择要求”第二条主要诊断选择一般原则“① 消耗医疗资源最多；② 患者健康危害最大；③ 影响住院时间最长”，本题答案应选择 D。

本例患者休克考虑为药物过敏引起，在治疗过程中，消耗医疗资源最多、对患者健康危害最大、对住院时长影响最大的情况都是药物过敏性休克，所以选择药物过敏性休克 T88.601 作为主要诊断。C 选项“过敏性休克”(T78.2)应在休克病因未明的情况下使用，而本例已明确休克是药物过敏引起。A 选项“重症药疹”、B 选项“药物性皮炎”均为药物过敏的临床表现之一，可作为其他诊断。

【第二十章习题答案】

习题序号	正确答案选项	习题序号	正确答案选项	习题序号	正确答案选项
337	B	347	D	357	B
338	B	348	A	358	A
339	D	349	C	359	A
340	B	350	B	360	A
341	A	351	B	361	A
342	C	352	C	362	C
343	B	353	B	363	D
344	B	354	C	364	B
345	B	355	A	365	C
346	A	356	A	366	D

第二十一章 Z00—Z99 影响健康状态和与保健机构接触的因素

367 Z08.000 恶性肿瘤手术后的随诊检查(乳腺癌)

患者女性,57 岁。3 年前诊断乳腺癌并行乳腺改良根治术,现为复查入院。入院后完善相关检查,未发现肿瘤进展和复发转移,一般情况好,出院。本例主要诊断应选择哪一项? ( )

选项:

A. 乳腺癌　　B. 乳腺癌术后

C. 恶性肿瘤手术后的随诊检查　　D. 乳腺癌个人史

解析: 依据《医疗保障基金结算清单填写规范》(修订版)说明一“主要诊断选择要求”第二条主要诊断选择一般原则“① 消耗医疗资源最多;② 患者健康危害最大;③ 影响住院时间最长”以及《住院病案首页数据填写质量规范(暂行)》第十三条肿瘤类疾病选择主要诊断原则第一条细则“本次住院针对肿瘤进行手术治疗或进行确诊的,选择肿瘤作为主要诊断”,本题答案应选择 C。

选项 A“乳腺癌”只有当住院确诊乳腺癌或治疗乳腺癌时,才有可能成为主要诊断。“××术后”不是标准的疾病诊断名称,病案首页填写诊断时应把入院的目的表述清楚,如术后伤口感染、术后放疗、术后复查等,故排除选项 B。某一疾病的家族史和个人史并不能说明患者的就医目的和治疗过程,不能作为主要诊断,排除选项 D。患者本次住院原因仅为乳腺癌随诊复查,并未针对乳腺癌和其任何并发症进行治疗,故主要诊断应选择恶性肿瘤手术后的随诊检查 Z08.000。

368 Z09.801 冠状动脉介入治疗后随诊检查

患者男性,40 岁。1 年前诊断高血压 3 级,6 个月前因急性前壁心肌梗死急诊行冠状动脉支架置入术。本次因冠状动脉支架置入术后复查入院,入院后行相关检查,无特殊治疗后患者出院。本例主要诊断应选择哪一项? ( )

选项:

A. 陈旧性前壁心肌梗死　　B. 冠状动脉介入治疗后随诊检查

C. 冠状动脉粥样硬化性心脏病　　D. 高血压 3 级

解析: 依据《医疗保障基金结算清单填写规范》(修订版)说明一“主要诊断选择要求”

第一条主要诊断定义、第二条主要诊断选择一般原则，本题答案应选择B。

患者本次住院目的为冠状动脉支架置入术后复查，根据以上原则，本例主要诊断不能选择陈旧性前壁心肌梗死。陈旧性心肌梗死在ICD-10中分类于I25.2，特指已愈合的心肌梗死（过去由心电图或其他特殊研究诊断的心肌梗死，但近期没有症状），本次为其他情况治疗后的随诊检查，陈旧性心肌梗死I25.2不能作为主要诊断，只能是选择性使用的附加诊断。冠状动脉粥样硬化性心脏病是导致心肌梗死的基础疾病。高血压3级为既往史，本次未围绕其进行诊疗。主要诊断应选择本次住院就医主要原因，即冠状动脉介入治疗后随诊检查Z09.801。

369 Z09.804 蛛网膜下腔出血治疗后随诊检查

患者男性，65岁。因脑动脉瘤栓塞术后半年返院复查入院。患者半年前突发大脑中动脉动脉瘤破裂伴蛛网膜下腔出血，行动脉瘤栓塞术＋脑血管造影术，术后恢复好。现遵医嘱返院复查，入院后行脑血管造影检查，结果未见明显异常，出院。本例主要诊断应选择哪一项？（　　）

选项：

A. 大脑中动脉动脉瘤破裂伴蛛网膜下腔出血

B. 蛛网膜下腔出血治疗后随诊检查

C. 脑出血术后

D. 脑出血后遗症

解析：依据《医疗保障基金结算清单填写规范》（修订版）说明一“主要诊断选择要求”第二条主要诊断选择一般原则“① 消耗医疗资源最多；② 患者健康危害最大；③ 影响住院时间最长”以及第二十二条“当患者住院的目的是为了进行康复，选择患者需要康复治疗的问题作为主要诊断；如果患者入院进行康复治疗的原发疾病已经不存在了，选择相应的后续治疗作为主要诊断”，本题答案应选择B。

该患者动脉瘤破裂半年前已处理，本次住院并非因蛛网膜下腔出血入院，故排除A选项。“××术后”不是标准的疾病诊断名称，故排除C选项。本例患者既无脑出血后遗症的相关临床表现，也未进行康复治疗，因此排除D选项。当住院目的是因疾病的后遗症而行康复治疗时，原发病不能作为主要诊断，应选择需康复治疗的问题作为主要诊断；如果入院进行康复治疗的原发疾病已经不存在，应选择相应后续治疗作为主要诊断，“××后遗症”为产生该情况的原因作为其他诊断。术后的随诊检查若检查结果无异常，且无须治疗，此时应选择查蛛网膜下腔出血治疗后随诊检查Z09.804作为主要诊断。实际工作中，需要注意区分恶性肿瘤手术后的随诊检查及其他疾病的随诊检查，两者编码不同。

370　Z12.100 肠道肿瘤的特殊筛查

患者男性，50 岁。有直肠癌家族史，无不适症状，为行肿瘤筛查入院。入院后行肠镜检查术，结果未见异常，出院。本例主要诊断应选择哪一项？（　　）

选项：

A. 直肠恶性肿瘤家族史　　B. 直肠恶性肿瘤个人史

C. 直肠癌　　D. 肠道肿瘤的特殊筛查

解析：本次患者住院的原因是具有直肠癌家族史，来院行肿瘤筛查。依据《医疗保障基金结算清单填写规范》(修订版)说明一“主要诊断选择要求”第一条主要诊断定义“经医疗机构诊治确定的导致患者本次住院就医主要原因的疾病(或健康状况)”，本题答案应选择 D。

疾病筛查是指对某些可能存在潜在疾病的人群或者对具有某一疾病明显家族史的特殊人群的筛查。患者入院时在无任何症状的情况下对某一疾病进行确诊或者排查。A 选项和 B 选项是某一疾病的家族史和个人史，并不能说明患者的就医目的和治疗过程，不能作为主要诊断。C 选项“直肠癌”，患者入院后经检查并未罹患该疾病，应排除。本例患者入院时无症状，在本次肠镜筛查中未被证实相关肠道疾病，因此应选择肠道肿瘤的特殊筛查 Z12.100 作为主要诊断。若患者入院时有症状表现，则应选择入院后确诊结果或相应症状作为主要诊断。若在本次肠镜检查中被证实某种疾病，应选择该被证实的疾病作为主要诊断。

371　Z41.105 隆胸

患者女性，35 岁。2 年前产后自觉乳房下垂，现为改善乳房外形入院。入院后行隆胸术，术后患者恢复好，出院。本例主要诊断应选择哪一项？（　　）

选项：

A. 乳房下垂　　B. 隆胸

C. 预防性手术　　D. 产后恢复期

解析：依据《医疗保障基金结算清单填写规范》(修订版)说明一“主要诊断选择要求”第二条主要诊断选择一般原则“① 消耗医疗资源最多；② 患者健康危害最大；③ 影响住院时间最长”，本题答案应选择 B。

本例患者住院只是为了改善外观，对整形部位形态进行修复和重塑，属于患者自愿进行的以改善外观为入院目的整形美容手术，并非为了改善健康状况而入院。结合患者入院目的，应选择隆胸 Z41.105 作为主要诊断，乳房下垂 N64.802 可作为其他诊断加以说明。

372　Z50.100x001 物理治疗(股骨骨折术后)

患者男性，48 岁。10 天前因交通事故伤致股骨头骨折，在上级医院行髋关节置换术。为恢复正常行走功能，术后即转回当地医院入住康复科，行物理康复治疗。本例主

要诊断应选择哪一项？（　　）

选项：

A. 股骨头骨折　　B. 骨折治疗后恢复期

C. 髋关节置换术后　　D. 物理治疗

解析：依据《医疗保障基金结算清单填写规范》(修订版)说明一"主要诊断选择要求"第二条主要诊断选择一般原则"① 消耗医疗资源最多；② 患者健康危害最大；③ 影响住院时间最长"以及第二十二条"当患者住院的目的是为了进行康复，选择患者需要康复治疗的问题作为主要诊断；如果患者入院进行康复治疗的原发疾病已经不存在了，选择相应的后续治疗作为主要诊断"，本题答案应选择D。

本例是对疾病"股骨头骨折"进行主要治疗"髋关节置换术"结束后的一些功能恢复治疗，入院后采用物理治疗以促进行走功能恢复，患者入院时原有疾病股骨头骨折已不复存在，此时选择具体后续治疗作为主要诊断才能更好地说明患者住院目的和治疗过程，因此主要诊断应选择物理治疗 Z50.100x001。

373 Z51.003 恶性肿瘤放射治疗(结肠癌)

患者男性，55岁。1个月前确诊"结肠癌"并行结肠癌根治术，现为行术后放化疗入院。入院后行放疗前定位后，进行20次放射治疗，同期行口服化疗3次，疗程结束后出院。本例主要诊断应选择哪一项？（　　）

选项：

A. 随后治疗的准备医疗　　B. 手术后恶性肿瘤化学治疗

C. 恶性肿瘤放射治疗　　D. 结肠癌

解析：依据《医疗保障基金结算清单填写规范》(修订版)说明一"主要诊断选择要求"第二条主要诊断选择一般原则"① 消耗医疗资源最多；② 患者健康危害最大；③ 影响住院时间最长"以及第二十三条肿瘤类疾病主要诊断选择原则第四条细则"如果患者本次专门为恶性肿瘤进行化疗、放疗、免疫治疗而住院时，选择恶性肿瘤化疗(编码 Z51.1)、放疗(编码 Z51.0)或免疫治疗(编码 Z51.8)为主要诊断，恶性肿瘤作为其他诊断。如果患者在一次住院中接受了不止一项的上述治疗，则可以使用超过一个的编码，应视具体情况根据原则2正确选择主要诊断"，本题答案应选择C。

本例患者入院仅行放化疗，应选择恶性肿瘤放射治疗 Z51.003 为主要诊断。但若患者在一次住院中接受了不止一项的治疗，应视具体情况选择消耗医疗资源最多且对住院时长影响最大的放射治疗作为主要诊断。本例主要诊断应为恶性肿瘤放射治疗 Z51.003。

374 Z51.003 恶性肿瘤放射治疗(胶质母细胞瘤)

患者男性，78岁。右侧颞顶叶胶质母细胞瘤(WHO Ⅳ级)术后2月余，为行术后放疗入院。患者既往有高血压、脑梗死病史，本次入院血压正常。入院后完善相关检查，无明显放疗禁忌证，行脑胶质母细胞瘤 7 野调强放疗（PGTV：6 000 cGy/30f。PCTV：5 000 cGy/30f）。同步予控血压、中药抗肿瘤、提高免疫力等对症支持治疗，放疗结束后，患者病情稳定出院。出院诊断：胶质母细胞瘤、高血压病 3 级（高危）、脑梗死。本例主要诊断应选择哪一项？（　　）

选项：

A. 恶性肿瘤术后放射治疗　　B. 顶颞叶恶性肿瘤

C. 恶性肿瘤放射治疗　　D. 恶性肿瘤终末期放疗

解析：依据《住院病案首页数据填写质量规范（暂行）》第十条主要诊断选择基本原则，以及第十三条肿瘤类疾病的主要诊断选择原则第三条细则“本次住院仅对恶性肿瘤进行放疗或化疗时，选择恶性肿瘤放疗或化疗为主要诊断”，本题答案应选择 A。

本例患者既往已确诊脑胶质母细胞瘤并行根治切除治疗，本次住院的主要原因是行术后周期性放射治疗，主要手术操作为调强适形放射治疗[IMRT]，根据以上原则，本例主要诊断不能选择原发部位恶性肿瘤（顶颞叶恶性肿瘤），应选择恶性肿瘤放射治疗 Z51.003。

375　Z51.103 恶性肿瘤维持性化学治疗（多发性骨髓瘤）

患者女性，51 岁。因腰背部疼痛 4 个月，确诊多发性骨髓瘤 20 天入院。入院后查血常规：红细胞计数 1.66×10^{12}/L，白细胞计数 2.55×10^{9}/L，血红蛋白 58 g/L，血小板计数 95×10^{9}/L。游离 Lambda 轻链 18 mg/L，游离 Kappa 轻链 0.49 mg/L；免疫球蛋白 G 70.4 g/L。胸部平扫：两侧胸腔积液征象，双肺下叶炎症改变。已给予 VRD 方案化疗一疗程，本次入院后再给予 VRD 方案化疗一疗程，并给予抗感染、输血、升白细胞、升血小板等对症支持治疗。患者一般情况可，化疗结束后出院。主要诊断应选择哪一项？（　　）

选项：

A. 多发性骨髓瘤（IgG_{λ} 型）　　B. 恶性肿瘤维持性化学治疗

C. 化疗后骨髓抑制　　D. 肺部感染

解析：依据《医疗保障结算清单编码填写规范（试行）》第二十一条肿瘤主要诊断选择要求“如果患者本次专门为恶性肿瘤进行疗程性化疗、疗程性放疗、免疫治疗而住院时，分别选择恶性肿瘤化疗（Z51.1）、放疗（Z51.0）或免疫治疗（Z51.8）作为主要诊断，恶性肿瘤作为其他诊断”，本题答案应选择 B。

根据以上原则，本例主要诊断不应选择多发性骨髓瘤（IgG_{λ}型）C90.000x021，而应选择恶性肿瘤维持性化学治疗 Z51.103。

376　Z51.103 恶性肿瘤维持性化学治疗（急性 T 淋巴细胞白血病）

患者男性，24 岁。已确诊急性 T 淋巴细胞白血病 2 个月，为再次治疗入院。入院后完善相关检查，排除禁忌后开始 VP＋MTX 方案化疗，辅以对症支持治疗。化疗过程中乏力明显，查血常规示：白细胞计数 2.03×10^9/L，血红蛋白 75 g/L。给予补充造血因子、输血等对症支持治疗。化疗结束，患者症状好转出院。本例主要诊断应选择哪一项？（　　）

选项：

A. 急性淋巴细胞白血病　　B. 中枢神经系统白血病

C. 恶性肿瘤维持性化学治疗　　D. 肿瘤性贫血

解析：依据《医疗保障基金结算清单编码填写规范（试行）》第五十八条“肿瘤患者存在贫血，需区分以下情况：（三）患者在化疗、放疗或免疫等治疗过程中发生贫血，完成疗程性治疗的同时又对贫血进行治疗，选择化疗、放疗或免疫治疗等作为主要诊断，相关的肿瘤及贫血可作为其他诊断”，本题答案应选择 C。

本例患者本次住院的主要治疗目的为化疗，虽然对化疗后出现的贫血进行了治疗，但仍要选择恶性肿瘤维持性化学治疗 Z51.103 作为主要诊断，不能选择肿瘤性贫血 D48.906† D63.0* 作为主要诊断。

377　Z51.103 恶性肿瘤维持性化学治疗（弥漫大 B 细胞淋巴瘤）

患者女性，47 岁。因确诊弥漫大 B 细胞淋巴瘤 5 月余，为再次行周期性化疗入院。入院后查血常规：红细胞计数 4.10×10^{12}/L；白细胞计数 5.34×10^9/L，血红蛋白 118 g/L，血小板计数 251×10^9/L。肝功、肾功、电解质、血清肌钙蛋白、尿常规未见明显异常。按计划给予 RCHOP 方案化疗，同时给予止吐、抑酸等对症处理。化疗过程顺利，化疗结束后出院。本例主要诊断应选择哪一项？（　　）

选项：

A. 弥漫大 B 细胞淋巴瘤　　B. 恶性肿瘤免疫治疗

C. 恶性肿瘤维持性化学治疗　　D. 恶性肿瘤靶向治疗

解析：依据《医疗保障结算清单编码填写规范（试行）》第二十一条肿瘤主要诊断选择要求“如果患者本次专门为恶性肿瘤进行疗程性化疗、疗程性放疗、免疫治疗而住院时，分别选择恶性肿瘤化疗（Z51.1）、放疗（Z51.0）或免疫治疗（Z51.8）作为主要诊断，恶性肿瘤作为其他诊断。如果患者在一次住院中进行上述多项治疗，应视具体情况根据一般原则选择主要诊断”，本题答案应选择 C。

本案例中该患者既进行了化疗又进行了免疫治疗，依据《医疗保障基金结算清单填写规范》（修订版）说明一“主要诊断选择要求”第二条主要诊断选择一般原则“① 消耗医疗资源最多；② 患者健康危害最大；③ 影响住院时间最长”，本次住院期间的化疗花费比免疫治疗更高，因此选择恶性肿瘤维持性化学治疗 Z51.103 为主要诊断。

378　Z51.400x001 自体外周血造血干细胞动员

患者男性，64 岁。以发现腹股沟包块 1 年，确诊套细胞淋巴瘤 3 个月，为再次治疗入院。入院完善相关检查后给予自体外周血造血干细胞动员，采集外周血造血干细胞单个核细胞数 4.97×10^8/kg(体重 70 kg)，$CD34^+$ 细胞计数为 60.58×10^6/kg(体重 70 kg)。住院期间因肺部感染先后给予头孢他啶、伏立康唑、万古霉素、泰能抗感染，因化疗后骨髓抑制给予输血、升血小板、升白细胞等治疗。患者病情好转后出院。本例主要诊断应选择哪一项？（　　）

选项：

A. 自体外周血干细胞动员　　B. 化疗后骨髓抑制

C. 肺部感染　　D. 套细胞淋巴瘤

解析：依据《医疗保障基金结算清单填写规范》(修订版)说明一“主要诊断选择要求”第二条主要诊断选择一般原则“① 消耗医疗资源最多；② 患者健康危害最大；③ 影响住院时间最长”，本题答案应选择 A。

本例患者虽然合并化疗后骨髓抑制、肺部感染，但二者均为住院期间新发生的情况，入院病情为“4”，医疗保障基金结算清单要求除特殊约定要求外，原则上入院病情为“4”的诊断不应作为主要诊断。况且该患者住院期间主要操作为干细胞采集，且该操作消耗医疗资源最多。主要诊断应与主要操作对应，因此，主要诊断应为自体外周血造血干细胞动员 Z51.400x001。

379　Z51.500x003 恶性肿瘤终末期维持治疗(胃癌)

患者男性，76 岁。3 年前确诊“胃癌并全身多发转移”，其间行多疗程姑息性化疗。现因恶性肿瘤终末期入院行补液、镇痛、营养等对症支持治疗，病情恶化，患者家属拒绝任何抢救措施，患者死亡。本例主要诊断应选择哪一项？（　　）

选项：

A. 恶性肿瘤终末期维持治疗　　B. 胃癌

C. 恶性病恶病质　　D. 全身广泛继发恶性肿瘤

解析：依据《医疗保障基金结算清单填写规范》(修订版)说明一“主要诊断选择要求”第二条主要诊断选择一般原则“① 消耗医疗资源最多；② 患者健康危害最大；③ 影响住院时间最长”，第二十三条肿瘤类疾病主要诊断选择原则第一条细则“当住院治疗是针对恶性肿瘤时，恶性肿瘤才有可能成为主要诊断”、第九条细则“肿瘤患者住院死亡时，应根据上述要求，视本次住院的具体情况正确选择主要诊断”，本题答案应选择 A。

本例系恶性肿瘤终末期患者入院行姑息性方案化疗，其实质上未对恶性肿瘤行有效性治疗，仅为提高生活质量而进行一些支持疗法或对症治疗。且本次住院患者因死亡未行足疗程。可见入院目的并非为了明确肿瘤诊断(如恶性程度、肿瘤范围)，也不是为了确诊肿瘤进行某些操作(如穿刺活检等)，不能选择原发或继发恶性肿瘤作为主要诊断。恶病质只是患者肿瘤终末期临床表现，不宜作为主要诊断。因此，本例主要诊断应选择恶性肿瘤终末期维持治疗 Z51.500x003。

【第二十一章习题答案】

习题序号	正确答案选项	习题序号	正确答案选项	习题序号	正确答案选项
367	C	372	D	377	C
368	B	373	C	378	A
369	B	374	A	379	A
370	D	375	B		
371	B	376	C		

第三篇　DRG/DIP 入组错误案例解析

第二十二章　DRG 错误入组案例解析

1　案例　B02.305† H22.0* 带状疱疹性虹膜睫状体炎

病例简介：患者女性，44 岁。以右眼红、视力下降 10 余天入院。专科查体：右眼视力 0.06，眼压 34.4 mmHg。右眼结膜充血，角膜可见散在羊脂状 KP，虹膜纹理不清。入院后病毒核酸检测结果示：水痘-带状疱疹病毒（VZV）核酸结果强阳性。临床诊断考虑水痘-带状疱疹病毒所致前葡萄膜炎，给予全身抗病毒治疗，右眼局部抗病毒、降眼压、抗感染治疗，患者症状好转后出院。

入组情况解析：患者住院时间 5 天，住院总费用 4 050.67 元。根据该病例医疗保障基金结算清单中的数据情况，进行 DRG 分组（表 22－1），并对 DRG 分组结果进行分析。

表 22－1　带状疱疹性虹膜睫状体炎 DRG 入组调整方案

项目	原数据	调整后数据
主要诊断及编码	葡萄膜炎[色素膜炎] H20.900x004	带状疱疹性虹膜睫状体炎 B02.305† H22.0*
其他诊断与编码	无	无
主要手术和操作名称与编码	无	无
其他手术和操作名称与编码	无	无
CHS-DRG 分组	CZ19：其他眼部疾患	CU19：急性重大眼感染
参考权重	0.4112	0.4129

注："参考权重"根据《2021 年度西安市基本医疗保险 DRG 付费分组权重、费率标准》。

根据本例医疗保障基金结算清单中的数据，DRG 入组结果为 CZ19 组（其他眼部疾患）。但是结合完整病案中所记录的诊疗经过，可发现临床医师做出的主要诊断葡萄膜炎诊断错误，诊断编码也相应错误。故修正主要诊断为带状疱疹性虹膜睫状体炎 B02.305† H22.0*，经此调整后 DRG 入组结果为 CU19 组（急性重大眼感染）。

《医疗保障基金结算清单编码填写规范（试行）》第八条规定："症状、体征和不确定情况有相关的明确病因诊断时，明确病因诊断应作为主要诊断。"本例为水痘-带状疱疹病毒感染所致前葡萄膜炎，且住院期间给予抗病毒治疗，主要诊断应为带状疱疹性前葡萄膜炎，结合眼部解剖结构，前葡萄膜指虹膜及睫状体，因此主要诊断应编码为带状疱疹性虹膜睫状体炎 B02.305† H22.0*，正确的 DRG 入组结果应为 CU19 组（急性重大眼感染）。

2 案例 D12.500乙状结肠良性肿瘤

病例简介：患者男性，44岁。粪便形状改变1年，门诊以结肠多发息肉收入院。1个月前外院胃镜检查提示慢性胃炎，肠镜提示：① 多发性结肠息肉；② 内痔。入院后完善相关检查，行纤维结肠镜下结肠息肉切除术(EMR)，病理提示：管状腺瘤(乙状结肠)。术后当天晚上患者出现排暗红色血便，复查肠镜提示结肠术口出血，行肠镜下钛夹止血处理，经治疗后好转出院。

入组情况解析：患者住院时间7天，住院总费用11 817.68元。根据该病例医疗保障基金结算清单中的数据情况，进行DRG分组(表22-2)，并对DRG分组结果进行分析。

表22-2 乙状结肠良性肿瘤DRG入组调整方案

项目	原数据	调整后数据
主要诊断及编码	多发性结肠息肉 K63.504	乙状结肠良性肿瘤 D12.500
其他诊断与编码	操作后肠出血 T81.026 慢性胃炎 K29.500 内痔 K64.805	操作后肠出血 T81.026 慢性胃炎 K29.500 内痔 K64.805
主要手术和操作名称与编码	纤维结肠镜下结肠息肉切除术 45.4200x003	内镜下结肠黏膜切除术(EMR) 45.4307
其他手术和操作名称与编码	内镜下结肠止血术 45.4304	内镜下结肠止血术 45.4304
CHS-DRG分组	GK31：结肠镜治疗操作，伴严重并发与合并症	GJ11：消化系统其他手术，伴严重并发症与合并症
参考权重	1.22	2.69

注："参考权重"根据《广西基本医疗保险DRG分组权重方案(1.0版)》。

根据本例医疗保障基金结算清单中的数据，DRG入组结果为GK31组(结肠镜治疗操作，伴严重并发与合并症)，参考权重1.22。但结合完整病案中所记录的诊疗经过，可发现原数据存在两项错误：① 主要诊断选择错误；② 主要手术和操作选择错误。故修正主要诊断为乙状结肠良性肿瘤D12.500，主要手术操作为内镜下结肠黏膜切除术(EMR) 45.4307。经调整后DRG入组为GJ11组(消化系统其他手术，伴严重并发症与合并症)，参考权重2.69。

根据《医疗保障基金结算清单填写规范》(修订版)和《病案首页填写质量规范(暂行)》，择期手术后出现的并发症不允许作为主要诊断填报。本例主要针对多发性乙状结肠息肉进行内镜操作治疗，术后并发症肠出血不能作为主要诊断。结合ICD-10分类原则，结肠息肉应根据息肉病理表现分为炎性息肉、增生性息肉、肿瘤性息肉，本例属于腺瘤样息肉，应按"乙状结肠管状腺瘤"进行分类，因此本例的主要诊断应为乙状结肠良性肿瘤D12.500。

主要手术及操作是指患者本次住院期间，针对临床医师为患者做出主要诊断的病症所施行的手术或操作，一般是风险最大、难度最高、花费最多的手术及操作。消化道息肉切除术可以通过套圈或活检钳直接摘除，或通过黏膜下切除的方式进行切除，本例属于第二种方式，因此主要手术操作应调整为内镜下结肠黏膜切除(EMR)45.4307，本例正确的 DRG 入组结果应为 GJ11 组(消化系统其他手术病组，伴严重并发症与合并症)。

3 案例 D36.1 颈周围神经和自主神经良性肿瘤

病例简介：患者女性，50 岁。因发现颈部肿物半年余入院。入院查体：左侧颈部可触及一 3.0 cm×1.5 cm 大小肿物，质软，表面光滑，活动度可。颈部 B 超检查示：左侧颈部Ⅵ区低回声结节伴液化，异常肿大淋巴结可能。颈部肿物穿刺细胞学检查病理报告：间叶源性梭形细胞肿瘤或瘤样病变。临床诊断：颈部局部肿物。于全麻下行颌面颈部深部肿物切除，手术顺利，术后病理报告：神经鞘瘤。患者术后第二天出院。

入组情况解析：患者住院时间 3 天，住院总费用 14 889.03 元。根据该病例医疗保障基金结算清单中的数据情况，进行 DRG 分组(表 22-3)，并对 DRG 分组结果进行分析。

表 22-3 颈神经良性肿瘤 DRG 入组调整方案

项目	原数据	调整后数据
主要诊断及编码	颈部结缔组织良性肿瘤 D21.000x005	颈周围神经和自主神经良性肿瘤 D36.102
其他诊断与编码	无	无
主要手术和操作名称与编码	颈部皮下组织病损切除术 86.3x13	周围神经病损切除术 04.0713
其他手术和操作名称与编码	无	无
CHS-DRG 分组	DQY	BJ1：神经系统其他手术
参考权重	—	1.7461

注："参考权重"根据《2021 年度西安市基本医疗保险 DRG 付费分组权重、费率标准》。

根据本例医疗保障基金结算清单中的数据，DRG 入组结果为 DQY 组。但是结合完整病案中所记录的诊疗经过，可发现原数据存在两项错误：① 主要诊断选择错误；② 主要手术选择错误。故修正主要诊断为颈周围神经和自主神经良性肿瘤 D36.102，主要手术为周围神经病损切除术 04.0713，经此调整后 DRG 入组结果为 BJ1 组(神经系统其他手术)，参考权重 1.7461。

本例错误原因为编码主导词选择错误，导致主要诊断编码错误。主导词应为"神经鞘瘤"：神经鞘瘤 (M9560/0)—见 肿瘤，神经，良性。核对 ICD-10 第一卷：神经鞘瘤 NOS。在肿瘤表中查"肿瘤—神经，良性"，得到相应的疾病编码 D31.6、D33.3 和 D36.1。核对 ICD-10 第一卷，最终得到神经鞘瘤的疾病编码为：D36.1 周围神经和自主神经系统良性肿瘤。主要手术应为周围神经病损切除术 04.0713。因此，本例正确的 DRG 入组结果应为 BJ1 组(神经系统其他手术)。

4 案例　H40.000x004 青光眼术后眼压失控

病例简介：患者男性，46 岁。右眼青光眼术后 1 年，右眼膜状物生长 2 月余，门诊以“右眼翼状胬肉”收入院，拟行右眼翼状胬肉切除术。住院第 1 天专科检查见右眼眼压升高，诊断高眼压症，予马来酸噻马洛尔＋布林佐胺滴眼液降低眼内压、小牛血去蛋白提取物凝胶促角膜上皮修复、妥布霉素地塞米松眼膏消炎消肿、阿托品＋托吡卡胺散瞳等治疗，经治疗后患者眼压降至正常值，前房加深，病情好转出院。待以后择期再行胬肉切除术。

入组情况解析：患者住院时间 3 天，住院总费用 3 640.05 元。根据该病例医疗保障基金结算清单中的数据情况，进行 DRG 分组(表 22－4)，并对 DRG 分组结果进行分析。

表 22－4　青光眼术后眼压失控 DRG 入组调整方案

项目	原数据	调整后数据
主要诊断及编码	翼状胬肉 H11.000	青光眼术后眼压失控 H40.000x004
其他诊断与编码	高眼压症 H40.001	翼状胬肉 H11.000
主要手术和操作名称与编码	无	无
其他手术和操作名称与编码	无	无
CHS-DRG 分组	CZ15：其他眼部疾患，不伴并发症与合并症	CV19：各种类型青光眼
参考权重	0.38	0.44

注：“参考权重”根据《广西基本医疗保险 DRG 分组权重方案(1.0 版)》。

根据本例医疗保障基金结算清单中的数据，DRG 入组结果为 CZ15 组(其他眼部疾患，不伴并发症与合并症)，参考权重 0.38。但是结合完整病案中所记录的诊疗经过，可发现原数据存在两项错误：① 主要诊断选择错误；② 其他诊断填写错误。经此调整后 DRG 入组结果为 CV19 组(各种类型青光眼)，参考权重 0.44。

根据《医疗保障基金结算清单填写规范(修订版)》主要诊断是经医疗机构诊治确定的导致患者本次住院就医主要原因的疾病(或健康状况)。一般应该是消耗医疗资源最多、对患者健康危害最大、影响住院时间最长的疾病。各种原因导致手术或操作未按原诊疗计划执行时，若针对某种导致原诊疗计划未执行的疾病(或情况)做了相应的诊疗，选择该疾病(或情况)作为主要诊断，拟诊疗的疾病作为其他诊断，并将影响患者原计划未执行的原因写入其他诊断。本例原计划针对翼状胬肉行择期手术治疗，高眼压症导致手术延期，本次住院目的转向治疗高眼压症。患者有右眼青光眼手术史，结合病史，经与医生沟通后本例的高眼压症应分类于 H40.000x004 青光眼术后眼压失控。综上所述，本例应选“青光眼术后眼压失控”为主要诊断，正确的 DRG 入组结果应为 CV19 组(各种类型青光眼)。

5 案例 H40.401 虹膜睫状体炎继发性青光眼

病例简介：患者女性，47 岁。右眼慢性葡萄膜炎 9 月余，右眼眼压升高 6 月余。门诊以“青光眼”收入院。入院诊断为右眼继发性青光眼，给予酒石酸溴莫尼定滴眼液等药物降眼压治疗，保守治疗效果不佳后，行右眼小梁切除术＋周边虹膜切除术＋前房成形术。术后 3 天出现右眼眼红、异物感，查体见前房明显变浅，不除外滤过泡感染可能。急诊行右眼结膜缝线拆除术，术后予头孢呋辛静脉注射抗感染，局部抗感染予万古霉素滴眼液频繁滴眼。经上述治疗，患者病情好转出院。出院临床诊断：右眼继发性青光眼、右眼慢性葡萄膜炎。

入组情况解析：患者住院时间 21 天，住院总费用 14 752.33 元。根据该病例医疗保障基金结算清单中的数据情况，进行 DRG 分组（表 22 - 5），并对 DRG 分组结果进行分析。

表 22 - 5 虹膜睫状体炎继发性青光眼 DRG 入组调整方案

项目	原数据	调整后数据
主要诊断及编码	慢性葡萄膜炎［慢性色素炎］H20.100x003	虹膜睫状体炎继发性青光眼 H40.401
其他诊断与编码	继发性青光眼 H40.500x002 操作后滤过泡感染 H59.813	操作后滤过泡感染 H59.813 慢性葡萄膜炎［慢性色素膜炎］H20.100x003
主要手术和操作名称与编码	结膜缝线拆除术 10.9900x003	滤帘切除术［小梁切除术］12.6400x003
其他手术和操作名称与编码	滤帘切除术［小梁切除术］12.6400x003 虹膜周边切除术 12.1403	虹膜周边切除术 12.1403 结膜缝线拆除术 10.9900x003
CHS-DRG 分组	CC13：角膜、巩膜、结膜手术，伴一般并发症和合并症	CB43：视网膜、虹膜及晶状体以外的内眼手术，伴一般并发症和合并症
参考权重	0.64	1.08

注：“参考权重”根据《广西基本医疗保险 DRG 分组权重方案（1.0 版）》。

根据本例医疗保障基金结算清单中的数据，DRG 入组结果为 CC13 组（角膜、巩膜、结膜手术，伴一般并发症和合并症）。但是结合完整病案中所记录的诊疗经过，可发现原数据存在主要诊断选择错误和主要手术和操作选择错误。故修正主要诊断为虹膜睫状体炎继发性青光眼 H40.401，主要手术和操作调整为滤帘切除术［小梁切除术］12.6400x003。经调整后，进入 CB43 组（视网膜、虹膜及晶状体以外的内眼手术，伴一般并发症和合并症）。

根据《医疗保障基金结算清单填写规范》（修订版）的要求，主要诊断是经医疗机构诊治确定的导致患者本次住院就医主要原因的疾病（或健康状况）。择期手术后出现的并发症不允许作为主要诊断填报。葡萄膜炎又称色素膜炎，是虹膜、睫状体及脉络膜组织炎症的总称。结合 ICD-10 分类原则，青光眼按病因进行分类，本例属于继发于虹膜睫状体炎的青光眼。患者本次住院主要针对“虹膜睫状体炎继发性青光眼”进行择期手术治疗，术后出现“滤过泡感染”，这是择期青光眼术后并发症，故应将虹膜睫状体炎继发性青光眼 H40.401 作为主要诊断。

主要手术及操作是指患者本次住院期间针对临床医师为患者做出主要诊断的病症所施行的手术或操作。一般是风险最大、难度最高、花费最多的手术及操作。根据这一原则，主要手术应相应调整为滤帘切除术[小梁切除术]12.6400x003。因此，本例正确的 DRG 入组结果应为 CB43 组（视网膜、虹膜及晶状体以外的内眼手术，伴一般并发症和合并症）。

6 案例 H60.300 感染性外耳道炎，其他的

病例简介： 患者女性，59 岁。因右耳流液半个月，右耳闷胀感 3 天入院。查体：双侧外耳道通畅，右耳可见淡黄色分泌物，双侧鼓膜未能完整窥及。入院后完善相关检查，诊断为急性外耳道炎给予抗感染、换药等对症治疗，患者病情改善，出院。

入组情况解析： 患者住院时间 3 天，住院总费用 3 100.68 元。根据该病例医疗保障基金结算清单中的数据情况，进行 DRG 分组（表 22 - 6），并对 DRG 分组结果进行分析。

表 22 - 6 感染性外耳道炎 DRG 入组调整方案

项目	原数据	调整后数据
主要诊断及编码	急性外耳道炎，非感染性 H60.500	感染性外耳道炎，其他的 H60.300
其他诊断与编码	无	无
主要手术和操作名称与编码	无	无
其他手术和操作名称与编码	无	无
CHS-DRG 分组	0000	DZ19：其他头、颈、耳、鼻、咽、口疾患
参考权重	—	0.46

注：“参考权重”根据《2021 年度西安市基本医疗保险 DRG 付费分组权重、费率标准》。

根据本例医疗保障基金结算清单中的数据，DRG 入组结果为 0000 组，即未入组。但是结合完整病案中所记录的诊疗经过，可发现原数据存在主要诊断选择错误。修正主要诊断为感染性外耳道炎，其他的 H60.300，经调整后 DRG 入组结果为 DZ19 组（其他头、颈、耳、鼻、咽、口疾患），参考权重 0.46。

急性外耳道炎是微生物进入外耳道皮肤或皮下组织引起的急性感染。本例错误原因为主要诊断编码错误。“急性外耳道炎，非感染性 H60.500 ”疾病分类属于类目 H60 外耳炎，该类目下部分编码并未纳入 CHS-DRG 分组方案，如“急性外耳炎，非感染性 H60.500 ”，因此，误使用此编码作为主要诊断将会不入组。非感染性急性外耳道炎临床上极少见，结合本例本次入院后给予抗感染治疗有效，但未行培养明确具体病原体，因此主要诊断编码应为“感染性外耳道炎，其他的 H60.300”，而不宜选择“急性外耳炎，非感染性 H60.500 ”。本例正确的 DRG 入组结果应为 DZ19 组（其他头、颈、耳、鼻、咽、口疾患）。

7　案例　H95.000x001 胆脂瘤术后复发

病例简介：患者女性，60 岁。因左耳胆脂瘤术后 48 年余，眩晕 2 周入院。专科查体：左侧外耳道可见黑色耵聍堵塞，清理部分后可见灰白色上皮组织，不易清理，鼓膜未窥及。耳内镜示：左中耳胆脂瘤？头颅及颞骨 CT 检查示：左耳胆脂瘤，左侧听小骨不完整。拟行手术治疗。术前心电图示：心房颤动，完全性左束支传导阻滞。心内科会诊，诊断为病态窦房结综合征，建议先安装起搏器，否则不可行全麻手术。患者及其家属要求出院，先治疗心脏疾病。临床诊断：左中耳胆脂瘤术后复发；眩晕；病态窦房结综合征。

入组情况解析：患者住院时间 3 天，住院总费用 14 889.03 元。根据该病例医疗保障基金结算清单中的数据情况，进行 DRG 分组（表 22－7），并对 DRG 分组结果进行分析。

表 22－7　胆脂瘤术后复发 DRG 入组调整方案

项目	原数据	调整后数据
主要诊断及编码	中耳胆脂瘤 H71.x00	胆脂瘤术后复发 H95.000x001
其他诊断与编码	病态窦房结综合征 I49.500 眩晕 R42.x00x001 由于禁忌证而未进行操作 Z53.000	病态窦房结综合征 I49.500 眩晕 R42.x00x001 由于禁忌证而未进行操作 Z53.000
主要手术和操作名称与编码	无	无
其他手术和操作名称与编码	无	无
CHS-DRG 分组	DT19：中耳炎及上呼吸道感染	DZ19：其他头、颈、耳、鼻、咽、口疾患
参考权重	0.29	0.46

注："参考权重"根据《2021 年度西安市基本医疗保险 DRG 付费分组权重、费率标准》。

根据本例医疗保障基金结算清单中的数据，DRG 入组结果为 DT19 组（中耳炎及上呼吸道感染），参考权重 0.29。但是结合完整病案中所记录的诊疗经过，可发现原数据存在主要诊断选择错误。故将主要诊断中耳胆脂瘤 H71.x00 修正为胆脂瘤术后复发 H95.000x001，经此调整后 DRG 入组结果为 DZ19 组（其他头、颈、耳、鼻、咽、口疾患），参考权重 0.46。

本例错误原因为主要诊断编码错误。《医疗保障基金结算清单编码填写规范（试行）》第九十九条中耳炎（H65—H67）第三条细则规定："中耳胆脂瘤行乳突切除术后因复发再次入院治疗，应编码于 H95.0（乳突切除术后空腔的复发性胆脂瘤）。"因此，本例正确的主要诊断应为胆脂瘤术后复发 H95.000x001，DRG 入组结果应为 DZ19 组（其他头、颈、耳、鼻、咽、口疾患）。

8 案例 I63.208 椎动脉狭窄脑梗死

病例简介：患者男性，64 岁。主因头昏、步态不稳 3 天入院。既往 2 型糖尿病病史 2 年，血糖控制欠佳。入院后颈部血管彩超检查示：双侧颈总动脉粥样斑形成，左侧颈总动脉狭窄（管径狭窄率 60%～79%）。头颅 CT 平扫示：左侧基底节区、放射冠、半卵圆中心及额顶叶散在梗死灶、缺血灶；右侧丘脑、枕叶、左侧半卵圆中心及额叶少许软化灶。全脑血管造影检查示：头颈部动脉多发狭窄，以左侧椎动脉起始部狭窄明显（狭窄程度约 60%）。临床诊断：多发性脑梗死；左侧椎动脉狭窄；2 型糖尿病。给予降糖、双联抗血小板聚集、稳定斑块、营养神经等对症处理后，转入介入科行经皮椎动脉球囊扩张术及椎动脉支架成形术。经上述治疗，患者病情好转后出院。

入组情况解析：患者住院时间 15 天，住院总费用 38 453.21 元。根据该病例医疗保障基金结算清单中的数据情况，进行 DRG 分组（表 22－8），并对 DRG 分组结果进行分析。

表 22－8　多发性脑梗死行脑血管介入治疗 DRG 入组调整方案

项目	原数据	调整后数据
主要诊断及编码	多发性脑梗死 I63.905	椎动脉狭窄脑梗死 I63.208
其他诊断与编码	左侧椎动脉狭窄 I65.001 颅脑血管多发硬化伴狭窄 CCI67.200 2 型糖尿病 E11.900	多发性脑梗死 I63.905 颅脑血管多发硬化伴狭窄 CCI67.200 2 型糖尿病 E11.900
主要手术和操作名称与编码	脑血管造影 88.4101	经皮椎动脉支架置入术 00.6400x009
其他手术和操作名称与编码	经皮椎动脉球囊扩张成形术 00.6102	置入一根血管的支架 00.4500 经皮椎动脉球囊扩张成形术 00.6102 单根血管操作 00.4000 脑血管造影 88.4101
CHS-DRG 分组	BM15：脑血管介入检查术，无并发症	BE29：脑血管介入治疗，不做区分
参考权重	1.88	9.45

注："参考权重"根据《2021 年度西安市基本医疗保险 DRG 付费分组权重、费率标准》。

根据本例医疗保障基金结算清单中的数据，DRG 入组结果为 BM15 组（脑血管介入检查术，无并发症），参考权重 1.88。但是结合完整病案中所记录的诊疗经过，可发现原数据存在三项错误：① 主要诊断选择错误；② 主要手术及操作选择错误；③ 漏填重要手术及操作。故修正主要诊断为椎动脉狭窄脑梗死 I63.208，补充漏填的手术及操作经皮椎动脉支架置入术 00.6400x009 并作为主要手术及操作，同时注意将介入手术的"另编码"填写完整，本例增补置入一根血管的支架 00.4500 及单根血管操作 00.4000。经此调整后 DRG 入组结果为 BE29 组（脑血管介入治疗，不做区分），参考权重 9.45。

主要诊断一般是患者住院的理由，原则上应选择本次住院对患者健康危害最大、消耗医疗资源最多、对住院时长影响最大的疾病诊断。本例住院期间主要针对椎动脉狭窄进行诊疗，所实施的椎动脉球囊扩张及支架置入介入手术消耗医疗资源最多，故应将椎动脉狭窄脑梗死 I63.208 作为主要诊断。

主要手术及操作是指患者本次住院期间，针对临床医师为患者做出主要诊断的病症所施行的手术或操作。国家医保局《CHS-DRG 分组与技术规范》中明确规定 DRG 分组的实时数据来源为医疗保障基金结算清单，而国家医保局颁布的统一格式的医疗保障基金结算清单中，将“手术及操作名称”填报区分为“主要”和“其他”。原数据中，手术及操作按时间顺序将脑血管造影 88.4101 填报为第一位，在医疗保障基金结算清单中成为主要手术及操作；经皮椎动脉球囊扩张成形术 00.6102 填报在第二位，成为其他手术及操作。故进入 BM15 组(脑血管介入检查术，无并发症)。实际情况为在患者左侧椎动脉狭窄处经球囊扩张后置入支架。因此，本例正确的 DRG 入组结果应为 BE29 组(脑血管介入治疗，不做区分)。

9 案例 J43.902 肺大疱破裂

病例简介：患者女性，34 岁。反复咳嗽 9 天，偶有咳痰，多为浓稠白色痰液，无呼吸困难、胸闷、胸痛等不适。来院查胸部 CT 提示：右侧气胸(右肺压缩约 50%)；双肺下叶小结节，考虑良性可能。急诊拟“气胸”收入胸外科。结合患者病史，入院诊断：右侧气胸；甲状腺结节。入院后急诊进行胸腔闭式引流术。术后完善相关检查发现：患者右侧气胸，合并右侧肺大疱破裂，有再次气胸可能，择期予胸腔镜下右侧肺大疱切除术。经上述综合治疗，患者病情好转出院。

入组情况解析：患者住院天数 11 天，住院总费用 26 796.41 元。根据该病例医疗保障基金结算清单中的数据情况，进行 DRG 分组(表 22 - 9)，并对 DRG 分组结果进行分析。

表 22 - 9 肺大疱破裂 DRG 入组调整方案

项目	原数据	调整后数据
主要诊断及编码	自发性气胸 J93.100x001	肺大疱破裂 J43.902
其他诊断与编码	肺大疱破裂 J43.902 甲状腺结节 E04.101	自发性气胸 J93.100x001 甲状腺结节 E04.101
主要手术和操作名称与编码	胸腔闭式引流术 34.0401	胸腔镜下肺大疱切除术 32.2002
其他手术和操作名称与编码	胸腔镜下肺大疱切除术 32.2002	胸腔闭式引流术 34.0401
CHS-DRG 分组	ED11：胸部其他手术，伴严重并发症与合并症	EB11：胸部大手术，伴严重并发症与合并症
参考权重	3.96	6.84

注：“参考权重”根据《广西基本医疗保险 DRG 分组权重方案(1.0 版)》。

根据本例医疗保障基金结算清单中的数据，DRG 入组结果为 ED11 组(胸部其他手术，伴严重并发症与合并症)，参考权重 3.96。但是结合完整病案中所记录的诊疗经过，可发现原数据存在两项错误：① 主要诊断选择错误；② 主要手术及操作选择错误。故修正主要诊断为肺大疱破裂 J43.902，主要手术相应调整为胸腔镜下肺大疱切除术 32.2002。经调整后，DRG 入组结果为 EB11 组(胸部大手术，伴严重并发症与合并症)，参考权重 6.84。

本例由于自发性气胸入院，入院后明确气胸是由于肺大疱破裂导致，住院期间针对肺大疱实施了胸腔镜下肺大疱切除术，所消耗医疗资源最多，依据《医疗保障基金结算清单填写规范》(修订版)，应将肺大疱破裂 J43.902 作为主要诊断。

主要手术和操作是指患者本次住院期间，针对临床医师为患者做出主要诊断的病症所施行的手术或操作。一般是风险最大、难度最高、花费最多的手术和操作。原数据中，手术及操作按时间顺序将胸腔闭式引流术 34.0401 填报为第一位，在医疗保障基金结算清单中成为主要手术及操作，胸腔镜下肺大疱切除术 32.2002 填报在第二位，成为其他手术及操作，故进入胸部其他手术病组。实际情况为胸腔镜下肺大疱切除术 32.2002 的技术难度较高，花费医疗资源较多，应作为主要手术及操作。因此，本例正确的 DRG 入组结果应为 EB11 组(胸部大手术，伴严重并发症与合并症)。

10 案例 J60.x00 煤炭工肺尘埃沉着病

病例简介：患者男性，45 岁。长期从事煤矿行业工作。因胸闷、胸痛、气促、咳嗽 1 月余，来院就诊。胸部 CT 示：左肺肺部阴影；肺门、纵隔淋巴结多发肿大。急诊拟“肺部阴影原因待查”收入院。入院后为明确肺部阴影、淋巴结肿大原因，行超声支气管镜检查、支气管镜下肺活组织检查术、气管镜刷检术、支气管镜下诊断性支气管肺泡灌洗[BAL]、经支气管超声内镜纵隔淋巴结穿刺活检术。病理诊断：肺组织炭尘沉着改变；淋巴结反应性增生。结合患者职业环境，确诊为肺尘埃沉着病。行全麻下左肺全肺灌洗术，术中经口插入左侧双腔气管插管，右侧肺通气，进行气管镜下左侧肺泡灌洗术，吸引回收约 10 300 ml 肺泡灌洗液。术后患者气促改善，病情好转，予以出院。

入组情况解析：患者住院天数 18 天，住院总费用 45 637.22 元。根据该病例医疗保障基金结算清单中的数据情况，进行 DRG 分组(表 22-10)，并对 DRG 分组结果进行分析。

表 22-10　煤炭工肺尘埃沉着病 DRG 入组调整方案

项目	原数据	调整后数据
主要诊断及编码	肺尘埃沉着病 J64.x00	煤炭工肺尘埃沉着病 J60.x00
其他诊断与编码	纵隔淋巴结肿大 R59.010 肺门淋巴结肿大 R59.009	纵隔淋巴结肿大 R59.010 肺门淋巴结肿大 R59.009
主要手术和操作名称与编码	支气管镜下诊断性支气管肺泡灌洗[BAL] 33.2400x002	气管镜肺灌洗术 33.9903

续表

项目	原数据	调整后数据
其他手术和操作名称与编码	超声支气管镜下肺活组织检查 33.2702 气管镜刷检术 33.2405 经支气管超声内镜纵隔淋巴结穿刺活检术 40.1100x005	超声支气管镜下肺活组织检查 33.2702 气管镜刷检术 33.2405 支气管镜下诊断性支气管肺泡灌洗[BAL]33.2400x002 经支气管超声内镜纵隔淋巴结穿刺活检术 40.1100x005
CHS-DRG 分组	EJ15：呼吸系统其他手术，不伴并发症与合并症	ED15：胸部其他手术，不伴并发症与合并症
参考权重	1.15	1.36

注："参考权重"根据《广西基本医疗保险 DRG 分组权重方案(1.0 版)》。

根据本例医疗保障基金结算清单中的数据，DRG 入组结果为 EJ15 组(呼吸系统其他手术，不伴并发症与合并症)，参考权重 1.15。但是结合完整病案中所记录的诊疗经过，可发现原数据存在三项错误：① 主要诊断选择错误；② 主要手术及操作选择错误；③ 漏填重要手术及操作。

本例长期从事煤矿行业工作，主要诊断应修正为煤炭工肺尘埃沉着病 J60.x00，补充漏填的手术及操作气管镜肺灌洗术 33.9903，并作为主要手术及操作。支气管镜下诊断性支气管肺泡灌洗[BAL] 33.2400x002 是为明确"肺尘埃沉着病"的诊断性操作，应与治疗性操作气管镜肺灌洗术 33.9903 相区别。经此调整后 DRG 入组结果为 BD15 组(胸部其他手术，不伴并发症与合并症)，参考权重 1.36。

主要手术及操作是指患者本次住院期间，针对临床医师为患者做出主要诊断的病症所施行的手术或操作。仅有操作时，首先填写与主要诊断相对应的主要的治疗性操作(特别是有创的治疗性操作)。原数据中，将支气管镜下诊断性支气管肺泡灌洗[BAL] 33.2400x002 填报为第一位，在医疗保障基金结算清单中成为主要手术及操作，漏填报治疗性操作气管镜肺灌洗术 33.9903，故进入 EJ15 组(呼吸系统其他手术，不伴并发症与合并症)。实际情况应选择患者的主要治疗方式气管镜肺灌洗术 33.9903 作为主要手术及操作，本例正确 DRG 入组 ED15 组(胸部其他手术病组，不伴并发症与合并症)。

71　案例　J95.004 气管造口术后气管食管瘘

病例简介：患者男性，50 岁。气管切开术后 1 年，检查发现气管食管瘘 8 月余。1 个月前患者饮水呛咳后出现呼吸困难，伴恶心、呕吐、咳嗽等不适，住院治疗。入院后复查胃镜，诊断为食管气管瘘，有手术指征。患者入院时体温 38℃，实验室检查结果提示炎性指标偏高，胸部 CT 提示双肺炎症，补充诊断：肺部感染。予抗感染治疗，控制感染后行气管食管瘘修补术。患者术后出现左侧大量气胸，予以胸腔闭式引流术。经以上治疗后，患者病情好转出院。

入组情况解析：患者住院天数 28 天，住院总费用 87 876.51 元。根据该病例医疗保障基金结算清单中的数据情况，进行 DRG 分组（表 22－11），并对 DRG 分组结果进行分析。

表 22－11　气管造口术后气管食管瘘 DRG 入组调整方案

项目	原数据	调整后数据
主要诊断及编码	气管食管瘘 J86.003	气管造口术后气管食管瘘 J95.004
其他诊断与编码	肺部感染 J98.414 气胸 J93.900 气管造口状态 Z93.000	肺炎 J18.900 手术后气胸 J95.804 气管造口状态 Z93.000
主要手术和操作名称与编码	气管食管瘘修补术 31.7301	气管食管瘘修补术 31.7301
其他手术和操作名称与编码	胸腔闭式引流术 34.0401	胸腔闭式引流术 34.0401 胃镜检查 44.1300x001
CHS-DRG 分组	EB13：胸部大手术，伴一般并发症与合并症	EB11：胸部大手术，伴严重并发症与合并症
参考权重	6.65	6.84

注："参考权重"根据《广西基本医疗保险 DRG 分组权重方案(1.0 版)》。

根据本例医疗保障基金结算清单中的数据，DRG 入组结果为 EB13 组（胸部大手术，伴一般并发症与合并症），参考权重 6.65。但是结合完整病案中所记录的诊疗经过，可发现原数据存在三项错误：① 主要诊断选择错误；② 其他诊断填写错误；③ 漏填其他手术及操作。

根据病史，本例为气管切开术后的气管食管瘘，应修正主要诊断为气管造口术后气管食管瘘 J95.004。患者入院合并肺部感染，胸部 CT 已明确为肺炎，并伴有相应的临床症状，应将其他诊断肺部感染 J98.414 修正为肺炎 J18.900。根据病例描述，气胸为患者术后并发症，应将其他诊断气胸 J93.900 修正为手术后气胸 J95.804。同时补充其他操作胃镜检查 44.1300x001。经上述调整后，本例正确的 DRG 入组应为 EB11 组（胸部大手术，伴严重并发症与合并症），参考权重 6.84。

12　案例　K80.404 胆总管结石伴慢性胆囊炎

病例简介：患者女性，31 岁。因上腹痛 1 月余，加重 3 天外院转入。外院检查提示：① 胆总管、胆囊结石；② 右肾结石。急诊拟"胆总管结石"收入消化内科。入院后完善上腹部 CT 平扫＋增强、超声胃镜等检查，CT 检查未见明显异常，超声胃镜检查提示慢性胃炎。排除禁忌证后，行内镜下逆行胆管造影＋经内镜 Oddi 括约肌切开术＋内镜下胆总管切开取石术＋内镜下鼻胆管引流术（ERCP）。术后患者仍有上腹部阵发性绞痛，会诊考虑：胆囊结石嵌顿于胆囊颈引起胆绞痛，有继发胆囊炎的可能，有行胆囊切除术指征。住院 8 天后转肝胆外科行腹腔镜胆囊切除术，病理诊断为：（胆囊）慢性胆囊炎，伴胆固醇结晶性息肉。术后病情好转出院。

入组情况解析：患者住院时间 11 天，住院总费用 36 617.47 元。根据该病例医疗保障基金结算清单中的数据情况，进行 DRG 分组(表 22 - 12)，并对 DRG 分组结果进行分析。

表 22 - 12　胆总管结石操作治疗 DRG 入组调整方案

项目	原数据	调整后数据
主要诊断及编码	胆囊结石伴慢性胆囊炎 K80.101	胆总管结石伴慢性胆囊炎 K80.404
其他诊断与编码	胆总管结石伴慢性胆囊炎 K80.404 肾结石 N20.000 慢性胃炎 K29.500	胆囊结石伴慢性胆囊炎 K80.101 肾结石 N20.000 慢性胃炎 K29.500
主要手术和操作名称与编码	腹腔镜下胆囊切除术 51.2300	十二指肠镜下胆总管切开取石术 51.8802
其他手术和操作名称与编码	十二指肠镜下胆总管切开取石术 51.8802 内镜下十二指肠乳头肌切开术(EST)51.8503 内镜下鼻胆管引流术 51.8600x002 胃镜检查 44.1300x001	内镜下十二指肠乳头肌切开术(EST)51.8503 内镜下鼻胆管引流术 51.8600x002 腹腔镜下胆囊切除术 51.2300 胃镜检查 44.1300x001
CHS-DRG 分组	HC33：胆囊切除手术，伴一般并发症与合并症	HL23：肝胆胰系统的治疗性操作，伴一般并发症与合并症
参考权重	2.36	3.15

注："参考权重"根据《广西基本医疗保险 DRG 分组权重方案(1.0 版)》。

根据本例医疗保障基金结算清单中的数据，DRG 入组结果为 HC33 组(胆囊切除手术，伴一般并发症与合并症)，参考权重 2.36。但是结合完整病案中所记录的诊疗经过，可发现原数据主要诊断选择错误，主要手术和操作也选择错误。故修正主要诊断为胆总管结石伴慢性胆囊炎 K80.404，主要手术和操作选择为十二指肠镜下胆总管切开取石术 51.8802。经此调整后 DRG 入组结果为 HL23 组(肝胆胰系统的治疗性操作，伴一般并发症与合并症)，参考权重 3.15。

本例住院期间主要针对胆总管结石和胆囊结石做了相应手术及操作治疗，相对来说，胆总管结石行 ERCP 治疗的医疗资源消耗高于胆囊结石行腹腔镜下胆囊切除术的治疗，根据《医疗保障基金结算清单填写规范》(修订版)主要诊断的填写要求，结合 ICD-10 的分类原则"当两个疾病或一个疾病伴有相关的临床表现有合并编码时，就要选择合并编码作为主要编码，不能将其分开编码"，本例的主要诊断应选择胆总管结石伴慢性胆囊炎 K80.404。

根据主要手术选择原则，原主要手术选择腹腔镜下胆囊切除术不恰当，故主要手术应根据主要诊断相应调整为十二指肠镜下胆总管切开取石术 51.8802。本例正确的 DRG 入组结果应为 HL23 组(肝胆胰系统的治疗性操作，伴一般并发症与合并症)，参考权重 3.15。

13 案例 O04.503 早期医疗性流产并发盆腔感染

病例简介： 患者女性，23 岁。停经 2 月余，要求终止妊娠入院。结合患者病史及医技检查结果，入院诊断：早孕；双子宫畸形。入院后予米非司酮＋米索前列醇行药物引产。复查 B 超提示不全流产，行 B 超引导下清宫术，仍难以完全清除胚胎组织。与患者及家属沟通后，行腹腔镜下剖宫取胚术。患者术后 1 天出现下腹疼痛，考虑盆腔感染，予以抗感染治疗。经以上治疗后，患者病情好转出院。

入组情况解析： 患者住院时间 10 天，住院总费用 13 515.65 元。根据该病例医疗保障基金结算清单中的数据情况，进行 DRG 分组（表 22 - 13），并对 DRG 分组结果进行分析。

表 22 - 13 早期医疗性流产并发盆腔感染 DRG 入组调整方案

项目	原数据	调整后数据
主要诊断及编码	早期人工流产 O04.905	早期医疗性流产并发盆腔感染 O04.503
其他诊断与编码	女性盆腔炎 N73.902 先天性双子宫单宫颈 Q51.201	先天性双子宫单宫颈 Q51.201
主要手术和操作名称与编码	超声引导下电吸人流术 69.5102	腹腔镜下子宫切开的治疗性流产 74.9100x001
其他手术和操作名称与编码	剖宫产术，子宫下段横切口 74.1x01	超声引导下电吸人流术 69.5102
CHS-DRG 分组	OF23：早期流产手术操作，伴一般并发症与合并症	OD13：与妊娠相关的子宫及附件手术，伴一般并发症与合并症
参考权重	0.43	0.85

注："参考权重"根据《广西基本医疗保险 DRG 分组权重方案(1.0 版)》。

根据本例医疗保障基金结算清单中的数据，DRG 入组结果为 OF23 组（早期流产手术操作，伴一般并发症与合并症），参考权重 0.43。但是结合完整病案中所记录的诊疗经过，可发现原数据存在四项错误：① 主要诊断选择错误；② 主要手术及操作选择错误；③ 手术操作编码错误；④ 诊断编码错误。故修正主要诊断为早期医疗性流产并发盆腔感染 O04.503，修正主要手术及操作为腹腔镜下子宫切开的治疗性流产 74.9100x001。经此调整后 DRG 入组结果为 OD13 组（与妊娠相关的子宫及附件手术，伴一般并发症与合并症），参考权重 0.85。

根据国家《医疗保障基金结算清单填写规范》（修订版）说明一"主要诊断选择原则"以及 ICD-10 分类原则"流产的近期并发症应使用 O03—O06 的共用亚目编码"。患者本次为进行医疗性流产入院，后出现盆腔感染的并发症，主要的医疗资源消耗集中在流产操作及治疗相关并发症，应将医疗性流产和盆腔感染合并编码后，修正主要诊断为早期医疗性流产并发盆腔感染 O04.503。

主要手术及操作一般是风险最大、难度最高、花费最多的手术和操作，如果既有手术又有操作，按手术优先原则。原数据中，手术及操作按时间顺序将超声引导下电吸人流术 69.5102 填报为第一位，在医疗保障基金结算清单中成为主要手术及操作，故进入早期流产手术操作病组。实际上，超声引导下电吸人流术 69.5102 属于治疗性操作，腹腔镜下剖宫取胚术属于手术。按上述原则，主要手术应选择腹腔镜下剖宫取胚术。原数据中剖宫取胚术的编码错误，亚目 74.1 为以分娩为目的的剖宫产术，本例属于以流产为治疗目的的剖宫取胚术，故需修正编码为腹腔镜下子宫切开的治疗性流产 74.9100x001 并作为主要手术及操作。经调整，本例正确的 DRG 入组结果应为 OD13 组（与妊娠相关的子宫及附件手术病组，伴一般并发症与合并症），参考权重 0.85。

14 案例　O62.100 继发性宫缩乏力

病例简介： 患者女性，30 岁。孕 39^{+6} 周入院待产。产妇自然临产，宫缩规律，顺产一成熟活男婴，检查胎盘、胎膜娩出完整。检查软产道，宫颈完整，会阴Ⅰ度裂伤，予常规缝合止血。产后出现继发性子宫收缩乏力，产后 2 小时出血总量约 600 ml，考虑产后出血，给予加强宫缩、输血、抗感染等积极治疗后，产妇恢复良好，予以办理出院。

入组情况解析： 患者住院时间 5 天，住院总费用 9 400.83 元。根据该病例医疗保障基金结算清单中的数据情况，进行 DRG 分组（表 22－14），并对 DRG 分组结果进行分析。

表 22－14　继发性宫缩乏力 DRG 入组调整方案

项目	原数据	调整后数据
主要诊断及编码	产后即时出血 O72.101	继发性宫缩乏力 O62.100
其他诊断与编码	继发性宫缩乏力 O62.100 分娩时Ⅰ度会阴裂伤 O70.000 头位顺产 O80.000 孕 39 周 O26.900x506 孕 1 次 O26.900x602 产 1 次 O26.900x702 单胎活产 Z37.000x001	产后即时出血 O72.101 分娩时Ⅰ度会阴裂伤 O70.000 头位顺产 O80.000 孕 39 周 O26.900x506 孕 1 次 O26.900x602 产 1 次 O26.900x702 单胎活产 Z37.000x001
主要手术和操作名称与编码	近期产科会阴裂伤缝合术 75.6902	近期产科会阴裂伤缝合术 75.6902
其他手术和操作名称与编码		头位阴道助产 73.5900x002
CHS-DRG 分组	OC13：阴道分娩伴手术操作，伴一般并发症与合并症	OC11：阴道分娩伴手术操作，伴严重并发症与合并症
参考权重	0.48	0.54

注："参考权重"根据《广西基本医疗保险 DRG 分组权重方案（1.0 版）》。

根据本例医疗保障基金结算清单中的数据，DRG 入组结果为 OC13 组（阴道分娩伴手术操作，伴一般并发症与合并症），参考权重 0.48。但是结合完整病案中所记录的诊疗经过，可发现原数据主要诊断选择错误，且漏填其他手术及操作。故修正主要诊断为继发性宫缩乏力 O62.100，同时增加其他手术及操作头位阴道助产 73.5900x002。经此调整后 DRG 入组结果为 OC11 组(阴道分娩伴手术操作，伴严重并发症与合并症)，参考权重 0.54。

依据国家《医疗保障基金结算清单填写规范》(修订版)说明一“主要诊断选择要求”第二十一条“产科的主要诊断是指产科的主要并发症或合并疾病。没有任何并发症或合并疾病分娩的情况下，选择 O80 或 O84 为主要诊断。当疾病的临床表现有明确的病因诊断且对病因实施治疗时，则选择病因诊断作为主要诊断”，本例中产妇虽存在分娩时Ⅰ度会阴裂伤、产后出血、继发性子宫收缩乏力等多个并发症，但继发性宫缩乏力是产后出血的病因，因此本例的主要诊断应选择继发性宫缩乏力 062.100。本例正确的 DRG 入组结果应为 OC11 组(阴道分娩伴手术操作，伴严重并发症与合并症)。

15 案例 S01.200x011 鼻表皮开放性损伤

病例简介：患者男性，40 岁。因鼻面部外伤后疼痛、间断出血 1 小时入院。查体：鼻背面可见一斜形创面，长约 4 cm。创面整齐，创面内可见少许白色碎屑。临床诊断：鼻外伤。于局麻下行鼻面部创伤清创缝合术，术后给予抗感染、镇痛等对症处理，症状好转后出院。

入组情况解析：患者住院时间 3 天，住院总费用 10 200.98 元。根据该病例医疗保障基金结算清单中的数据情况，进行 DRG 分组(表 22－15)，并对 DRG 分组结果进行分析。

表 22－15　鼻表皮开放性损伤 DRG 入组调整方案

项目	原数据	调整后数据
主要诊断及编码	鼻开放性伤口 S01.200	鼻表皮开放性损伤 S01.200x011
其他诊断与编码	无	无
主要手术和操作名称与编码	鼻皮肤和皮下组织非切除性清创 21.3200x011	鼻裂伤缝合术 21.8100
其他手术和操作名称与编码	无	无
CHS-DRG 分组	0000	DD19：鼻成形术
参考权重	—	1.29

注：“参考权重”根据《2021 年度西安市基本医疗保险 DRG 付费分组权重、费率标准》。

根据本例医疗保障基金结算清单中的数据，DRG 入组结果为 0000 组(不入组)。但是结合完整病案中所记录的诊疗经过，可发现原数据存在主要诊断编码错误。故修正主要诊断为鼻表皮开放性损伤 S01.200x011，经此调整后 DRG 入组结果为 DD19 组(鼻成形术)，参考权重 1.29。

本例错误原因为主要诊断编码错误。鼻开放性伤口 S01.200 的编码并未纳入《国家医疗保障疾病相关分组(CHS-DRG)细分组方案(1.1 版)》，因此，该诊断作为主要诊断时无法入组。结合本案例，患者本次就医原因为鼻表皮开放性损伤，且针对该诊断行鼻皮肤和皮下组织非切除性清创术，故本案例的主要诊断及编码应为鼻裂伤缝合术 21.8100，正确的 DRG 入组结果应为 DD19 组（鼻成形术）。本例质控前主要手术选择为鼻部皮肤和皮下组织非切除性清创 21.3200x01，该编码内涵为鼻部的病损局部切除术，显然是不合适的。这种情况，有的病案编码人员可能会编码至"86.22 伤口、感染或烧伤的切除性清创术"或"86.28 伤口、感染或烧伤的非切除性清创术"，这两个编码内涵是对创口的坏死组织进行了切除或非切除术性的去除。结合病例描述，患者为新鲜创面，创面切口整齐，无污染及坏死组织，实施清创缝合术，本质上是在创面消毒的基础上进行缝合，所以手术操作编码应为鼻裂伤缝合术 21.8100 为宜。实际编码工作中多存在把缝合术当非切除性清创编码，也是属于高编码的一种情况。清创缝合术是常见手术，病案编码人员要根据创面和手术实际情况准确编码。

16 案例 S04.000x001 视神经损伤

病例简介：患者男性，24 岁。因左眼被桌角撞伤 1 小时入院。查体：左眼眶压增高，外侧可见长约 5 mm 挫裂口，已结痂，眼睑淤血、肿胀，睁眼困难。球结膜水肿，角膜透明，前房清、中深，瞳孔圆，直径约 3 mm，对光反应可，晶体轻度混浊，眼底小瞳孔下见网膜平伏，眼球运动受限。临床诊断：眼睑裂伤（左眼上睑）；视神经损伤（左眼）；眼挫伤（左眼）。给予营养神经，止血、抗感染等对症治疗，患者病情好转出院。

入组情况解析：患者住院时间 6 天，住院总费用 7 043.56 元。根据该病例医疗保障基金结算清单中的数据情况，进行 DRG 分组（表 22-16），并对 DRG 分组结果进行分析。

表 22-16 视神经损伤 DRG 入组调整方案

项目	原数据	调整后数据
主要诊断及编码	眼睑裂伤 S01.101	视神经损伤 S04.000x001
其他诊断与编码	视神经损伤 S04.000x001 眼挫伤 S05.802	眼睑裂伤 S01.101 眼挫伤 S05.802
主要手术和操作名称与编码	无	无
其他手术和操作名称与编码	无	无
CHS-DRG 分组	CT19：前房积血及眼创伤的非手术治疗	CS19：眼外肌、眼的神经及血管疾病
参考权重	0.4227	0.6598

注："参考权重"根据《2021 年度西安市基本医疗保险 DRG 付费分组权重、费率标准》。

根据本例医疗保障基金结算清单中的数据，DRG 入组结果为 CT19 组（前房积血及眼创伤的非手术治疗），参考权重 0.4227。但是结合完整病案中所记录的诊疗经过，可发现原数据存在主要诊断选择错误。故修正主要诊断为视神经损伤 S04.000x001，经此调整后 DRG 入组结果为 CS19 组(眼外肌、眼的神经及血管疾病)，参考权重 0.6598。

根据《医疗保障基金结算清单填写规范(试行)》第十七条，多部位损伤选择明确的最严重损伤和(或)主要治疗的疾病作为主要诊断。眼睑裂伤是指眼睑受到钝性物体打击或锐器切割时，眼睑组织遭受的不同程度的损伤，眼睑裂伤在及时清创缝合下，可以完全恢复，对视力不产生影响。视神经损伤可造成视力下降、视野缺损等，由此可见视神经损伤的伤害远大于眼睑裂伤，故选择更为严重的视神经损伤作为主要诊断。因此，本例正确的 DRG 入组结果应为 CS19 组(眼外肌、眼的神经及血管疾病)。

17 案例 S05.806 创伤性晶状体脱位

病例简介：患者男性，70 岁。因左眼被鹅卵石击伤后视物模糊 1 天入院。查体：左眼上睑下垂，闭合正常，结膜轻充血，水肿，角膜轻度水肿，左眼玻璃体腔隐见晶状体。B 超示：左眼晶状体脱位。与患者及其家属沟通可行手术治疗，患者及家属协商后表示暂不做手术，要求保守治疗。临床诊断：左眼晶状体脱位。

入组情况解析：患者住院时间 2 天，住院总费用 3 038.78 元。根据该病例医疗保障基金结算清单中的数据情况，进行 DRG 分组(表 22－17)，并对 DRG 分组结果进行分析。

表 12－17 创伤性晶状体脱位 DRG 入组调整方案

项目	原数据	调整后数据
主要诊断及编码	晶状体脱位 H27.100	创伤性晶状体脱位 S05.806
其他诊断与编码	因病人家属原因未进行操作 Z53.800x001	因病人家属原因未进行操作 Z53.800x001
主要手术和操作名称与编码	无	无
其他手术和操作名称与编码	无	无
CHS-DRG 分组	CW19：各种类型白内障	CT19：前房出血及眼创伤的非手术治疗
参考权重	0.3805	0.4227

注："参考权重"根据《2021 年度西安市基本医疗保险 DRG 付费分组权重、费率标准》。

根据本例医疗保障基金结算清单中的数据，DRG 入组结果为 CW19 组(各种类型白内障)，参考权重 0.3805。但是结合完整病案中所记录的诊疗经过，可发现原数据存在主要诊断编码错误。故修正主要诊断为创伤性晶状体脱位 S05.806，经此调整后 DRG 入组结果为 CT19 组(前房出血及眼创伤的非手术治疗)。

晶状体脱位在临床上一般分为三类：先天性晶体异位或脱位 Q12.1(晶状体悬韧带发育异常，包括缺损、松弛、不对称发育等使其对晶状体的牵拉力出现不平衡，导致晶状体向着悬韧带作用力弱的相反方向移位)、创伤性晶体脱位 S05.806(眼外伤尤其眼球钝挫伤是引起晶状体脱位最主要的原因，患者常有明确的外伤史，多为单侧性，常伴有外伤性白内障、房角后退、继发青光眼、视网膜震荡等其他眼部的外伤病变)、自发性晶体脱位 H27.1(是炎症和变性引起的悬韧带变薄弱或是眼内病变引起的悬韧带机械性伸长导致)。通过阅读病历可以看出本例晶状体脱位由外伤引起,因此主要诊断应编码为创伤性晶状体脱位 S05.806。《医疗保障基金结算清单填写规范(试行)》规定:"未做其他诊疗情况下出院的选择拟诊疗的疾病为主要诊断,并将影响病人原计划未执行的原因写入其他诊断。"因此,本例正确的 DRG 入组结果应为 CT19 组(前房出血及眼创伤的非手术治疗)。

18　案例　Z48.801 取出眼内硅油

病例简介: 患者男性,51 岁。以左眼玻璃体切除术后半年,为取出眼内硅油入院。半年前患者因左眼孔源性视网膜脱离、左眼玻璃体混浊,行左眼玻璃体切除术+硅油填充术。现患者门诊复诊,左眼病情稳定,建议行左眼硅油取出术。查体:左眼视力 0.1,眼压 15 mmHg,角膜透明,未见 KP,房水闪辉阴性,左眼硅油填充状态,视网膜平伏。临床诊断:玻璃体切除术后硅油填充状态。于局麻下行左眼硅油取出术,手术顺利。术后给予抗感染等对症处理,好转后出院。

入组情况解析: 患者住院时间 3 天,住院总费用 5 654.47 元。根据该病例医疗保障基金结算清单中的数据情况,进行 DRG 分组(表 22-18),并对 DRG 分组结果进行分析。

表 22-18　取出眼内硅油 DRG 入组调整方案

项目	原数据	调整后数据
主要诊断及编码	玻璃体切除硅油填充状态 Z98.801	取出眼内硅油 Z48.801
其他诊断与编码	无	无
主要手术和操作名称与编码	玻璃体硅油取出术 14.6x02	玻璃体硅油取出术 14.6x02
其他手术和操作名称与编码	无	无
CHS-DRG 分组	0000	CB19:玻璃体、视网膜、脉络膜手术
参考权重	—	0.9201

注:"参考权重"根据《西安市医疗保险 DRG 分组方案(1.1 版)》。

根据本例医疗保障基金结算清单中的数据,DRG 入组结果为 0000 组(不入组)。但是结合完整病案中所记录的诊疗经过,可发现原数据存在主要诊断编码错误,修正主要诊断为取出眼内硅油 Z48.801,经此调整后 DRG 入组结果为 CB19 组(玻璃体、视网膜、脉络膜手术),参考权重 0.9201。

《医疗保障基金结算清单编码填写规范(试行)》第二十二条规定:"原则上不能作为主要诊断的规定:孕周、分娩结局、家族和个人史(Z80—Z99)、××术后等,不能作为主要诊断。"因此,玻璃体切除硅油填充状态 Z98.801 不应作为主要诊断。通过阅读病历，不难发现此次患者入院目的为取出眼内硅油，所以，正确的主要诊断编码应为取出眼内硅油 Z48.801，本例正确的 DRG 入组结果应为 CB19 组（玻璃体、视网膜、脉络膜手术）。

19 案例 Z51.003 恶性肿瘤放射治疗

病例简介： 患者男性，56 岁。确诊鼻咽未分化型非角化性癌 2 月余，为行周期性放疗入院。入院诊断：鼻咽未分化型非角化性癌；右侧颈部多发淋巴结转移；双侧空洞型肺结核（活动期）；右侧胸膜结核性胸膜炎。入院后完善相关检查，排除禁忌证，予头颈部 9 野调强放疗，具体治疗方案为：PGTVnx 7 100 cGy/33f；PGTVnd 6 800 cGy/33f；PCTV1 6 400 cGy/33f；PCTV2 5 400 cGy/33f。同步行第 2 周期化疗：顺铂 50 mg/m^2 第 1 天、第 2 天，40 mg/m^2 第 3 天。化疗过程中辅以护肝、护胃、增强免疫力等对症支持治疗，化疗后出现骨髓抑制，予升白细胞处理后，骨髓抑制好转。放疗疗程结束后出院。

入组情况解析： 患者住院时间 55 天，住院总费用 110 385.12 元。根据该病例医疗保障基金结算清单中的数据情况，以《国家医疗保障疾病诊断相关分组（CHS-DRG）细分组方案（1.0 版）》为分组标准，进行 DRG 分组（表 22 - 19），并对 DRG 分组结果进行分析。

表 22 - 19 鼻咽恶性肿瘤放射治疗 DRG 入组调整方案

项目	原数据	调整后数据
主要诊断及编码	鼻咽恶性肿瘤 C11.900	恶性肿瘤放射治疗 Z51.003
其他诊断与编码	恶性肿瘤放射治疗 Z51.003 恶性肿瘤维持性化学治疗 Z51.103 颈部淋巴结继发恶性肿瘤 C77.002 空洞型肺结核 A16.207 结核性胸膜炎 A16.500x004	恶性肿瘤维持性化学治疗 Z51.103 鼻咽恶性肿瘤 C11.900 颈部淋巴结继发恶性肿瘤 C77.002 化疗后骨髓抑制 D61.101 空洞型肺结核 A16.207 结核性胸膜炎 A16.500x004
主要手术和操作名称与编码	调强适形放射治疗[IMRT]92.2400x003	调强适形放射治疗[IMRT]92.2400x003
其他手术和操作名称与编码	静脉注射化疗药物 99.2503	静脉注射化疗药物 99.2503
CHS-DRG 分组	RV13：与放射治疗有关的恶性增生性疾患，伴一般并发症与合并症	RV11：与放射治疗有关的恶性增生，伴严重并发症与合并症
参考权重	5.41	5.44

注："参考权重"根据《广西基本医疗保险 DRG 分组权重方案（1.0 版）》。

根据本例医疗保障基金结算清单中的数据，DRG 入组结果为 RV13 组（与放射治疗有关的恶性增生性疾患，伴一般并发症与合并症），参考权重 5.41。但是结合完整病案中所记录的诊疗经过，可发现原数据存在两项错误：① 主要诊断选择错误；② 漏填其他诊断。故修正主要诊断为恶性肿瘤放射治疗 Z51.003，补充其他诊断化疗后骨髓抑制

D61.101。经此调整后 DRG 入组结果为 RV11 组(与放射治疗有关的恶性增生,伴严重并发症与合并症),参考权重 5.44。

《医疗保障基金结算清单填写规范》(修订版)说明一规定,“主要诊断是经医疗机构诊治确定的导致患者本次住院就医主要原因的疾病(或健康状况)”,“一般应该是消耗医疗资源最多、对患者健康危害最大、影响住院时间最长的疾病”,“如果患者本次专门为恶性肿瘤进行化疗、放疗、免疫治疗而住院时,选择恶性肿瘤化疗(Z51.1)、放疗(Z51.0)或免疫治疗(Z51.8)为主要诊断,恶性肿瘤作为其他诊断。如果患者在一次住院中接受了不止一项的上述治疗,则可以使用超过一个的编码,应视具体情况根据原则 2 正确选择主要诊断”。本例既往已确诊鼻咽恶性肿瘤,本次主要针对鼻咽恶性肿瘤进行周期性放射治疗,并行同步化疗,因此主要诊断应为恶性肿瘤放射治疗 Z51.003。

根据《医疗保障基金结算清单填写规范》(修订版)中说明二,其他诊断是“住院时并存的、后来发生的,或是影响所接受的治疗和/或住院时间的情况,包括并发症和合并症”,患者本次住院治疗过程中出现化疗后骨髓抑制,予对症升白细胞处理,故应补充其他诊断化疗后骨髓抑制 D61.101。补充其他诊断后,本例正确的 DRG 入组结果应为 RV11 组(与放射治疗有关的恶性增生,伴严重并发症与合并症)。

20 案例 Z51.809 肿瘤术后内分泌治疗

病例简介: 患者女性,48 岁。右侧乳腺浸润性导管癌改良根治术后,既往已行 4 周期化疗、2 周期放疗及常规内分泌治疗,本次为复查肿瘤进展情况入院。入院后完善相关检查。CT 检查示:① 右侧乳腺术后改变;② 双肺少许慢性炎症,心包少量积液;③ 胸 12 椎体低密度灶,大致同前,建议定期复查;④ 胸椎骨质增生,后纵韧带钙化;⑤ 肝脏多发囊肿;⑥ 左肾小囊肿、左肾小结石,未见明显复发及转移征象。充分评估病情,继续予亮丙瑞林+阿那曲唑内分泌治疗,辅以止吐、护肝护胃、改善免疫力等治疗,患者病情稳定,予出院。

入组情况解析: 患者住院时间 2 天,住院总费用 6 843.27 元。根据该病例医疗保障基金结算清单中的数据情况,进行 DRG 分组(表 22-20),并对 DRG 分组结果进行分析。

表 22-20 乳腺癌术后内分泌治疗 DRG 入组调整方案

项目	原数据	调整后数据
主要诊断及编码	恶性肿瘤联合治疗后的随诊检查 Z08.700	肿瘤术后内分泌治疗 Z51.809
其他诊断与编码	乳房上外象限恶性肿瘤 C50.400x001 多发性肝囊肿 K76.806 肾结石 N20.000	乳房上外象限恶性肿瘤 C50.400x001 多发性肝囊肿 K76.806 肾结石 N20.000
主要手术和操作名称与编码	无	无

续表

项目	原数据	调整后数据
其他手术和操作名称与编码	无	无
CHS-DRG 分组	RW19:恶性增生性疾患治疗后的随诊检查	RU13:与化学和/或靶向、生物治疗有关的恶性增生性疾患,伴一般并发症与合并症
参考权重	0.61	1.27

注:"参考权重"根据《广西基本医疗保险 DRG 分组权重方案(1.0 版)》。

根据本例医疗保障基金结算清单中的数据,DRG 入组结果为 RW19 组(恶性增生性疾患治疗后的随诊检查),参考权重 0.61。但是结合完整病案中所记录的诊疗经过,可发现原数据存在主要诊断选择错误。故修正主要诊断为肿瘤术后内分泌治疗 Z51.809。经此调整后 DRG 入组结果为 RU13 组(与化学和/或靶向、生物治疗有关的恶性增生性疾患,伴一般并发症与合并症),调整入组后参考权重 1.27。

主要诊断是经医疗机构诊治确定的导致患者本次住院就医主要原因的疾病(或健康状况)。一般应该是消耗医疗资源最多、对患者健康危害最大、影响住院时间最长的疾病。本例最初为复查乳腺癌联合治疗后的进展情况入院,住院期间根据病情需要调整了原诊疗计划,予以亮丙瑞林+阿那曲唑内分泌治疗,故应将肿瘤术后内分泌治疗 Z51.809 作为主要诊断,本例正确入组结果为 RU13 组(与化学和/或靶向、生物治疗有关的恶性增生性疾患,伴一般并发症与合并症)。

第二十三章　DIP 错误入组案例解析

1 案例　C50.4 右侧乳腺外上象限恶性肿瘤

病例简介：患者女性，45 岁。主因发现右乳肿块 3 个月入院。B 超检查示：右侧乳腺结节，BI RADS 4c 类；左侧乳腺结节，BI RADS 4a 类。入院后行乳腺穿刺活检术，病理及免疫组织化学染色结果：癌细胞 Her-2(0)，P120(膜＋)，CK5/6(＋)，Ki-67(热点区约10%＋)，ER、PR 及 P40 均(－)；P63(显示肌上皮消失)。临床诊断为右侧乳腺非特殊浸润性导管癌。行右颈内静脉输液港植入术，排除禁忌证后，结合患者病理及免疫组化结果，予以 TAC 新辅助化疗方案，以及对症支持治疗。患者化疗后生命体征平稳，疗程结束出院。

入组情况解析：患者住院时间 8 天，住院总费用 25 181.89 元。根据该病例医疗保障基金结算清单中的数据情况，以《广东省某市按病种分值付费(DIP)病种分值库(2021 年版)(订正版)》作为分组标准进行 DIP 分组(表 23－1、表 23－2)，并对 DIP 分组结果进行分析。

表 23－1　乳腺恶性肿瘤 DIP 入组调整方案

项目	原数据	调整后数据
主要诊断及编码	手术前恶性肿瘤化学治疗 Z51.101	乳腺外上象限恶性肿瘤 C50.400x001
其他诊断与编码	乳腺外上象限恶性肿瘤 C50.400x001	手术前恶性肿瘤化学治疗 Z51.101
主要手术和操作名称与编码	静脉输液港植入术 86.0701	静脉输液港植入术 86.0701
其他手术和操作名称与编码	静脉注射化疗药物 99.2503 乳腺穿刺活检术 85.1100x001	静脉注射化疗药物 99.2503 乳腺穿刺活检术 85.1100x001
参考病种分值	1 863	3 510

注："参考病种分值"根据《广东省某市按病种分值付费(DIP)病种分值库(2021 年版)(订正版)》。

表 23－2　广东省某市按病种分值付费(DIP)病种分值库(2021 年版)(订正版)

诊断编码	诊断名称	操作编码	操作名称	病种分值
Z51.1	为肿瘤化学治疗疗程	86.0701＋99.2503	静脉输液港植入术＋静脉注射化疗药物	1 863
C50.4	乳房上外象限恶性肿瘤	86.0701＋99.2503	静脉输液港植入术＋静脉注射化疗药物	3 510

根据本例医疗保障基金结算清单中的数据，入组 DIP 病种分值为 1 863 分。但是结

合完整病案中所记录的诊疗经过，可发现原数据存在主要诊断选择错误的问题。故修正主要诊断为乳腺外上象限恶性肿瘤 C50.400x001，病理形态学编码 M85000/3，经此调整后 DIP 的病种分值调整为 3 510 分。

《医疗保障基金结算清单填写规范》（修订版）说明一规定："住院目的是为了明确肿瘤诊断（如恶性程度、肿瘤范围等），或为了确诊肿瘤进行某些操作（如穿刺活检等），即使做了放疗或化疗，仍选择原发（或继发）部位的恶性肿瘤作为主要诊断。"本例是住院期间首次确诊乳腺恶性肿瘤，并行术前新辅助化疗，故应将乳腺外上象限恶性肿瘤 C50.400x001 作为主要诊断，而不能选择肿瘤化学治疗疗程 Z51.1 作为主要诊断。

2 案例 D12.500 M82110/0 乙状结肠良性肿瘤

病例简介：患者男性，64 岁。主因反复右上腹痛半年，加重 2 天入院。既往曾有室性早搏病史，未特殊处理。腹部 CT 检查示：升结肠节段性管壁增厚，管腔变窄，相应浆膜层毛糙模糊，周围可见少许淋巴结，周围脂肪间隙模糊渗出，邻近右肾前、后及侧锥筋膜增厚，性质待定，建议 CT 增强扫描及肠镜检查进一步明确。行纤维肠镜检查示：全结肠可见多发扁平、带蒂息肉，较大位于乙状结肠距肛门约 35 cm 处，长粗蒂，大小约 1.2 cm×1.5 cm，表面充血水肿，予尼龙绳套扎息肉蒂部，息肉缺血变紫，后予圈套器套扎息肉蒂部电凝电切，创面予 2 枚钛夹夹闭。余息肉分别行电凝电切治疗，升结肠 2 个息肉回收送病理检查，其余创面共予 5 枚钛夹夹闭。乙状结肠多发憩室并炎症。纤维胃镜示：慢性浅表性胃炎伴糜烂。病理诊断：升结肠管状腺瘤，乙状结肠管状腺瘤。住院期间予抗感染、解痉、补液对症治疗后，患者一般情况可，出院。

入组情况解析：患者住院时间 5 天，住院总费用 12 613.92 元。根据该病例医疗保障基金结算清单中的数据情况，以《广东省某市按病种分值付费（DIP）病种分值库（2021 年版）（订正版）》作为分组标准进行 DIP 分组（表 23-3、表 23-4），并对 DIP 分组结果进行分析。

表 23-3 乙状结肠良性肿瘤入组调整方案

项目	原数据	调整后数据
主要诊断及编码	多发性结肠息肉 K63.504	乙状结肠良性肿瘤 D12.500
其他诊断与编码	乙状结肠结肠憩室炎 K57.304 慢性浅表性胃炎 K29.300	升结肠良性肿瘤 D12.200 乙状结肠结肠憩室炎 K57.304 慢性浅表性胃炎 K29.300
主要手术和操作名称与编码	纤维结肠镜下结肠息肉切除术 45.4200x003	内镜下乙状结肠病损切除术 45.4301
其他手术和操作名称与编码	胃镜检查 44.1300x001	内镜下结肠病损切除术 45.4302 胃镜检查 44.1300x001
参考病种分值	577	787

注："参考病种分值"根据《广东省某按病种分值付费（DIP）病种分值库（2021 年版）（订正版）》。

表 23-4　广东省某市按病种分值付费(DIP)病种分值库(2021 年版)(订正版)

诊断编码	诊断名称	操作编码	操作名称	病种分值
K63.5	结肠息肉	45.4200x003 45.4201+44.1300x001 44.1301	纤维结肠镜下结肠息肉切除术 内镜下乙状结肠息肉切除术+胃镜检查 超声内镜下胃检查	577
D12.5	乙状结肠良性肿瘤	45.4300x008 45.4300x012 45.4301 45.4302 45.4307 45.2500x004 45.2501+44.1300x001 44.1301	结肠镜下结肠病损电凝术 内镜下经黏膜下隧道结肠病损切除术(STER) 内镜下乙状结肠病损切除术 内镜下结肠病损切除术 内镜下结肠黏膜切除术(EMR) 结肠刷洗 结肠镜下大肠活组织检查+胃镜检查 超声内镜下胃检查	787

根据本例医疗保障基金结算清单中的数据,入组 DIP 病种的分值为 577 分。但是结合完整病案中所记录的诊疗经过,可发现原数据存在两项错误:① 主要诊断选择错误;② 主要手术及操作选择错误。故修正主要诊断为乙状结肠良性肿瘤 D12.500,病理形态学编码 M82110/0,修改主要手术及操作为内镜下乙状结肠病损切除术 45.4301,经此调整后 DIP 的病种分值为 787 分。

依据《医疗保障基金结算清单填写规范》(修订版)说明一"主要诊断选择要求"第一条主要诊断定义"经医疗机构诊治确定的导致患者本次住院就医主要原因的疾病(或健康状况)",第二条主要诊断选择一般原则"① 消耗医疗资源最多;② 对患者健康危害最大;③ 影响住院时间最长",本例肠镜检查示结肠多发息肉,并予电凝电切,临床初步诊断为结肠息肉,手术填写纤维结肠镜下结肠息肉切除术。追踪病理结果为"管状腺瘤",但医师并未对主要诊断及主要手术进行修正,导致本例 DIP 入组错误。查阅肠镜操作记录,较大的肿瘤位于乙状结肠,其余位于升结肠,结合病理结果为升结肠管状腺瘤和乙状结肠管状腺瘤,应修正主要诊断为乙状结肠良性肿瘤 D12.500,修正手术操作为内镜下乙状结肠病损切除术 45.4301 并作为主要手术与操作,同时补充其他诊断升结肠良性肿瘤 D12.200(病理形态学编码 M82110/0),补充其他手术操作内镜下结肠病损切除术 45.4302。

3　案例　D25.1 子宫多发性平滑肌瘤

病例简介: 患者女性,49 岁。因月经量增多伴经期延长 4 个月入院。妇科查体:外阴发育正常,已婚已产式,宫颈常大光滑,子宫前位,增大如孕 3 月,质中,表面凹凸不平,无压痛,双侧附件区未触及异常。查血常规:血红蛋白 68 g/L。B 超检查示:子宫肌瘤(FICO 4 型),前壁,大小约 53 mm×37 mm×59 mm。行腹腔镜下全子宫切除术+双侧输卵管切除术。术中探查：子宫增大如孕 4^{+} 月，子宫后壁及右侧壁明显突起，质韧，双侧卵巢外观正常。剖视离体子宫，子宫内膜不厚，子宫肌壁间可见两个肌瘤样结节，位于子宫后壁及右侧壁，大小约 7 cm×7 cm，切面呈编织状改变。病理诊断：子宫多发性平滑肌瘤。术后予预防感染、补液等对症支持治疗，患者病情好转出院。

入组情况解析： 患者住院时间 8 天，住院总费用 18 702.46 元。根据该病例医疗保障基金结算清单中的数据情况，以《广东省某市按病种分值付费(DIP)病种分值库(2021年版)(订正版)》作为分组标准进行 DIP 分组(表 23－5、表 23－6)，并对 DIP 分组结果进行分析。

表 23－5　子宫肌壁间平滑肌瘤 DIP 入组调整方案

项目	原数据	调整后数据
主要诊断及编码	子宫多发性平滑肌瘤 D25.900x001	子宫肌壁间平滑肌瘤 D25.100x001
其他诊断与编码	中度贫血 D64.902	中度贫血 D64.902
主要手术和操作名称与编码	经腹全子宫切除术 68.4901	腹腔镜下全子宫切除术 68.4100
其他手术和操作名称与编码	无	腹腔镜双侧输卵管切除 66.5102
DIP 病种分值	715	1 920

注："参考病种分值"根据《广东省某市按病种分值付费(DIP)病种分值库(2021 年版)(订正版)》。

表 23－6　广东省某市按病种分值付费(DIP)病种分值库(2021 年版)(订正版)

诊断编码	诊断名称	操作编码	操作名称	病种分值
D	子宫多发性平滑肌瘤	无	无	715
D25.1	子宫壁内平滑肌瘤	68.4100＋65.6300 66.5102	腹腔镜全子宫切除术＋腹腔镜双侧卵巢和输卵管切除术 腹腔镜双侧输卵管切除术	1 920

根据本例医疗保障基金结算清单中的数据，D25.9 无法入组到 DIP 中对应的亚目组，只能入 D 无手术操作组，病种分值为 715 分。结合完整病案中所记录的诊疗经过，可发现原数据存在三项错误：① 主要诊断选择错误；② 主要手术及操作选择错误；③ 漏填其他手术及操作。故修正主要诊断为子宫肌壁间平滑肌瘤 D25.100x001，病理形态学编码 M88900/0，修改主要手术及操作为腹腔镜下全子宫切除术 68.4100，经此调整后 DIP 的病种分值为 1 920 分。

本例主要针对子宫肌瘤进行了子宫全切除术，肿瘤部位明确，不可再使用部位未特指的子宫平滑肌瘤 D25.9。查阅病历资料，手术记录中明确提到"子宫肌壁间可见两个肌瘤样结节"，病理结果为"子宫多发性平滑肌瘤"，结合子宫肌瘤的具体部位及术后石蜡病理，应修正主要诊断为子宫肌壁间平滑肌瘤 D25.100x001。

查阅手术记录可见，该病例的子宫切除是在腹腔镜下完成的，因此应修改主要手术为腹腔镜经腹全子宫切除术 68.4100，术中伴随双侧输卵管切除，应补充手术双侧腹腔镜下输卵管切除 66.5102。

4 案例　G40.400 全身性癫痫和癫痫综合征，其他的

病例简介： 患者女性，38 岁。因反复肢体抽搐 2 天入院。2 天前患者无明显诱因下四肢抽搐，伴双眼上翻、牙关紧闭，无尿便失禁，持续约 3 分钟后缓解。1 天后再次发作，症状同前，持续约 2 分钟后缓解，事后不可回忆。发病以来患者自觉精神难以集中，伴头皮发麻、全身酸痛。为进一步诊治，门诊拟"抽搐病因待查"收入神经内科。既往史：2 年前因脑出血在外院行手术治疗，具体不详。入院后脑电图检查示：中度异常，结合患者症状、体征和检查结果，临床医生考虑为继发性癫痫，癫痫大发作[全身强直-阵挛性发作]，予抗癫痫、营养神经等对症支持治疗，患者病情好转，出院。

入组情况解析： 患者住院时间 5 天，住院总费用 6 608.5 元。根据该病例医疗保障基金结算清单中的数据情况，以《广东省某市按病种分值付费(DIP)病种分值库(2021 年版)(订正版)》作为分组标准(表 23－7、表 23－8)，进行 DIP 分组，并对结果进行分析。

表 23－7　癫痫大发作[全身强直-阵挛性发作]DIP 入组调整方案

项目	原数据	调整后数据
主要诊断及编码	不明原因抽搐 R56.800x003	全身性癫痫和癫痫性综合征，其他的 G40.400
其他诊断与编码	脑出血个人史 Z86.702	脑出血个人史 Z86.702
主要手术和操作名称与编码	无	无
其他手术和操作名称与编码	无	无
参考病种分值	318	818

注："参考病种分值"根据《广东省某市按病种分值付费(DIP)病种分值库(2021 年版)(订正版)》。

表 23－8　广东省某市按病种分值付费(DIP)病种分值库(2021 年版)(订正版)

诊断编码	诊断名称	操作编码	操作名称	病种分值
R56.8	其他和未特指的惊厥	无	无	318
G40	癫痫	无	无	456

根据本例医疗保障基金结算清单中的数据，DIP 病种分值为 318 分。但是结合完整病案中所记录的诊疗经过，可发现原数据存在主要诊断填写错误。故修正主要诊断为全身性癫痫和癫痫性综合征，其他的 G40.400，经此调整后 DIP 病种分值为 456 分。

依据《医疗保障基金结算清单填写规范》(修订版)说明一“主要诊断选择要求”第一条主要诊断定义“经医疗机构诊治确定的导致患者本次住院就医主要原因的疾病(或健康状况)”,第二条主要诊断选择一般原则“① 消耗医疗资源最多;② 对患者健康危害最大;③ 影响住院时间最长”,以及第十条“当症状、体征和不确定情况有相关的明确诊断时,该诊断应作为主要诊断”,本例因抽搐原因待查入院,住院期间围绕抽搐进行诊疗,明确病因为继发性癫痫,发作类型为癫痫大发作[全身强直-阵挛性发作],结合 ICD-10 中 G40 癫痫的双分类轴心,应根据癫痫病因和发作类型选择主要诊断。查卷三:癫痫—全身性——特指的 NEC G40.4,核对卷一,G40.4 其他全身性癫痫和癫痫综合征,因此主要诊断为全身性癫痫和癫痫综合征,其他的 G40.400。

5 案例 M87.203 创伤后股骨头坏死

病例简介: 患者男性,68 岁。因摔倒致左髋部疼痛 1 年余入院。患者于 1 年余前在家中不慎摔倒致左髋部疼痛,伴活动受限,予保守治疗,自觉恢复差,来我院就诊。门诊 MRI 检查示:左侧股骨颈骨折伴股骨头缺血坏死。门诊拟“左股骨颈陈旧性骨折、左股骨头坏死”收入院。既往有高血压病史,规律服药,血压控制尚可。入院后髋部 CT 检查示:左侧股骨头较小,关节面局部欠光整、可见斑片状稍低密度影,左侧股骨头下部及股骨颈未见明确显示,局部少许点状高密度影;左侧股骨干稍向外上移位,局部边缘硬化;左髋关节囊密实,可见稍低密度影。以上结合病史及既往 MRI 检查,临床诊断考虑左侧股骨颈陈旧性骨折、断端不愈合并骨质吸收可能,继发左侧股骨头缺血坏死改变,左髋关节囊密实、积液待排除合并感染或其他。在腰硬复合麻醉下行左侧全髋关节置换术,术程顺利,术后予消肿止痛、改善循环、定期换药等治疗,患者术后恢复可,出院。

入组情况解析: 患者住院时间 16 天,住院总费用 92 448.05 元。根据该病例医疗保障基金结算清单中的数据情况,以《广东省某市按病种分值付费(DIP)病种分值库(2021 年版)(订正版)》作为分组标准进行 DIP 分组(表 23-9、表 23-10),并对结果进行分析。

表 23-9 创伤后股骨头坏死行全髋关节置换 DIP 入组调整方案

项目	原数据	调整后数据
主要诊断及编码	陈旧性股骨颈骨折 T93.102	创伤后股骨头坏死 M87.203
其他诊断与编码	股骨骨折不连接 M84.100x051 创伤后股骨头坏死 M87.203 高血压 I10.x00x002	股骨骨折不连接 M84.100x051 陈旧性股骨颈骨折 T93.102 高血压 I10.x00x002
主要手术和操作名称与编码	全髋关节置换 81.5100	全髋关节置换 81.5100
其他手术和操作名称与编码	髋轴面,金属与聚乙烯 00.7400	髋轴面,金属与聚乙烯 00.7400
DIP 病种分值	497	5 699

注:“参考病种分值”根据《广东省某市按病种分值付费(DIP)病种分值库(2021 年版)(订正版)》。

表 23-10　广东省某市按病种分值付费(DIP)病种分值库(2021 年版)(订正版)

诊断编码	诊断名称	操作编码	操作名称	病种分值
T	无	无	无	497
M87	骨坏死	81.5100+00.7400	全髋关节置换+髋轴面,金属与聚乙烯	5 699

根据本例医疗保障基金结算清单中的数据,DIP 病种分值为 497 分。但是结合完整病案中所记录的诊疗经过,可发现原数据存在主要诊断选择错误。故修正主要诊断为创伤后股骨头坏死 M87.203,经此调整后 DIP 病种分值为 5 699 分。

ICD-10 中陈旧性骨折分类到 T90—T93,是指骨折后遗症或晚期效应,疾病本身已不复存在,但残存着某些影响身体情况的症状、体征,如果记录了残余情况的性质,T90—T93 不能作为主要诊断编码。临床上陈旧性骨折通常指骨折超过 3 周,出现骨折延迟愈合、不愈合或畸形愈合等情况,应分类到 M84。本例伤后已 1 年余,入院后确诊为左股骨颈陈旧性骨折及左股骨头坏死,股骨头坏死为患者骨折的晚期并发症,由于骨折破坏骨折端的血液供应,该骨折端发生缺血性坏死,应分类到 M87。根据《医疗保障基金结算清单填写规范》(修订版)主要诊断选择原则"主要诊断是经医疗机构诊治确定的导致患者本次住院就医主要原因,一般应该是消耗医疗资源最多、对患者健康危害最大及影响住院时间最长的疾病",应将创伤后股骨头坏死 M87.203 作为主要诊断。

6　案例　I25.103 冠状动脉粥样硬化性心脏病

病例简介: 患者男性,75 岁。主因发热伴胸闷气促 4 天,加重 1 天入院。既往高血压病史 20 余年,口服降压药,血压控制欠佳。入院后查体左下肺可闻及湿啰音,胸部 CT 考虑有肺部感染,肺功能检查提示重度混合性通气功能障碍,支气管舒张试验阴性。临床诊断考虑慢性阻塞性肺疾病急性加重。心电图提示 ST-T 改变,进一步行冠状动脉造影检查示:回旋支中段重度狭窄。予回旋支中段扩张满意后行球囊扩张。术后予护胃、改善心肌缺血、控制血压及心率、抗感染、止咳、祛痰、平喘等治疗后,患者病情好转出院。

入组情况解析: 患者住院时间 9 天,住院总费用 40 747.97 元。根据该病例医疗保障基金结算清单中的数据情况,以《广东省某市按病种分值付费(DIP)病种分值库(2021 年版)(订正版)》作为分组标准进行 DIP 分组(表 23-11、表 23-12),并对 DIP 分组结果进行分析。

表 23-11　冠状动脉粥样硬化性心脏病入组调整方案

项目	原数据	调整后数据
主要诊断及编码	慢性阻塞性肺病伴有急性加重 J44.100	冠状动脉粥样硬化性心脏病 I25.103
其他诊断与编码	冠状动脉粥样硬化性心脏病 I25.103 高血压 I10.x09	慢性阻塞性肺病伴有急性加重 J44.100 高血压 I10.x09

续表

项目	原数据	调整后数据
主要手术和操作名称与编码	冠状动脉造影术 88.5500	经皮冠状动脉球囊扩张成形术 00.6600x004;
其他手术和操作名称与编码	经皮冠状动脉球囊扩张成形术 00.6600x004 单根血管操作 00.4000	冠状动脉造影术 88.5500 单根血管操作 00.4000
DIP 病种分值	751	4 047

注:"参考病种分值"根据《广东省某市按病种分值付费(DIP)病种分值库(2021 年版)(订正版)》。

表 23-12 广东省某市按病种分值付费(DIP)病种分值库(2021 年版)(订正版)

诊断编码	诊断名称	操作编码	操作名称	病种分值
J44.1	未特指的慢性阻塞性肺病伴有急性加重	无	无	751
I25.1	动脉硬化性心脏病	00.6601 00.6600x004 17.5501	经皮冠状动脉药物球囊血管内成形术 经皮冠状动脉球囊扩张成形术 经皮冠状动脉旋磨术	4 047

根据本例医疗保障基金结算清单中的数据,入组 DIP 病种的分值为 751 分。但是结合完整病案中所记录的诊疗经过,可发现原数据存在两项错误:① 主要诊断选择错误;② 主要手术及操作选择错误。故修正主要诊断为冠状动脉粥样硬化性心脏病 I25.103,选择经皮冠状动脉球囊扩张成形术 00.6600x004 作为主要手术及操作,经此调整后入组 DIP 病种分值为 4 047 分。

本例住院期间同时确诊了慢性阻塞性肺病伴有急性加重与冠状动脉粥样硬化性心脏病(冠心病),但是所实施的经皮冠状动脉球囊扩张成形术是针对冠心病的,相比之下冠心病消耗的医疗资源更多,故应将冠状动脉粥样硬化性心脏病 I25.103 作为主要诊断。

依据《医疗保障基金结算清单填写规范》(修订版)说明三"手术和操作填报要求"第一条"主要手术和操作是指患者本次住院期间,针对临床医师为患者做出主要诊断的病症所施行的手术或操作。一般是风险最大、难度最高、花费最多的手术和操作",本例中医师按照手术的先后顺序进行填写手术操作,导致冠状动脉造影术 88.5500 成为主要手术,花费最多、难度最高的经皮冠状动脉球囊扩张成形术 00.6600x004 成为其他手术及操作,不符合医疗保障基金结算清单的要求,故需调整经皮冠状动脉球囊扩张成形术 00.6600x004 为主要手术。

7 案例 I48.x00x007 持续性心房颤动

病例简介: 患者女性,67 岁。因胸闷气促 2 年余,加重 3 天入院。既往有高血压病史,未规律服药,血压控制不佳。入院后完善各项检查,动态心电图示:异位心律—心房颤动部分伴差异性传导。冠状动脉造影术示：右冠状动脉中段局限性狭窄，狭窄程度20%。后行心内电生理检查＋房颤射频消融术，术中显示患者仍为心房颤动，予以尼非卡兰静脉泵注，仍未转复窦性心律，进一步予以电复律后转为窦性心律。再次行电生理检查验证复律成功。术后予抗凝、利尿、扩管、控制血压等治疗，现患者症状缓解，出院。

入组情况解析：患者住院时间 6 天，住院总费用 80 994.61 元。根据该病例医疗保障基金结算清单中的数据情况，以《广东省某市按病种分值付费（DIP）病种分值库（2021 年版）（订正版）》作为分组标准进行 DIP 分组（表 23－13、表 23－14），并对结果进行分析。

表 23－13　持续性心房颤动行射频消融术 DIP 入组调整方案

项目	原数据	调整后数据
主要诊断及编码	慢性心功能不全急性加重 I50.900x018	持续性心房颤动 I48.x00x007
其他诊断与编码	持续性心房颤动 I48.x00x007 冠状动脉粥样硬化 I25.102 高血压 3 级 I10.x05 心包积液（非炎性）I31.300 心房扩大 I51.700x003 非风湿性二尖瓣关闭不全 I34.000x001 非风湿性三尖瓣关闭不全 I36.100 肺动脉高压 I27.200x012	慢性心功能不全急性加重 I50.900x018 冠状动脉粥样硬化 I25.102 高血压 3 级 I10.x05 心包积液（非炎性）I31.300 心房扩大 I51.700x003 非风湿性二尖瓣关闭不全 I34.000x001 非风湿性三尖瓣关闭不全 I36.100 肺动脉高压 I27.200x012
主要手术和操作名称与编码	单根导管的冠状动脉造影术 88.5500	经导管心脏射频消融术 37.3401
其他手术和操作名称与编码	无	单根导管的冠状动脉造影术 88.5500
DIP 病种分值	1 620	9 790

注："参考病种分值"根据《广东省某市按病种分值付费（DIP）病种分值库（2021 年版）（订正版）》。

表 23－14　广东省某市按病种分值付费（DIP）病种分值库（2021 年版）（订正版）

诊断编码	诊断名称	操作编码	操作名称	病种分值
I50.9	未特指的心力衰竭	88.5500 88.5600 88.5701	单根导管的冠状动脉造影术 用两根导管的冠状动脉造影术 多根导管冠状动脉造影	1 620
I48	心房颤动和扑动	37.3300x024 37.3403	经胸心脏射频消融改良迷宫术 经导管心脏冷冻消融术	9 790

根据本例医疗保障基金结算清单中的数据，其 DIP 病种分值 1 620 分。但是结合完整病案中所记录的诊疗经过，可发现原数据存在三项错误：① 主要诊断选择错误；② 主

要手术及操作选择错误;③ 漏填重要手术及操作。故修正主要诊断为持续性心房颤动 I48. x00x007,补充漏填的手术及操作经导管心脏射频消融术 37. 3401 并作为主要手术及操作,经此调整后 DIP 病种分值为 9 790 分。

依据《医疗保障基金结算清单填写规范》(修订版)说明一"主要诊断选择要求"第一条主要诊断定义"经医疗机构诊治确定的导致患者本次住院就医主要原因的疾病(或健康状况)",第二条主要诊断选择一般原则"① 消耗医疗资源最多;② 对患者健康危害最大;③ 影响住院时间最长"以及第四条"一般情况下,有手术治疗的患者的主要诊断要与主要手术治疗的疾病相一致",本例住院期间主要针对持续性心房颤动进行诊疗,所实施的经导管心脏射频消融术 37. 3401 消耗医疗资源最多,故应将持续性心房颤动 I48. x00x007 作为主要诊断,经导管心脏射频消融术 37. 3401 作为主要手术,单根导管的冠状动脉造影术 88. 5500 填写为其他手术。

8 案例 K80. 101 胆囊结石伴慢性胆囊炎

病例简介: 患者女性,40 岁。主因反复上腹痛 5 年余,再发 5 天入院。腹部 CT 检查示:胆囊饱满,内见多发高密度结节,较大直径约 13 mm,胆囊壁稍厚,拟诊胆囊多发结石、胆囊炎待排。胆总管末端高密度结节,直径约 5 mm,考虑胆总管末端结石;肝内外胆管扩张,胆总管最宽处约 12. 8 mm。入院后完善相关检查,行腹腔镜下胆囊切除术,手术顺利。术后病理报告:慢性胆囊炎伴胆囊结石。术后予抗感染、止痛、护肝护胃等对症治疗,患者病情好转后出院。

入组情况解析: 患者住院时间 7 天,住院总费用 19 174. 33 元。根据该病例医疗保障基金结算清单中的数据情况,以《广东省某市按病种分值付费(DIP)病种分值库(2021 年版)(订正版)》作为分组标准进行 DIP 分组(表 23 - 15、表 23 - 16),并对 DIP 分组结果进行分析。

表 23 - 15 胆囊结石伴慢性胆囊炎入组调整方案

项目	原数据	调整后数据
主要诊断及编码	胆总管结石伴胆管炎 K80. 302	胆囊结石伴慢性胆囊炎 K80. 101
其他诊断与编码	胆囊结石伴慢性胆囊炎 K80. 101	胆总管结石伴胆管炎 K80. 302
主要手术和操作名称与编码	腹腔镜下胆囊切除术 51. 2300	腹腔镜下胆囊切除术 51. 2300
其他手术和操作名称与编码	无	无
DIP 病种分值	791	1 952

注:"参考病种分值"根据《广东省某市按病种分值付费(DIP)病种分值库(2021 年版)(订正版)》。

表 23 - 16　广东省某市按病种分值付费(DIP)病种分值库(2021 年版)(订正版)

诊断编码	诊断名称	操作编码	操作名称	病种分值
K80.3	胆管结石伴有胆管炎	无	无	791
K80.1	胆囊结石伴有其他胆囊炎	51.2300/51.2400	腹腔镜下胆囊切除术/腹腔镜下部分胆囊切除术	1 952

根据本例医疗保障基金结算清单中的数据，入组 DIP 病种的分值为 791 分。但是结合完整病案中所记录的诊疗经过，可发现原数据存在主要诊断选择错误的问题。故修正主要诊断为胆囊结石伴慢性胆囊炎 K80.101，经此调整后 DIP 的病种分值为 1 952 分。

依据《医疗保障基金结算清单填写规范》(修订版)说明一“主要诊断选择要求”第一条主要诊断定义“经医疗机构诊治确定的导致患者本次住院就医主要原因的疾病(或健康状况)”，第二条主要诊断选择一般原则“① 消耗医疗资源最多；② 对患者健康危害最大；③ 影响住院时间最长”以及第四条“一般情况下，有手术治疗的患者的主要诊断要与主要手术治疗的疾病相一致”，本例虽然也有胆总管结石伴胆管炎的疾病，但是并没有对胆总管结石进行手术治疗，应选择与腹腔镜下胆囊切除术 51.2300 相匹配的主要诊断，故修正主要诊断为胆囊结石伴慢性胆囊炎 K80.101。

9　案例　N13.201 肾积水伴肾结石

病例简介：患者男性，67 岁。主因右侧腰腹部疼痛伴间断性血尿 5 月余入院。入院后完善相关检查，静脉肾盂造影＋膀胱造影示：左肾铸型结石，左肾盂及部分肾盏轻度扩张积水；左输尿管显影淡薄，双侧输尿管通畅；右肾功能正常。膀胱未见明显异常。行超声引导下左肾穿刺引流术，中段尿培养及引流液细菌培养阴性。排除手术禁忌证后，在腰硬联合麻醉下行左侧经皮肾钬激光碎石术＋经尿道输尿管支架置入术，术后予抗感染、解痉、止血、补液等对症支持治疗。患者术后恢复可，一般情况好，左肾造瘘管拔除后出院。

入组情况解析：患者住院时间 15 天，住院总费用 24 704.15 元。根据该病例医疗保障基金结算清单中的数据情况，以《广东省某市按病种分值付费(DIP)病种分值库(2021 年版)(订正版)》作为分组标准进行 DIP 分组(表 23 - 17、表 23 - 18)，并对结果进行分析。

表 23 - 17　肾积水伴肾结石行碎石术 DIP 入组调整方案

项目	原数据	调整后数据
主要诊断及编码	肾结石 N20.000	肾积水伴肾结石 N13.201
其他诊断与编码	前列腺增生 N40.x00	前列腺增生 N40.x00
主要手术和操作名称与编码	经尿道输尿管镜肾盂激光碎石术 56.0x00x006	经皮肾镜激光碎石术 55.0404

续表

项目	原数据	调整后数据
其他手术和操作名称与编码	肾穿刺引流术 55.9201	经尿道输尿管支架置入术 59.8x03 肾穿刺引流术 55.9201
DIP 病种分值	1 874	2 002

注:“参考病种分值”根据《广东省某市按病种分值付费(DIP)病种分值库(2021 年版)(订正版)》。

表 23－18 《广东省某市按病种分值付费(DIP)病种分值库(2021 年版)(订正版)》

诊断编码	诊断名称	操作编码	操作名称	病种分值
N20.0	肾结石	56.0x00x006 56.0x00x012 56.0x03 56.0x06	经尿道输尿管镜肾盂激光碎石术 经尿道输尿管镜肾盂激光碎石取石术 经尿道输尿管/肾盂激光碎石术 经尿道输尿管/肾盂激光碎石取石术	1 874
N13.2	肾盂积水伴有肾和输尿管结石梗阻	55.0400x005 55.0400x006 55.0400x007	经皮肾镜超声碎石取石术(Ⅱ期)(再次住院) 经皮肾镜激光碎石取石术(Ⅱ期)(再次住院) 经皮肾镜气压弹道碎石取石术(Ⅱ期)(再次住院)	2 002
		55.0400x008 55.0400x009 55.0400x010 55.0401 55.0402 55.0403 55.0404 55.0405＋59.8x03	经皮肾镜超声碎石取石术(Ⅱ期)(同次住院) 经皮肾镜激光碎石取石术(Ⅱ期)(同次住院) 经皮肾镜气压弹道碎石取石术(Ⅱ期)(同次住院) 经皮肾镜气压弹道碎石术 经皮肾镜碎石术(PCNL) 经皮肾镜超声碎石术 经皮肾镜激光碎石术 经肾造口碎石术＋经尿道输尿管支架置入术	

根据本例医疗保障基金结算清单中的数据,DIP 病种分值 1 874 分。但是结合完整病案中所记录的诊疗经过,可发现原数据存在三项错误:① 主要诊断填写错误;② 主要手术填写错误;③ 漏填其他手术。故修正主要诊断为肾积水伴肾结石 N13.201,修正手术编码为经皮肾镜激光碎石术 55.0404 并作为主要手术及操作,补充其他手术编码经尿道输尿管支架置入术 59.8x03。经此调整后 DIP 病种分值 2 002 分。

依据《医疗保障基金结算清单填写规范》(修订版)说明一“主要诊断选择要求”第一条主要诊断定义“经医疗机构诊治确定的导致患者本次住院就医主要原因的疾病(或健康状况)”,第二条主要诊断选择一般原则“① 消耗医疗资源最多;② 对患者健康危害最大;③ 影响住院时间最长”以及第四条“一般情况下,有手术治疗的患者的主要诊断要与主要手术治疗的疾病相一致”,本例住院期间主要针对肾积水伴肾结石进行诊疗,所实施的经皮肾镜激光碎石术消耗医疗资源最多，故应将肾积水伴肾结石 N13.201 作为主要诊断。主要诊断涉及肾、输尿管结石伴有同侧肾积水，应使用合并编码，明确结石梗阻部位和积水情况。

依据《医疗保障清单填写规范》（修订版）说明三“手术和操作填报要求”第一条“主要手术和操作是指患者本次住院期间，针对临床医师为患者做出主要诊断的病症所施行的手术或操作。一般是风险最大、难度最高、花费最多的手术和操作”，本例主要手术为泌尿系统结石去除手术，应区分手术入路、解剖部位以及是否伴有碎石，经尿道编码于 56.0、57.0 和 58.6，经皮编码于 55.03—55.04。本案例中实施的手术是“经皮肾镜激光碎石术”，应分类在 55.04。

肾穿刺引流术可以暂时缓解肾盂压力，而碎石术后行输尿管支架置入术可以达到支撑、引流的目的，有助于术后恢复，填报医疗保障基金结算清单时应注意完整性和准确性，以免造成分值损失。

10　案例　T21.300x042 背部三度烧伤

病例简介：患者女性，57 岁。因双下肢疼痛麻木 6 年余，加重 1 个月入院。既往史：2 型糖尿病、高血压病Ⅱ级病史，血糖、血压控制欠佳。入院后查体：背部皮肤糜烂，部分基底红白相间，部分呈蜡白皮革样改变，创面明显红肿，少量渗出，烧伤面积约 7%Ⅱ°～Ⅲ°。追问病史：患者 5 天前不慎烫伤背部后出现疼痛不适，予外用药膏及换药处理，伤口难以愈合。双下肢动脉超声检查示：双下肢股浅动脉、胫前动脉、胫后动脉、足背动脉多发斑块，致管腔闭塞；双侧股总动脉、右侧腘动脉多发斑块，管腔重度狭窄（狭窄率 75%～99%）；双侧股深动脉、左侧腘动脉附壁斑块形成；双下肢深静脉未见明显异常。双下肢动脉 CTA 示：双下肢动脉硬化，其中右侧髂内动脉、左侧股浅动脉、双侧胫前、后动脉重度狭窄/闭塞。结合患者症状和检查结果，下肢动脉硬化闭塞症诊断明确，可择期行下肢动脉造影及血管成形术，但考虑患者感染严重，治疗上予清创换药、降糖、控制血压、抗感染等对症处理。经处理后，患者背部皮肤好转，予办理出院，择期返院行下肢动脉造影及血管成形术。

入组情况解析：患者住院时间 4 天，住院总费用 8 420.57 元。根据该病例医疗保障基金结算清单中的数据情况，以《广东省某市按病种分值付费（DIP）病种分值库（2021 年版）（订正版）》作为分组标准进行 DIP 分组（表 23－19、表 23－20），并对结果进行分析。

表 23－19　背部三度烧伤 DIP 入组调整方案

项目	原数据	调整后数据
主要诊断及编码	下肢动脉硬化闭塞症 I70.204	背部三度烧伤 T21.300x042
其他诊断与编码	背部三度烧伤 T21.300x042 累及体表 10%以下的烧伤 T31.000 2 型糖尿病足 E11.500x050 高血压 2 级 I10.x04	累及体表 10%以下的烧伤 T31.000 下肢动脉硬化闭塞症 I70.204 2 型糖尿病足 E11.500x050 高血压 2 级 I10.x04

续表

项目	原数据	调整后数据
主要手术和操作名称与编码	无	皮肤和皮下坏死组织切除清创术 86.2200x011
其他手术和操作名称与编码	无	无
DIP病种分值	810	1 020

注:“参考病种分值”根据《广东省某市按病种分值付费(DIP)病种分值库(2021年版)(订正版)》。

表23-20 广东省某市按病种分值付费(DIP)病种分值库(2021年版)(订正版)

诊断编码	诊断名称	操作编码	操作名称	病种分值
I70.2	四肢动脉的动脉粥样硬化	无	无	810
T		86.2200x011/86.2201	皮肤和皮下坏死组织切除清创术/皮肤伤口切除性清创术	1 020

根据本例医疗保障基金结算清单中的数据,DIP病种分值810分。但是结合完整病案中所记录的诊疗经过,可发现原数据存在两项错误:① 主要诊断选择错误;② 漏填重要手术及操作。故修正主要诊断为背部三度烧伤T21.300x042,补充漏填的手术及操作皮肤和皮下坏死组织切除清创术86.2200x011并作为主要手术及操作。经此调整后DIP病种分值1 020分。

依据《医疗保障基金结算清单填写规范》(修订版)说明一“主要诊断选择要求”第十五条“各种原因导致原诊疗计划未执行时:① 未做其他诊疗情况下出院的,仍选择拟诊疗的疾病为主要诊断,并将影响患者原计划未执行的原因写入其他诊断。② 当针对某种导致原诊疗计划未执行的疾病(或情况)做了相应的诊疗时,选择该疾病(或情况)作为主要诊断,拟诊疗的疾病为作为其他诊断”,本例属于第二种情形,本次住院的目的虽然是双下肢动脉闭塞,但本次住院期间主要针对背部烧伤进行了抗感染和清创处理,故应将背部三度烧伤T21.300x042作为主要诊断,下肢动脉硬化闭塞症I70.204作为其他诊断。

主要参考文献

[1] 国家医疗保障局. 国家医疗保障疾病诊断相关分组(CHS-DRG)分组与技术规范[EB/OL]. [2019-10-24]. http://www.nhsa.gov.cn/module/download/downfile.jsp?classid=0&filename=a3cbb51dc6354dd4b6a5ab09bec18121.pdf

[2] 国家医疗保障局. 国家医疗保障疾病诊断相关分组(CHS-DRG)分组方案[EB/OL]. [2019-10-24]. http://www.nhsa.gov.cn/module/download/downfile.jsp?classid=0&filename=289d4e344c30423b95e33e81ddd086e7.pdf.

[3] 国家医疗保障局. 国家医疗保障按病种分值付费(DIP)技术规范[EB/OL]. [2020-11-30] http://www.gov.cn/zhengce/zhengceku/2020-11/30/content_5565845/files/8242d69ea79846d185f9048d52edb6c7.pdf.

[4] 国家医疗保障局办公室. 医疗保障基金结算清单填写规范[EB/OL]. [2021-08-30]. http://www.nhsa.gov.cn/module/download/downfile.jsp?classid=0&filename=07e178f985044e0e8cc2751003fe6373.pdf

[5] 国家卫生健康委. 关于印发常用临床医学名词(2019年版)的通知[EB/OL]. [2019-12-29]. http://www.gov.cn/zhengce/zhengceku/2020-01/10/content_5467970.htm

[6] 北京协和医院世界卫生组织国际分类家族合作中心. 疾病和有关健康问题的国际统计分类:第十次修订本第一卷[M]. 董景五,主译. 2版. 北京:人民卫生出版社,2015.

[7] 北京协和医院世界卫生组织国际分类家族合作中心. 疾病和有关健康问题的国际统计分类:第十次修订本第二卷[M]. 董景五,主译. 2版. 北京:人民卫生出版社,2015.

[8] 北京协和医院世界卫生组织国际分类家族合作中心. 疾病和有关健康问题的国际统计分类:第十次修订本第三卷[M]. 董景五,主译. 2版. 北京:人民出版社,2015.

[9] 刘爱民. 国际疾病分类第九版临床修订本手术与操作ICD-9-CM-3:2011版[M]. 北京:人民军医出版社,2013.

[10] 刘爱民. 病案信息学[M]. 2版. 北京:人民卫生出版社,2015.

[11] 郭默宁,黄锋,陈剑铭,等. 疾病诊断与手术操作名词术语[M]. 北京:中国医药科技出版社,2015.

[12] 彭文伟. 传染病学[M]. 北京:人民卫生出版社,1980.

[13] 葛均波,徐永健,王辰. 内科学[M]. 9版. 北京:人民卫生出版社,2018.

[14] 陈瀚珠,钟南山,陆再英. 内科学[M]. 8版. 北京:人民卫生出版社,2013.

[15] 陈孝平,汪建平,赵继宗. 外科学[M]. 9版. 北京:人民卫生出版社,2018.